# 營養全書

徹底了解**身體消化→吸收→作用原理**，提高**攝取效率**

李幸真 等◎著

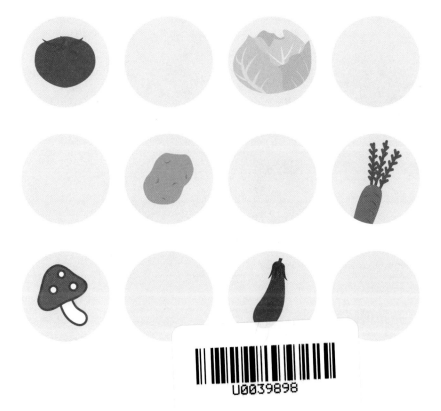

目錄 **CONTENTS**

## Chapter 3
# 人體所需的三大營養素

目錄 **CONTENTS**

**Chapter 4**
# 維生素

## 脂溶性維生素

## 水溶性維生素

## Chapter 5

# 礦物質

**Chapter 6**

# 水分和電解質

**Chapter 7**

# 保健食品中的其他營養素

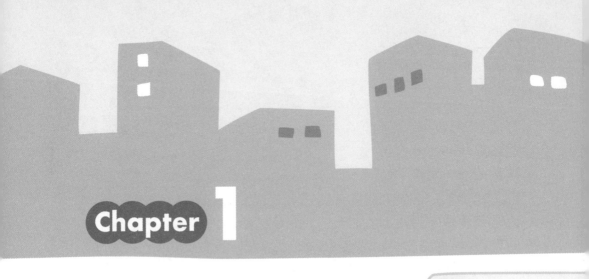

## Chapter 1

# 營養的基礎概念

生活中的飲食包括米飯麵食、魚肉蛋奶、蔬菜水果以及油脂和堅果等都含有豐富的營養素，能提供身體所需的能量與養分，並使人健康有活力。因此了解營養對人體的基本作用、人體需求的營養種類、比例分量等，才能建立最合乎自身營養需求的飲食原則。而進一步了解營養的攝取來源，以及如何經由飲食搭配、烹調或保存等過程，取得食物中完整的營養，或更有助人體吸收營養的方式等，都能提高飲食的健康效益讓營養充分被人體運用，增進生命的品質。

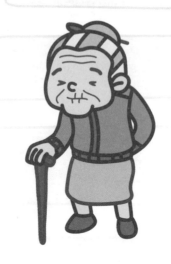

1. 什麼是「營養」？人體為何需要營養？
2. 六大類食物所含的營養，以及六大類食物的攝取比例
3. 什麼是「均衡營養」？如何達成？
4. 人體對熱量的需求
5. 調理與保存食物的基礎概念

# 營養是什麼？

為了支應生活的各種活動，每個人都必需持續攝取養分，使身體得以順利健康地運作，這樣的過程和作為便稱為營養。營養對人體既是不可或缺、又有潛移默化的長遠效果。雖然缺乏時並不會「立即」危害生命，但時間一長就容易造成慢性疾病產生，影響自身及家人的生活品質；在從事需要體力支撐的活動及工作時，則常有力不從心之感。

## ● 飲食是人體營養的來源

人體是一個極為縝密精細的構造，運作相當複雜，各種感官包括嗅覺、聽覺、視覺等，以及各種維持生命的現象包括呼吸、運動、生殖等均仰賴著多種物質通力合作下而完成，因此要達成營養，維持個體健康，從買對食物、煮對食物、到吃進食物後，看似簡單的小動作，其實都是一門大學問。當食物被吃進體內，食物裡的營養素將會藉由不同運送系統運送到目的地，再各司其職發揮其功效，使人體得以營生滋養、維持健康。舉例來說，當我們吃下一碗「滷肉飯」，米飯中的主要營養成分碳水化合物以及滷肉中的主要成分脂質和蛋白質，就開始經由消化系統中的酵素，分解為更小的分子單位，讓腸道吸收，以進入身體各處細胞利用或儲存，再依需要調控血糖、幫助肌肉生長及提供能量，以維持生命營運的基本需求。

過去人們往往為了圖個溫飽、講求食物「量」。隨著人們生活型態的轉變由少動取代了勞動、以及生活水平上升、飲食精緻化等，人們開始尋求「質」的提升，重視食物中所蘊含的成分。例如以營養成分更多元的「糙米」取代白飯，除了從糙米獲得米飯皆有的碳水化合物以提供熱量及調控血糖外，更從糙米獲得維生素B、維生素E、膳食纖維、多種礦物質等，對人體更具健康效益，更能促進健康，預防疾病。

## ● 維持健康，營養素功不可沒！

凡能維持生命與身體正常機能所需的物質，稱為「營養素」。其中能做為熱量提供者以維持基本的生理功能的營養素，稱為「巨量營養素」，包含脂肪、醣類、蛋白質。三者皆是身體熱量需求的主要提供者，以維持身體最基本的熱量需要。但巨量營養素並非只有簡單做為能量提供者，更有其他重要功效，如脂肪能幫助脂溶性維生素（如維他命A、D、E、K）吸收、蛋白質能增加肌肉合成、碳水化合物能維持腦細胞的正常功能。此外，那些對身體來說只需要微量卻又重要的營養素，稱為「微量營養素」，我們依照其組成結構分為兩大類。但由於需要量少就能提供人體需要，因此一旦過與不

及就容易造成健康危害。例如：維生素A可維持視力，但過量會造成噁心、嘔吐發生。鈣可維持骨質密度，但過量會造成腎功能受損。另外，除了營養素，由環境中所提供的電解質及水分，對人體內營養素的代謝及維持生理正常功能中也扮演不可或缺的角色，在飲食攝取上也是不容忽視的。

　　然而隨著健康知識的普及、E化，大眾對健康需求的渴望，以及工作型態的多變化下，忙碌的人們可能無法從日常飲食中獲取均衡及足夠的營養素，因此「保健食品」成為攝取天然食物外另一個營養補充的方式，藉由科學技術將營養素製成各種便利可食的型式，提供無法均衡飲食或有特殊需求的消費者另一個獲取營養的選擇。

## 營養對人體的意義

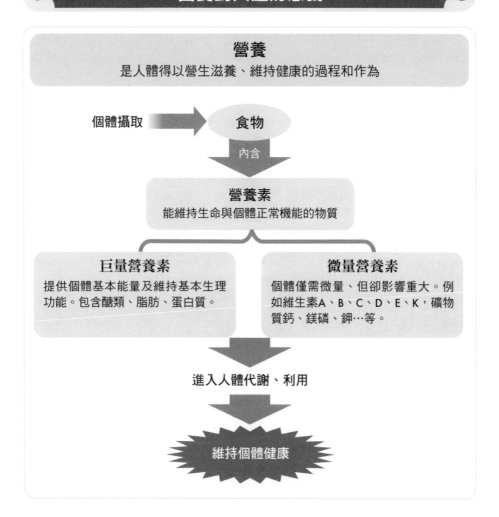

**營養**
是人體得以營生滋養、維持健康的過程和作為

個體攝取 ➡ **食物**

內含

**營養素**
能維持生命與個體正常機能的物質

**巨量營養素**
提供個體基本能量及維持基本生理功能。包含醣類、脂肪、蛋白質。

**微量營養素**
個體僅需微量、但卻影響重大。例如維生素A、B、C、D、E、K，礦物質鈣、鎂磷、鉀…等。

**進入人體代謝、利用**

**維持個體健康**

# 人體為何需要營養

舉凡人體的各式構造、日常所進行的活動、體內必須運作的反應，甚至內在的思考和記憶的能力等，都受營養的調控而形成和展現。有了營養，人體才能維持恆常又豐富的生命徵象，因此源源不絕的營養補給是人類生活的基礎課題。

## ● 營養組成生命的軀體

構成人體的細胞組織均由多種營養建造而成，細胞中細胞膜主要為脂質和磷酸所組成，肌肉纖維是由蛋白質所組成，骨骼則是由鈣、磷和鎂所組成，在各式營養的堆疊下，建構出人體。當然，這些細胞組織均有一定的生命期限，仍必須不斷地在營養供應下更新、生長，例如人體表層皮膚每天都會更新，形成角質而脫落，必須吸收營養如維生素C和E，重新生成新的皮膚細胞；又如血液中的紅血球平均壽命為120天，凋亡後必須由造血組織整合營養，重新製造生成，以保持體內穩定的血量；因此人體必須維持體內足夠的營養供應，才能健全身體的組織架構。

## ● 動作來自營養的供給

腦為人體運作的中樞，能下達命令，指揮全身，當肌肉接收到命令後，會整合需要耗用的能量和營養，才能達成收縮或舒張動作如體內的臟器收縮、個體簡單的舉手或走路動作等。也因此人體中的每一項運作往往都需要多種營養素共同合作完成，不僅需要生成能量的葡萄糖做為能量來源，維生素B1做為輔助酵素，啟動產能機制，過程中還需要輔酵素Q10或銅等礦物質協助將能量運送入細胞內，才能達成能量供應的目的。又如胃的消化作用不僅需要鈉離子、鉀離子等電解質的協助，還需要有氯離子的調和，才能切割食物，將大塊食物分解為可被小腸吸收利用的營養成分。

此外，生活中許多精細的動作如手指的動作、眼球的轉動、步伐的平穩等，也都是仰賴營養穩定生理機制而達成，例如維生素B1能穩定神經，缺乏時就會產生手抖、暈眩等症狀，影響正常的手指動作和站立；葉黃素能讓眼睛產生色彩視覺，缺乏的話便容易導致眼睛疲勞、視覺障礙等，影響正常的視覺。

## ● 思考與記憶也和營養有關

除了日常的跑步走路、拿東西等大動作的活動，體內消化、吸收甚至是思考、睡眠、情緒等這類內在的生理反應，都與營養有著密切關連。例如攝

取葡萄糖和DHA，能提升腦部的氧氣、增強腦部活性，讓人更能思考和記憶；含色胺酸類的食物，如小米，也能幫助睡眠，提升褪黑激素的含量，促進良好的睡眠品質等。

## 人體對營養的需求

| 人體的需求 | 營養的需求 |
| --- | --- |

### 人體的基本架構

例如 **皮膚更新** ▶ 由表皮層、皮下層組成，6～8週為一生命週期，凋亡後再由吸收的維生素C和E重新生成。

例如 **紅血球更新** ▶ 平均生命週期為120天，凋亡後由造血組織整合營養如鐵、銅等，重新製造生成新的紅血球。

### 動作的產生

例如 **走路** ▶ 維生素D、維生素B12可增強肌肉韌性，骨骼健全，使周邊神經活化，步伐穩健。

例如 **眼睛轉動** ▶ 維生素B6能代謝醣類及蛋白質，將兩者轉化為能量，讓眼睛肌肉靈活轉動。

### 體內化學運作

例如 **能量生成** ▶ 以葡萄糖為來源，過程中必須透過鈣、銅等，做為電子接收者，讓能量生產機制得以順利完成。

例如 **思考** ▶ 攝取適量的葡萄糖和DHA，能提升腦部的氧氣量、增強腦部活性。

# 認識各類食物及攝取量

食物中含有許多能供應人體所需的營養素，這些營養素大致可分為六大類，每一類包含有不同比例的蛋白質、脂肪、醣類及熱量；還有維生素及礦物質等營養素。每人應依照年齡、生活工作活動量算出一日所需熱量，再依六大營養素的份數比例，分配自己的每日飲食，達成均衡攝取，避免攝取過量或不足。

## ● 設定營養素的攝取量

衛生署針對97～98% 的健康人群每天所需要的營養素量，設定每日建議攝取量（RDA）；至於無法明確訂出建議攝取量的營養素，也估算出人體足夠攝取量（AI），也就是一天只要攝取這樣的量就可滿足人體所需。還有關於採用營養補充劑來補充營養素，則設定人體安全的上限攝取量（UL），以矯正認為攝取愈多愈好的錯誤觀念；如鈣質過去建議攝取量為600毫克，現在則建議足夠攝取量（AI）為1000毫克，上限攝取量（UL）為2500毫克，若攝取過量不僅身體無法吸收，也可能排出困難，而導致中毒。

## ● 各類食物的攝取分量

有鑑於國人飲食精緻化且吃多動少，衛生署於2011年調整「國民飲食指標」內容，將過去的五穀根莖類食物建議改攝取「全穀根莖類」、奶類也強調改攝取「低脂奶類」避免脂肪攝取過多，另外「蔬菜類」、「水果類」也提高攝取份數，同樣仍包含有「豆蛋魚肉類」、「油脂與堅果類」等共將日常飲食分有六大類。透過此分類來提供各類食物攝取的基礎原則，做為民眾健康飲食的參考。

**（一）全穀根莖類食物** 又稱主食類，這類食物通常含有豐富的醣類、部份蛋白質及微量元素與膳食纖維。全穀類食物如糙米、燕麥、小米、薏仁、全麥麵食、雜糧麵包、全麥雜糧饅頭；根莖類有蕃薯、芋頭、馬鈴薯、山藥等，因這類食物澱粉含量極高，與飯同餐食用應減量以避免攝取過多澱粉轉化成脂肪儲存於人體；每日建議攝取量為1.5～4碗（1碗等於平常吃飯的碗），像是攝取芋頭、地瓜、馬鈴薯等根莖類食物，都應當做食用米飯一般的主食來計量，以免不自覺地攝取過量的醣類。

**（二）蛋豆魚肉類** 包括豬肉、雞肉、牛肉、海鮮、豆腐、豆干、以及蛋類等，這類食物含有豐富的蛋白質及脂肪，是熱量的攝取來源之一，每日攝取

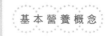

為3～8份（1碗大約4份，肉類1份大約為成人半個手掌大），建議從植物性蛋白質先選，這樣可避免攝取蛋白質的同時也攝取過多脂肪。

**（三）低脂乳品類** 這類食物除含有豐富的蛋白質外，亦含豐富的鈣質，建議每日攝取應在1.5～2份，大約是240ml左右，等同於市售鋁箔包裝的鮮奶一瓶。

**（四）蔬菜類食物** 包括深色、淺色葉菜類、瓜類、筍類、紫菜、海帶等蔬菜類，這類食物優點是完全沒有油脂及醣類，卻含豐富的膳食纖維、維生素、礦物質；由於此類食物的熱量低，饑餓時可多吃增加飽足感，每日攝取量大約3～5碟（1碟相當於平鋪一個直徑約15公分大盤子的分量），但應以少油方式烹煮。

**（五）水果類食物** 包括各類、各季節的生鮮水果，含豐富的膳食纖維、醣類、礦物質、維生素，攝取時最好連果肉吃，不要只喝果汁，每日建議量為2～4份（1份大約為拳頭大，若為切丁則大約1個碗裝8分滿）。

**（六）油脂及堅果類食物** 包括植物性的橄欖油、葵花油、芝麻油等以及動物油類如豬、牛油等，建議攝取量不超過3.7茶匙（1茶匙大約5c.c.）；另外如花生、腰果、開心果、杏仁、核桃、瓜子等堅果類，富含維生素E、維生素B12、Omega-3等營養素，但同時也含有植物性油脂，過量攝取等同於攝取過多的熱量仍然會造成肥胖，故每日攝取量大約以1份為基準較恰當（相當於一般喝湯的湯匙1匙）。

## 我國訂定的六大類食物

|  |  |
|---|---|
| 全穀根莖類 | 主要含有澱粉、少量蛋白質及礦物質的食物。<br>例 燕麥、小麥、玉米、山藥、番薯、芋頭等。 |
| 低脂奶類 | 指乳脂肪含量0.5%以上1.5%以下的奶製品。<br>例 市售低脂鮮奶、市售低脂起司等。 |
| 蔬菜類 | 主要含有維生素、礦物質及膳食纖維的食物。<br>例 紫菜、苜蓿芽、洋蔥、花椰菜、黃瓜、苦瓜等。 |
| 水果類 | 主要含有維生素、礦物質及部份醣類的食物。<br>例 柳丁、鳳梨、蘋果、葡萄柚、芒果、葡萄、奇異果等。 |
| 豆蛋魚肉類 | 主要含有蛋白質、脂質、維生素B群、礦物質等營養素的食物。<br>例 豆類─黑豆、毛豆等。<br>肉類─各種魚類、蝦、蟹、豬肉、雞肉、牛肉等。 |
| 油脂與堅果類 | 主要含有飽和及不飽和脂肪酸、脂溶性維生素的食物。<br>例 油脂─橄欖油、菜籽油等。<br>堅果─花生、芝麻、腰果、開心果等。 |

# 均衡飲食的概念

均衡飲食是健康必要的條件，因為一種食物無法提供所有營養素，加上身體對營養源源不絕的需求，每日應需選擇多種類的食物，並且取用其適當的攝取量，才能真正達到健康的目的。若長期飲食不均衡，營養的不足或過剩也都將導致營養失衡的病狀，損害健康。

## ● 營養的過剩和不足都是營養失調

均衡營養簡言之，就是一個人每日都要攝取充足但不過量的各種營養素。透過公式我們可以計算出自己每天所需的總熱量（參見P19），再依據六大類食物一日所需的比例來安排各種食物的攝取分量，就能均衡提供人體三大主要營養素醣類、脂肪、蛋白質及其他身體所需的維生素與礦物質。

若每天攝取六大類食物的份數不足或偏食，固定只吃某些食物，身體所吸收的營養素就會不平均，而造成某些營養素吸收過多，即營養過剩，某些營養素卻又吸收不足，即營養不足等情形，兩者都是營養失調的成因。例如當攝取牛肉、豬肉、蛋類、牛奶及紫菜等食物，人體可獲取其中所含的維生素B12，藉由維生素B12的協助使人體能正常合成脂肪酸維護神經組織的健全與髓鞘的功能，使身體在執行動作時保持平衡感。但若長期飲食中缺乏維生素B12，無法滿足每日建議攝取量（RDA）2.4微克，就容易產生相關的營養失調症狀，如容易因為無法合成脂肪酸保護神經組織導致步伐失去平衡、四肢僵硬麻痺、周邊神經和脊神經的惡化等。目前國人因多外食且過度精緻飲食，對於存在於未精製穀物中含量較高的維生素B1及B2普遍攝取不足，這兩種維生素主要是人體內負責執行醣類、脂質及胺基酸等營養素代謝過程中必需的輔助因子，因此攝取不足者容易出現下肢水腫、口角炎等症狀。

另外，若每日攝取六大類食物總份數均超過一日所需量，使身體所吸收到的營養素超過上限攝取量（UL），日積月累再加上身體代謝不掉囤積體內，就可能導致營養過剩。例如當攝取深色綠葉蔬菜及堅果類食物，而獲得其中所含的脂溶性維生素E，其對人體具有抗癌、防止老化、預防動脈硬化等功能；但是一旦攝取量超過上限攝取量1000毫克，身體又不易排出維生素E便蓄積在體內，久而久之就會產生不明原因的暈眩、頭痛、血脂肪過高、腸胃不適，嚴重時甚至會引發心臟衰竭等營養失調的症狀。

## ● 理想的均衡飲食比例

在台灣，目前調查發現國人每日攝取脂肪量，男性平均攝取79.5克，占

總熱量的33.5%，女性攝取61.6克，占總熱量的34.4%明顯已超過衛生署建議的每日攝取量應占總熱量的30%。此外，還有鈉的攝取也是超標，衛生署建議每日攝取上限為2400毫克，調查結果男性每日攝取量為4599毫克超過攝取上限的1.9倍，女性為4096毫克超過1.7倍。這和國人精緻化的飲食習慣有關，多半的外食像是速食、麵包、罐頭、飲料等油脂、鹽分、糖分含量高，相當容易在不知不覺中攝取過量的營養。相對的，因為現代人忙碌的生活，為求方便迅速的飲食習慣，固定只吃某些食物，使某些營養過量，卻也讓人體持續缺乏某些營養，同樣導致營養失調。因此為能使國人對於營養攝取的重視，我國衛生署訂定了每天攝取六大類食物的均衡比例，簡化獲取營養的方式，供予民眾日常飲食上就能參考利用（如下圖）。

## 認識營養失調與均衡飲食的建立

### 營養失調

| 營養不足 | 營養過剩 |
|---|---|
| 營養缺乏或攝取不足，以致無法供應身體所需，而引發病症。 | 攝取的營養超過身體所需，以致身體代謝不及囤積體內，影響健康。 |
| 例 維生素B12每日建議攝取量為2.4微克，長期攝取不足易導致原先功能的失調如代謝功能的異常、肢體感覺喪失、肌肉無力等。 | 例 脂溶性維生素E每日建議的上限攝取量為1000毫克，過量攝取時，身體無法代謝排除，便易產生暈眩、頭痛、血脂肪過高等症狀。 |

改善方法

### 理想的均衡飲食比例

| 全穀根莖類：1.5～4碗/日 | 1碗等於平常吃飯的碗。 |
|---|---|
| 蛋豆魚肉類：3～8份/日 | 肉類的一份攝取量為一個手掌大小薄片來計算。 |
| 低脂乳品類：1.5～2份/日 | 一天約攝取240ml左右，等於市售鋁箔包裝的鮮奶一瓶。 |
| 蔬菜類：3～5碟/日 | 1碟相當於平鋪一個直徑約15公分大盤子的分量。 |
| 水果類：2～4份/日 | 1份大約為拳頭大，若為切丁則大約1個碗裝8分滿。 |
| 油脂及堅果類：3.7茶匙/日 | 油脂1茶匙大約5c.c.，而堅果一天則以一般喝湯的湯匙1匙的分量。 |

# 熱量的基本概念

身體必需消耗熱量，才能產生動作及運轉體內的生理機制，因此為維持正常的活動及各式生命現象，身體必須消耗能量的情況主要有三：一基礎代謝，如呼吸及體內器官運作等；二工作活動，如需搬運貨物、久坐辦公室還是久站走路；三攝食生熱效應，指因進食所引起的消化吸收運送等運作。總和這三者所消耗的熱量即為人體一天需消耗的總熱量，也是一天所需的總熱量。

## ● 人體對熱量的需求

身體就算完全不動每天仍需消耗熱量來維持體內生理的基本運作如呼吸、心跳等的正常穩定，因此而消耗的熱量即稱為基礎代謝。計算男性的基礎代謝公式為目前體重×1×24小時，例如一名男性目前體重為75公斤，其基礎代謝即為75×1×24＝1800卡；女性的基礎代謝則為目前體重×0.95×24小時，例如一名女性目前體重為52公斤，其基礎代謝即為52×0.95×24＝1185.6卡。一般來說，一生中基礎代謝最高的時候為18～25歲，過了25歲，基礎代謝會開始下降，平均每十年約下降5～10%，因此當我們五十歲時，基礎代謝就已經降低了15～30%，此時會更明顯感受到代謝力下降，容易肥胖、水腫等現象。

另外，因每人的工作活動不同，身體對熱量的需求也會不一樣，一般可將一天工作活動所消耗的熱量以標準體重×工作活動量×8/24小時此公式來計算，而其中的工作活動量大致可分為「輕度」如做家事、辦公室員工、收銀員熱量需求為30卡/公斤體重，「中度」如服務生、保母、護理人員熱量需求為35卡/公斤體重，「重度」如運動員、搬運工人熱量需求為40卡/公斤體重。可視目前工作狀態來計算工作一天所消耗的熱量，例如一名75公斤的服務生（中度工作者）一天工作會消耗75×35×8/24≒866大卡的熱量。

平時人體攝食後的咀嚼、養分吸收、養分運送及排泄等生理運作也需消耗熱量，此稱之為「攝食生熱效應」，計算方式為（基礎代謝＋活動熱量）×10%。例如一名體重75公斤的男性，工作為辦公室員工（屬輕度工作者），精算他的基礎代謝為75×1×24＝1800大卡，工作活動熱量為30×75×8/24≒743大卡，攝食生熱效應所需的熱量即為（1800＋750）×10%＝255大卡。也就是說，這名男性一天所需的總熱量為1800＋750＋255＝2805大卡。透過這樣的計算一般來說，健康成人且體重標準一天所需的總熱量，男性大約為2200～2400大卡，女性為1600～2000大卡。在熱量需求的精算下，可知身體對熱量的需求是無時無刻的，不論男性或女性，一天的熱量攝取都不應低於1200卡，以避免連基礎代謝所需的熱量都不夠，影響生理的運作。

## ● 食物提供人體熱量來源

　　人體攝取醣類、脂肪、蛋白質等食物獲取熱量。其中每公克的醣類大約含有 4大卡熱量、脂肪大約每公克有9大卡熱量、蛋白質每公克約為4大卡熱量。計算食物中熱量的方式為（食物中的醣類克數×4）＋（食物中的蛋白質克數×4）＋（食物中的脂肪克數×9）。舉例來說，喝下一瓶240c.c.的低脂鮮奶，其中含有蛋白質8克、醣類4克，因此人體能獲取8×4＋4×4＝48大卡的熱量。為能使飲食更符合人體熱量耗用的順序和多寡：醣類→脂肪→蛋白質，衛生署訂定一天攝取三大營養素的比例為醣類58%～68%、脂肪20%～30%、蛋白質10%～14%，民眾可按其比例做為一天飲食的參考。

## 人體一日消耗的熱量（一日所需的熱量）

**基礎代謝** 呼吸、心跳等人體維持生命基本運作所消耗的熱量。

　　男性：目前體重× 1 × 24小時　　女性：目前體重× 0.95 × 24小時

例 一名體重為55公斤的女服務生一天的基礎代謝所需消耗的熱量為：55公斤×0.95 × 24小時=1254大卡

**工作活動** 一天工作活動所消耗的熱量。

　　目前體重 × 工作活動量 × 8/24小時（以一天工作八小時計算）

**工作活動量分有三個程度：**
- 輕度（如做家事、辦公室員工、收銀員）：活動量約30卡/公斤體重
- 中度（如服務生、保母、護理人員）：活動量約35卡/公斤體重
- 重度（如運動員、搬運工人）：活動量約40卡/公斤重

例 一名體重為55公斤的女服務生一天工作活動所需消耗的熱量為：55公斤 × 中度活動量35 × 8/24 ≒ 635大卡

**攝食生熱效應** 體內因進食必須進行消化吸收運送等運作而消耗的熱量。

　　（基礎代謝＋活動熱量）×10%

例 一名體重為55公斤的女服務生一天因進食體內需消耗的熱量為：（1254+635）×10% ≒ 189大卡

這名體重55公斤的女服務生一天必須消耗的熱量總和為：
1254（基礎代謝）+635（工作活動）+189（攝食生熱效應）=2078大卡

# 食材搭配與調理的基本原則

攝取營養不僅要注意攝取量，還要留意每種營養素的特性以及於食物中的含量，避免同時食用相剋的食物，以致攝取的營養無法被人體吸收，徒勞無功。並且也須經由正確的保存與調理方式，保留食物中的營養，才能確實從食物中取得所需的營養。

## ● 有助吸收與相剋的食物成分

　　人們所攝取的食物中含有各種化學成分包括營養素，這些成分進入人體後在體內環境中相遇，可能會相互影響，良好的影響是可以協同促進人體吸收，例如食物中的脂溶性維生素能與油脂相溶、維生素D能促進鈣質吸收等，一同攝取都可以讓人體更好吸收。但也可能是相互競爭吸收管道或結合形成另一種化合物等，干擾人體的吸收，無法達成期望的營養效能，例如：小腸中的瞬時受體電位陽離子通道可運輸鈣、鎂、銅、鋅、鐵、鉬等陽離子礦物質，因此這些礦物質會競爭此運輸通道，相互阻礙其他礦物質的吸收；食物中的磷會與鈣和鎂形成不溶於水的物質，而抑制鈣與鎂在小腸的吸收；蔬菜中存在的植物纖維、草酸、植酸（phytic acid）會與帶二價以上正電荷的陽離子如鈣離子、鋅離子、鎂離子等形成不溶於水的複合物，而抑制多數礦物質的吸收；草酸會跟鈣形成不溶性草酸鈣、果酸及單寧（tannin，又稱鞣酸）會使蛋白質凝固，形成不溶於水的物質，而影響人體對蛋白質和鈣質的吸收。因此在特定補充某營養素時，應避免同時取用含有會阻礙其吸收的食物成分，例如食用動物肝臟補充微量礦物質時，應避免同時攝取蔬菜等高纖食物；攝取富含鈣質與蛋白質的牛奶，不宜與含大量草酸（如菠菜、巧克力等）、果酸（如橘子、檸檬等）、單寧（茶類）的食物一同食用等。

## ● 保存與調理富含營養素的食物

　　食物中眾多的營養素如：水溶性維生素B1、維生素B2、維生素B6、維生素B12、維生素C、葉酸、泛酸、菸鹼素、生物素、油脂、卵磷脂等營養素，容易受到外界環境如溫度、光照、氧氣等的影響，造成化學結構改變，失去原本功能。為了能獲取食物中的營養，應避免其中的營養流失或變質，因此存放食物也是人體獲取營養的重要課題。保存食物最好置放於陰涼處或冰箱中，並以盡速食用完畢為原則。購買食用油時，最好選擇不透光的深色瓶子

小包裝,每次使用完後立刻蓋緊瓶口,降低脂肪酸的氧化速度。另外,穀類中所含的鈣、磷、鐵、維生素B1、維生素B2等營養素,還容易受精製過程而流失,因此米飯或麥片等應選用精製程度低者,營養的保留才愈佳。

由於蔬菜水果中富含的維生素C易受熱破壞且溶於水,應避免加熱烹煮或盡量縮短烹調時間,以減少維生素C的流失。但並非所有食物都適合生吃,正確的烹調方式可以使食物中的醣類、蛋白質等營養素更容易被人體吸收,或透過加熱使原本對人體有害或不益吸收的成分遇熱溶解或變性,來去除或破壞這些成分,並且也能殺死食物中的微生物與寄生蟲。例如生吃草酸含量高的菠菜、莧菜會阻礙鈣與鐵吸收,並形成草酸鈣導致腎結石,這類蔬菜宜先經熱水燙過,以溶解去除部分草酸;高麗菜、花椰菜、包心白菜等十字花科植物中,含有抑制碘吸收的甲狀腺腫素(goitrogen),長期生吃會導致甲狀腺機能低下並腫大,經由加熱才能減輕這類蔬菜影響碘的吸收;蛋白必須加熱煮熟才能使其中所含的抗生物素蛋白(avidin)失去活性,不干擾生物素的吸收。

調理食物時應避免切太碎,而增加食物與外界接觸的表面積,造成食物在烹調過程中,流失更多的營養。肉類食物像是經過絞肉機絞碎,會破壞肌肉細胞,使原本存在於肌肉纖維間的脂肪,以及肌肉細胞內的蛋白質、礦物質等營養素,在烹調的時候容易隨肉汁流出,造成營養大量流失,因此要取得肉類中完整的營養,宜以愈完整的肉塊為佳。

## 食材選擇及保存、調理的基本原則

| | |
|---|---|
| 食用油 | 選擇小包裝且不透光的深色瓶子,每次使用完後立刻蓋緊瓶口,以降低脂肪酸的氧化速度。 |
| 穀類 | 選用精製程度低者,保留更多的營養,例如糙米、胚芽米、未精製的傳統麥片等。 |
| 水果 | ●最好不要加熱烹煮,應現切現吃。<br>●避免切太碎,增加食物與外界接觸的表面積,讓營養更容易流失。 |
| 蔬菜 | ●盡量縮短烹調時間,以減少維生素C的流失。<br>●有些可透過加熱讓原本對人體有害或不益吸收的成分遇熱溶解或變性,以去除或破壞這些成分,例如草酸含量高的菠菜、莧菜等,宜先經熱水燙過之後再炒,以溶解去除部分草酸。 |
| 肉類 | 肉類經過絞肉機絞碎,會使原本存在於肌肉纖維間的脂肪、肌肉細胞內的蛋白質、礦物質等營養素在烹調的時候隨肉汁流出,造成營養大量流失,因此愈完整的肉塊是取得其中營養的最佳選擇。 |

# 營養與疾病的關係

隨著經濟繁榮與社會發展，國人的生活水準逐漸提高，平均壽命增長，營養不良的情況改善許多，但取而代之的卻是營養過剩、生活壓力所產生的文明病，例如肥胖、近視、高血壓、心臟病、中風、肝腎功能異常、糖尿病、痛風、癌症等。這些疾病患者必須在營養素的攝取上下一番工夫，分辨哪些食物不能碰，哪些食物要多吃，才能避免病情繼續惡化。

## ● 適量營養素，疾病不上身

無論是過度飲食造成營養過剩，或是因飲食不均衡、用錯方法攝取，或是食物的保存不佳、過度烹調等，以致人體無法從食物中獲得營養，而造成營養缺乏，對人體來說都會形成營養供應異常，而導致疾病發生。例如鐵營養素若攝取不足，人體便缺乏構成紅血球中血紅素的原料，無法正常運送氧氣供應全身，使細胞無法獲得足夠的氧氣，而出現臉色蒼白、頭昏、疲倦等貧血症狀。又如供給熱量的三大營養素醣類、脂肪、蛋白質攝取過量時，過量的部分會形成脂肪堆積在體內，導致肥胖並提高罹患心血管疾病的機率。

許多疾病也並非僅由單一營養素的攝取過量或不足所造成，例如常聽聞的骨質疏鬆症就可能因構成骨骼的鈣、鎂與氟、幫助骨骼形成的銅和錳、以及能促進鈣與鎂吸收的維生素D等多種營養素的攝取不足而造成。此外過量攝取磷也會抑制鈣的吸收，使骨鈣分解成血鈣，導致骨質疏鬆。又如高血壓、心臟病等心血管疾病則可能由攝取過量的醣類、脂質、蛋白質、膽固醇、鈉所引起，過量的醣類、脂質、蛋白質會轉換成脂肪堆積於血液中堵塞血管，而同樣地膽固醇也會堆積在血管壁上造成血栓，使血液無法順暢流動，血壓不斷升高，引發高血壓；而過量的鈉則是會使血液體積增加、血壓提升，導致心臟病發作等，這些都是造成心血管疾病的危險因子。可知在運作複雜的人體中，必須透過各種營養在人體相互合作、協調運作，才能維持穩定及平衡的生命現象，因此均衡攝取營養實為維持健康必要的人生課題。

## ● 疾病下的飲食基本原則

現代人活動少、生活壓力大又經常偏食例如脂肪攝取過剩、蔬果卻嚴重不足，因而更易罹患糖尿病、痛風、心血管方面的疾病或是肝腎功能異常等，更須注重飲食的調配，使身體具復原力或穩定病情。例如高血壓、心臟病等患者因必須避免或減低血壓及血脂的異常，因此飲食上就須著重在防止體內飽和脂肪酸和膽固醇的增加。腎臟病患者則需減少體內含氮廢物的產生以及維持電解質的平衡，在飲食上應偏重取用體內利用率高的蛋白質如動物

性蛋白質，來減少體內的代謝廢物，並避免攝取高鈉、高鉀、高磷的食物，以免血液電解質濃度不平衡而加重病情。患有痛風者則必須降低含大量核酸成分「嘌呤」（purine，又稱普林）食物如肉類、海鮮類的攝取，以免體內代謝出大量的尿酸，造成排泄不及而沉積在關節與器官中，致使痛風發作。

　　此外，現代人更因經常看電視與電腦，而長時間用眼過度導致近視的人愈來愈多，台灣人的近視率更是高居全球第一。除了調整生活的習慣，讓眼睛放鬆休息，平時也應適度維持蛋白質、脂肪、礦物質、維生素的攝取，以維持鞏膜的堅韌度，才能保護眼睛的健康、避免病症加重。

## 疾病飲食的基本原則

| 疾病飲食基本原則 | 飲食注意事項 |
|---|---|
| **心血管疾病（包括高血壓、中風、心臟病等）**<br><br>控制體重，及降低體內的飽和脂肪酸、膽固醇，降低食鹽的攝取 | ● 水果、燕麥等富含水溶性纖維素有助降低血液中膽固醇濃度。<br>● 避免攝取奶油、牛油、豬油等動物油脂，改用不飽和脂肪酸含量高的植物油如橄欖油，也避免食用動物內臟、蛋黃、貝類、蝦蟹類等高膽固醇食物。<br>● 以低膽固醇的白肉（魚肉、雞肉）來代替高膽固醇的紅肉（豬肉、牛肉）、以植物性蛋白取代動物性蛋白。 |
| **腎臟病**<br><br>減少含氮廢物（蛋白質代謝而來）產生與維持電解質平衡 | ● 蛋白質攝取量只能為正常人的三分之二，每日攝取量僅為0.6公克蛋白質／每公斤體重。盡量選擇人體吸收利用率高的動物性蛋白質如魚類、肉類、奶蛋，以及植物性蛋白質中的大豆，以免增加廢物尿素的累積，加速腎功能惡化。<br>● 選用橄欖油、花生油等不飽和脂肪酸含量高的油脂。<br>● 降低高鈉、高鉀、高磷食物如食鹽、醃製食品、紫菜、蛋黃、豬肝的攝取，以免血液電解質濃度不平衡。<br>● 水分的攝取原則為前一天的排尿量再加上500～700c.c.，避免過量而加重腎臟的負擔。 |
| **痛風**<br><br>降低體內嘌呤（普林）的含量，避免大量尿酸的形成 | ● 避免攝取肉類、海鮮類、動物內臟、豆類、香菇、蘆筍、紫菜、啤酒等嘌呤含量高的食物。<br>● 避免飲用肉汁、高湯、雞精、蜆精等燉煮時間長的湯。<br>● 乳酸會阻礙體內排除尿酸，因此乳酸類飲料不宜飲用。<br>● 多喝水來幫助尿酸排出體外，並多吃水果與低嘌呤含量的蔬菜，中和人體內酸性物質。 |
| **近視**<br><br>多攝取含有能維持眼睛功能的蛋白質、脂肪、礦物質及維生素等食物 | ● 補充富含omega-3多元不飽和脂肪酸的魚油，有助視網膜發育。<br>● 平時應多攝取富含維生素A、維生素B、維生素C、維生素D與葉黃素的水果與綠葉蔬菜等食物等，以維持眼睛正常功能。<br>● 鈣跟磷能增強鞏膜的彈性；硒與鉻能支配眼球肌肉的收縮活動，可多攝取富含這些礦物質的乳製品、肉類、海鮮類等食物。 |

## Chapter 2

# 營養生理

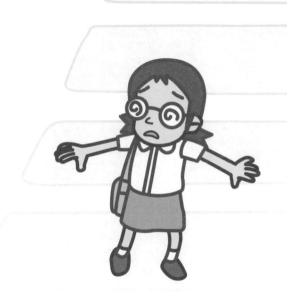

## 本篇教你

1. 身體的組成、結構與營養素之間的關聯。
2. 身體維持恆定的機制與營養素間的關係。
3. 食物中的營養素如何透過體內消化和吸收。
4. 營養素如何轉化成人體可利用的能量和養分。

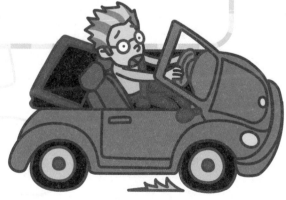

## 身體的基本結構和組成
# 人體的基本組成

人體從最簡單的構造到最複雜組成可分為多種層次，最小的是元素、化合物等化學階層，進而發展出細胞、組織、器官以及系統，最後形成一個完整的個體。

### ● 人體的組成—元素及化合物

地球上所有的物質都是由元素所構成，人體也是如此。自然界目前存在的元素約有一百多種，而人體中常見的元素則有二十多種，依照元素占人體體重比例的多寡可分為巨量元素以及微量元素。巨量元素是指含量占人體重量0.01%以上的元素，其中包括氧（65%）、碳（18.5%）、氫（9.5%）、氮（3.2%），此外還包含含量較少的鈣、磷、鉀、硫、鈉、氯、鎂。以上十一種巨量元素共占人體體重99%以上。微量元素是指含量占人體重量0.01%以下的元素，包含鉻、鈷、銅、氟、碘、鐵、錳、鉬、硒、鋅等。無論是巨量或是微量元素皆在人體運作中扮演重要的角色，因此一旦缺乏這些元素，人體的正常功能運作會受到很大的影響，進而產生疾病。

人體中常見的元素經過化學作用還可合成各種不同類型的化合物質，主要可分為有機化合物及無機化合物兩種。有機化合物一定含有碳元素，僅有少數構造簡單的含碳化合物則因性質與無機化合物相似，並不歸類為有機化合物，例如一氧化碳等。人體中常見的有機化合物有蛋白質、脂質、醣類及維生素等。蛋白質、脂質以及醣類是人體中最主要的能量來源，維生素則是維持生命必要的營養物質，但人體無法合成大多數的維生素，必須從食物中攝取補充。另外，無機化合物是指有機化合物以外的物質，通常不含有碳，例如水、礦物質等。水約占人體的55～75%，人體內絕大多數的化學作用都需要依靠水來完成，當一個人失去10%的水分即會對身體產生傷害，若失去20%則會有生命危險。而礦物質是指生物體經過燃燒後其灰燼中所留下的成分，人體中的微量元素即是礦物質的一種，而巨量元素中的鈣、磷、鉀、硫、鈉、氯、鎂也屬礦物質，可維持人體的正常生理功能或是用來建構組織，例如鈣是組成骨頭組織的重要礦物質。

### ● 人體的組成—細胞、組織、器官及系統

細胞是經由化合物的交互作用而形成的，是生物體的基本單位，依構造

以及功能不同可區分出不同類型的細胞，例如可以製造血液的血球細胞等。而數個相似的細胞聚集可形成組織，常見的組織有上皮組織、結締組織、肌肉組織以及神經組織四種，例如脂肪組織即是結締組織的一種。當兩種以上的組織結合在一起時能組成器官，不同的器官有其特定的功能，例如心臟負責血液輸送、肝臟負責解毒等。具有共同功能的器官互相結合，則可形成系統，例如心血管系統是由心臟以及血管兩種器官所構成，目的在於運輸血液。而各種系統相互合作、結合則形成了個體，人體即是由多種系統，例如消化系統、心血管系統、呼吸系統、排泄系統等所組成。

正因人體是由各種基本元素所構成，故人體必須不斷地由外界攝取含有各種元素的營養素，藉此修復身體損傷、維持身體功能運作。

## 人體的基本組成

| | |
|---|---|
| **元素**<br>巨量元素、微量元素 | 例如：<br>氧　氫　鉀　磷<br>碳　鈣　鐵　錳 |
| ↓ 組成 | ↓ 組成 |
| **化合物**<br>有機化合物、無機化合物 | 醣類、蛋白質、脂質、維生素…<br>水、礦物質… |
| ↓ 交互作用形成 | ↓ 交互作用形成 |
| **細胞** | 血球細胞、表皮細胞… |
| ↓ 組成 | ↓ 組成 |
| **組織** | 結締組織、上皮組織… |
| ↓ 組成 | ↓ 組成 |
| **器官** | 心臟、肝臟、胃… |
| ↓ 組成 | ↓ 組成 |
| **系統** | 心血管系統、消化系統… |
| ↓ 組成 | ↓ 組成 |
| **個體** | 人體 |

# 細胞是運送營養的基本單位

人體所攝取的養分經由消化道分解後，都必須透過細胞這個基礎單位來吸收，並進一步地經由細胞內的化學作用，供給各式胞器執行代謝機制的原料，才能讓營養素對人體產生效用。

## ● 細胞的內容物

　　細胞是形成人體各種構造如皮膚、各種臟器等，以及執行人體各項生理功能的基本單位。細胞的運作猶如一個小型工廠，例如當肌肉必須執行動作時，肌肉細胞會調節帶有不同特性的養分進出，以產生電位變化來帶動動作；又如人體的新陳代謝，必須透過細胞吸收、分解、運送等過程，甚至最後產生的廢物，都必須由細胞整理打包後，送出體外。人體有著不同種類的細胞，分別執行不同的生理功能，即使這些細胞在構造上有些許差異，但整體而言，主要是由細胞膜（cell membrane）、細胞質（cytoplasm）以及各種胞器（organelle）三部分所組成。

　　細胞膜位於細胞最外層，以及細胞中胞器的外層，主要是由磷脂質（phospholipid）與蛋白質（protein）所組成的單層膜，除了能區隔內外空間，亦能調節物質的進出，使需要的物質進入、不需要的物質能送出。細胞膜的成分為磷脂質，因此脂溶性物質多能直接通過，進出其中；但水溶性及大分子物質如蛋白質、葡萄糖則不易通過這層膜，必須仰賴膜上特殊的運輸蛋白來調節運送。細胞外這層細胞膜所包圍的物質即是細胞質。細胞質是半透明且黏稠的液體，主要由水、蛋白質、脂質、碳水化合物和無機鹽類（含納、鉀等成分的鹽類）等成分所組成，是細胞進行各類化學反應的主要場所。胞器則浸潤於細胞質中，包括有細胞核（nucleus）、粒線體（mitochondria）、高基氏體（golgi apparatus）、內質網（endoplasmic reticulum）、核糖體（ribosome）、溶小體（lysosome）等，這些胞器分別有著獨特的功能及型態，在膜的區隔下，個別執行著重要的生理運作。

　　每個細胞中含有一個細胞核，是細胞中最大的胞器，內含有攜帶遺傳訊息的染色質，因此是掌控人體生命徵象的重要角色，並且能組合遺傳密碼，由位於細胞核周邊的顆粒狀胞器核糖體中讀取，以製造相對應的蛋白質分子

單位胺基酸，最終組合成各式功能的蛋白質，供應各式生理所需。細胞內也具有數個粒線體，是負責能量生產的主要胞器，因此又稱為細胞的能量工廠，能將人體攝入的養分轉化形成可利用的能量。而內質網是一個連續彎折的膜狀胞器，位於細胞核的周圍延伸而出，部分膜上具有核糖體附著，可合成蛋白質，並且有儲存鈣質、合成脂質等功能，之後將這些物質運輸至高基氏體修飾和包裝。因此高基氏體多半位於內質網附近，負責接收由內質網送來的脂類、蛋白質等物質，經高基氏體修飾和處理如糖化或加上磷酸根等，再運送到正確的目的地。

## ● 物質運送的過程和方式

　　細胞如何運送物質進出細胞內外呢？主要採兩種模式：被動過程（passive process）及主動過程（active process）。被動過程是指物質能夠被動地由高濃度的區域往低濃度區域移動的物理現象，而達成運輸目的。這樣的運輸方式是自然發生的，故不需要消耗任何的能量。體內許多物質如葡萄糖、礦物質等分子較小或離子成分，大多能透過這樣的方式進出細胞，其中最常見的有擴散作用和滲透作用（osmosis）都屬被動過程。除此之外，細胞也能藉由消耗能量主動地運送物質，例如體內細胞平時多維持細胞外的鈉離子濃度比細胞內高的狀態，因此細胞會藉由細胞膜上的一種附有離子通道的蛋白質鈉鉀幫浦（Na$^+$- K$^+$ pump），透過消耗能量，主動地將鈉離子由低濃度的細胞內往高濃度的細胞外移出。此情況就像水不斷由外漏進屋內，必須用幫浦將水抽出一般，故此蛋白質稱做鈉鉀幫浦，而此耗能的運輸方式則稱為主動運輸（active transport），是主動過程的一種。

　　另外，細胞也能藉由外層和內部胞器具有相同的膜組成，來包裹一些分子較大或顆粒狀的物質，然後透過膜和膜的相互貼近、融合，將物質運送至另一處。例如細胞會藉由外層細胞膜向內凹陷，包裹物質形成一個由膜包裹的小泡，將物質送入細胞內，此過程稱為胞吞作用（endocytosis），例如蛋白質、脂質等大分子可透過這種方式進入細胞內；而相反地，細胞內負責分泌物質的胞器高基氏體，也會將細胞中代謝後的廢物由膜包裹，形成一個小泡，慢慢靠近外層的細胞膜，直到膜相互融合，便將包裹的廢物送至細胞外，此過程即稱為胞吐作用（exocytosis）。這兩種作用亦均屬於細胞運送物質的主動過程，然而無論是被動以及主動的過程，都是細胞將需要的養分吸收到細胞內，並將不要的廢棄物排出細胞外重要的運輸方式，也正是細胞達成養分代謝目的的基本功能。

# 人體細胞的基本構造

## 細胞膜

主要由磷脂質組成的膜狀構造，上面具有縫隙和運輸通道，能調節物質的進出。
- 水溶性、大分子物質不易穿過，如蛋白質、葡萄糖等，均需仰賴膜上特殊的運輸蛋白來調節運送。
- 脂溶性、小分子物質容易穿過，如水分、脂溶性維生素等可直接穿過。

## 細胞核

內含有遺傳物質染色質，是掌控生命徵象的重要胞器，能組合遺傳密碼，送至核糖體中讀取，製造出相對應各式功能的蛋白質，調控細胞各式生理運作。

## 高基氏體

由構造不規則的膜堆疊構成，是包裝、檢查以及運輸物質的單位。例如內質網製造的蛋白質會在此進行醣類標記等修飾。

## 粒線體

是細胞中負責能量生產的胞器，包括TCA循環、電子傳遞鏈等產能機制均在此處進行。由醣類、脂質與蛋白質代謝而來的分子會進入此處進一步轉化成能量ATP。

## 細胞質

為凝膠狀的物質，內含水、鹽類、有機分子、各種酶等，是細胞內進行多項化學反應的主要場所。

## 內質網

由膜摺疊而成，部分膜上有核糖體可合成蛋白質，亦具有儲存鈣質、合成脂質等功能，會將由細胞核送出的物質或合成後的物質運送至高基氏體修飾和包裝。

# 人體內物質運輸的方式

**被動過程**：不需消耗能量，物質就能由一處移動至另一處。

## 擴散

物質可直接由高濃度區往低濃度區流動，不需耗能。例如：人體吸入的氧氣能透過擴散作用從氧氣濃度高的氣管中進入氧氣濃度低的肺微血管中，才能使氧氣透過血液運至全身利用。

溶質由濃度高處往濃度低處移動。

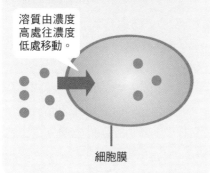

細胞膜

## 滲透作用

在細胞內外的水分，可直接通過細胞膜由溶質濃度低處往濃度高處移動，不需耗能。例如：透過滲透使腎臟中的水分能再吸收回血液中，供身體利用。

水

水會由溶質濃度低處往濃度高處移動。

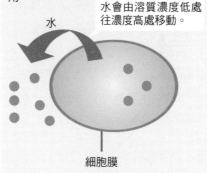

細胞膜

**主動過程**：必須透過能量的消耗，才能將物質由一處運送至另一處。

## 鈉鉀幫浦

神經系統正常運作時，會透過鈉鉀幫浦消耗能量，將鈉離子送出細胞外，以維持細胞外鈉離子濃度比細胞內高的電性平衡。

消耗ATP

ADP+P

3個鈉離子移至細胞外

離子通道

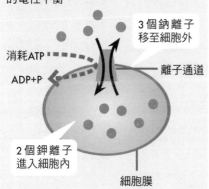

2個鉀離子進入細胞內

細胞膜

## 胞吞與胞吐作用

利用細胞膜的一部分將細胞內或外的物質包住後，運輸至細胞外或內。例如：蛋白質、脂質進出細胞時，由於分子太大，須透過膜的包裹將其送至細胞內或細胞外。

細胞膜將細胞外的物質包住後，再運輸至細胞內。

細胞膜將細內的物質包住後，再運輸至細胞外。

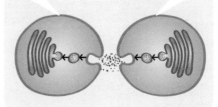

## 身體的基本結構和組成
# 組織的組成

人體的組織如血管、骨骼、肌肉等分別由構造與功能相似的一群細胞集聚形成，可根據其功能和構造的差異分為具有保護及分泌功能的上皮組織、主要具有支持、運輸及聯結等功能的結締組織、具收縮等活動功能的肌肉組織以及具有接收和傳遞訊息功能的神經組織四大類。

## ● 上皮組織（epithelial tissue）

上皮組織是人體內外重要的保護罩，做為人體與外在環境接觸的外皮層如皮膚、口腔、鼻腔黏膜層等，以及體內其他組織的外壁，如血管、輸尿管管壁等。上皮組織是由上皮細胞以及為數不多的細胞間質構成的組織，主要的功能為保護、吸收、過濾以及分泌。例如組成皮膚的上皮組織能初步保護人體免受外界環境中物質的直接侵害；腎臟的上皮組織有吸收、過濾以及分泌的功能，將需要的水分或營養成分留住，分泌尿液以排出體外。上皮組織還可依照不同的形狀分為：1.扁平的鱗狀上皮如血管的內壁、口腔的黏膜層等、2.高度和寬度差不多的立方上皮如腎臟中腎小管的管壁、汗腺的管壁等，以及3.長柱狀的柱狀上皮如胃的外壁、眼瞼的結膜等。

## ● 結締組織（connective tissue）

結締組織是占人體比例最高的組織，主要具有支持、運輸、聯結等功能。同樣也是由細胞和細胞間質構成，但大部分的情況，細胞的成分較少，細胞間質的部分較多。不同的結締組織形態有很大的差異，根據細胞以及細胞間質中基質的比例可將結締組織分為固有結締組織、軟骨組織、硬骨組織以及血液與淋巴組織。固有結締組織可用來填滿組織和器官間的空隙，包括了疏鬆結締組織，例如脂肪組織，以及緻密結締組織，例如肌腱。軟骨組織則是具有支持與保護的功能，可根據基質含量不同分為：1.透明軟骨，例如關節中的軟骨；2.纖維軟骨，例如椎間盤內的軟骨；以及3.彈性軟骨，例如外耳中的軟骨。硬骨組織具有保護與支持的作用，主要成分為鈣、磷、鎂等礦物質，根據細胞的排列方式可分成在外層的堅硬結實的緻密骨，以及位於骨頭內層較為鬆軟、且可製造紅血球的海綿骨。另外，血液和淋巴是液態的結締組織，血液中含有血球如紅血球、白血球等及血漿，其中紅血球含有能攜帶氧氣的血紅素，使氧氣能隨血液的流動運送至其他組織利用，也能攜帶

人體不需要的二氧化碳，以排出體外。白血球則主要負責免疫防禦的任務。而淋巴則跟免疫系統運作有關，能避免人體受到病菌入侵。

## ● 肌肉組織（muscular tissue）

肌肉組織泛指在人體中必須執行收縮運動的組織，如心臟外壁、胃的外壁、骨骼間的肌肉。肌肉組織由肌肉細胞組成，細胞內含有具有收縮功能的肌動蛋白以及具有運動與傳輸功能的肌球蛋白，因此高蛋白質的飲食可促使肌肉生長。肌肉組織前後有肌腱連結，使肌肉形成紡錘狀，具有承受張力、收縮的能力。根據構造及形狀不同可分為骨骼肌組織、平滑肌組織和心肌組織三種。骨骼肌具有橫紋，又稱為橫紋肌，是關節運動主要的肌肉組織，因為可由人的意識自由控制，因此又稱為隨意肌。平滑肌則常見於消化道、血管等器官中，其運作無法任由人的意識隨意控制，因此又稱為不隨意肌。而心肌是構成心臟的厚壁，雖然也有橫紋，但也無法隨人的意識自由控制，因此也屬於不隨意肌。

## ● 神經組織（nervous tissue）

神經組織是交織於全身，負責將訊息從一端傳遞至另一端的重要結構，由神經細胞（神經元）與支持細胞所組成。神經細胞包含形狀細長、可以接受外界資訊的軸突，以及呈現樹枝狀、可將資訊發送至細胞的樹突。軸突與樹突之間的小空隙稱為突觸。支持細胞則是負責支撐和保護神經細胞，以及提供營養給神經細胞。軸突周圍包覆者由脂肪組織構成的髓鞘，具有絕緣的功用，避免傳遞中的神經訊號漏失，構造類似電線。跟電線不同的是，髓鞘是一節一節的結構，而裸露沒有包覆髓鞘的軸突部分稱做蘭氏結。當人接收到刺激時會轉換成電的刺激，電流會以跳躍傳導的方式由一個節直接跳至下一個節，速度會比連續直接傳導快上許多。由於突觸有小空隙，訊息無法直接傳遞，故還需要倚靠神經傳導物質幫助訊息傳遞，例如乙醯膽鹼、多巴胺等。因此人體透過攝取肉、魚、牛奶等含有乙醯膽鹼的食物，有助神經傳導，可使人的反應較快。

## Info 什麼是「細胞間質」

存在組織中的細胞間質是由基質和纖維所組成的液態成分。其中的基質（ground substance）是一種無定形的均勻狀物質，充填於纖維和細胞之間，由黏多醣、水、電解質及血漿蛋白等物質構成，具有支撐功能以及可做為物質傳遞的介質。

# 人體的組織

## 上皮組織

由上皮細胞及少量細胞間質所構成，具有保護、吸收、過濾以及分泌等作用，可分為鱗狀上皮、立方上皮及柱狀上皮。

例 皮膚的鱗狀上皮、腎臟中腎小管的管壁為立方上皮、胃的外壁為柱狀上皮等。

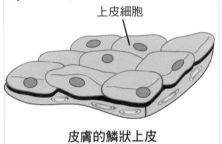

上皮細胞

**皮膚的鱗狀上皮**

## 肌肉組織

由肌肉細胞組成，具有收縮功能。可分為骨骼肌組織、平滑肌組織和心肌組織。

例 構成心臟外壁的心肌組織、構成胃、腎臟外壁的平滑肌組織，以及連結於骨骼間的骨骼肌組織等。

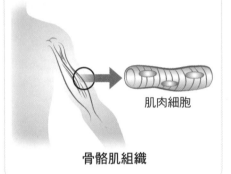

肌肉細胞

**骨骼肌組織**

## 結締組織

由較少的細胞和與較多細胞間質所構成，是人體中最多的組織。可分為固有結締組織如脂肪組織、肌腱等、軟骨組織、硬骨組織以及血液與淋巴組織。

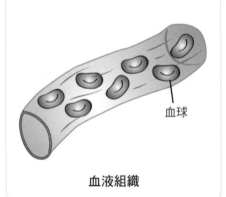

血球

**血液組織**

## 神經組織

由神經細胞（神經元）與支持細胞所組成，可以接受外界資訊。

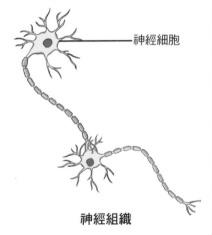

神經細胞

**神經組織**

## 身體的基本結構與組成
# 器官與系統的組成

人體中分別負責運作著食物與氣體的運送、消化、吸收、代謝、生殖與排除等機制的各種器官，能整合形成各種相同運作目標的系統，例如胃、小腸及大腸等器官可整合稱為消化系統，共同執行著食物的消化作用。人體即是透過各系統的相互合作，才能完善維持生命所需的各種運作。

## ● 人體的器官

人體的器官如腎臟、肝臟及肺臟等都是由許多組織集結而成，形成具有專一功能且能獨立運作的空間。可根據是否具有空腔而分為實質性器官以及中空性器官兩種。實質性器官由具有特定功能的組織以及血管、神經等共同組成，內部沒有空腔，組織紮實，例如負責解毒的肝臟、可過濾血液、回收可用的營養且排除廢物的腎臟、能分泌消化液參與食物消化的胰臟、與生殖功能有關的睪丸、卵巢，以及能行呼吸作用的肺臟等皆為實質性器官。中空性器官則是均具有一個能容納攝取的食物或吸入的氣體等物質的空腔，例如食道、腸、胃、氣管等皆是中空性器官。中空性器官的管壁或是腔壁主要有三層結構，分別為黏膜層、肌肉層以及漿膜。黏膜具有保護的功能，例如胃的黏膜可以保護胃臟不受到胃酸的侵蝕。肌肉層則主要由平滑肌以及少數的橫紋肌組成。漿膜又稱為外膜，覆蓋在器官外層，具有支撐器官的功用。

## ● 人體的系統

人體中的系統由多種器官或組織共同組成、合力運作而稱之。主要分有骨骼系統、消化系統、呼吸系統、泌尿系統、循環系統、神經系統、內分泌系統以及生殖系統。骨骼系統用來支撐身體，並與肌肉相互配合以執行各種動作；消化系統負責食物的吸收、消化以及排泄，因此在人體營養攝取方面扮演最重要的角色；呼吸系統則主要負責吸入人體所需的氧氣，並將體內不需要的二氧化碳排出；泌尿系統負責將體內代謝後不需要的廢物處理打包匯集成尿液，並將尿液排出體外；循環系統又稱為心血管系統，血液可透過循環系統循流全身，將氧氣送往全身各處；神經系統在人體中扮演指揮、接收和傳遞訊息的角色，使人體能接收其命令執行該有的運作或反應。內分泌系統則是能分泌由蛋白質或脂質等構成的各種激素（荷爾蒙），不同激素的功能也有差異，例如生長激素可以促進生長發育以及修復身體組織；胰島素可以促進葡萄糖的利用。生殖系統負有孕育新生命，產生下一代的任務，是男

性與女性差異最大的系統，男性包含有能儲存精子的睪丸、外部生殖器官陰莖等器官；女性則具有能孕育新生兒的子宮、儲存卵子的卵巢、輸送卵子及達成受精的輸卵管等器官。

### ● 系統間如何整合運作

當人體缺乏養分時，神經系統會接受到此訊號，使人感到飢餓，而主動攝取食物。食物經過消化系統時，內分泌系統會配合分泌各類激素以協助完成消化過程。在食物經消化後產生的小分子養分會被人體吸收，透過循環系統輸送至全身各處，以供應全身各處的細胞使用。最後代謝剩餘、體內不需要的廢物則由消化系統中的肛門以及泌尿系統匯整排出體外，以免除身體的負擔。人體即是在各式系統的相互合作下，達成攝取營養、維持生命的目的。

## 各系統共同合作執行食物攝取、吸收及排放的過程

| 神經系統 | 接受到養分不足訊息，傳遞飢餓感，提醒要攝食。 |

**攝取食物**

| 消化系統 ＋ 內分泌系統 | 消化器官中含有消化液能消化食物。 分泌激素，協助食物的消化。 |

| 循環系統 | 透過血液或淋巴將養分送至全身各處利用，以支應生理運作、維持生命現象。 |

| 泌尿系統 | 將代謝後不必要的廢物排出體外。 |

# 各器官形成系統

## 消化系統

包含口、咽、食道、胃、小腸、大腸、肛門以及各種消化腺如肝臟和胰臟。

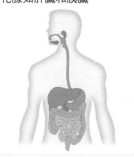

## 神經系統

包含中樞神經系統（腦和脊髓）以及周圍神經系統（中樞神經以外的神經纖維）。

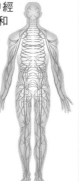

## 內分泌系統

由內分泌腺構成，如腦下腺、甲狀腺、腎上腺等。

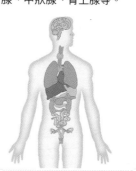

## 循環系統

由心臟、動脈、靜脈、微血管組成。

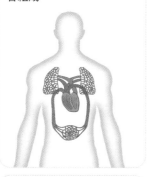

## 骨骼系統

全身共由206塊骨頭所構成。

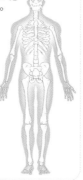

## 呼吸系統

由肺臟及呼吸道組成。

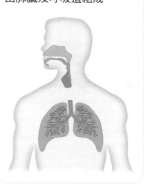

## 泌尿系統

由腎臟、輸尿管、膀胱及尿道構成。

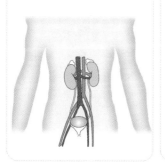

## 生殖系統

由內生殖器官（男性：睪丸、精子等；女性：輸卵管、卵巢等）和外生殖器官（男性：陰莖、陰囊等；女性：陰蒂、陰唇等）。

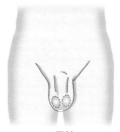

男性

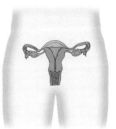

女性

# 身體如何維持恆定

人體內是一個動態平衡的結構，人需要持續不斷地從外界攝食，食物進到體內消化吸收其中的營養，並在代謝後將廢物排出體外，再加上體外環境的變化如氣溫等，也會影響人體的生理狀態。為了能夠在動態運作中維持穩定的生命現象，人體自有一套調節機制，一旦遇不穩定的狀態便能盡速回到平衡，使身體可正常運作。

## ● 體內恆定調節

恆定是指生物體偵測到體內各項生理變化後，能調控體內各部位的活動，使生理的各種狀態維持在一定範圍內。人必須由外界吸收養分、水分等生存所需的必要物質，再將多餘或是不必要的物質排出，一進一出之間必須維持平衡，體內某一種物質過多或是過少都會對人體造成傷害。人體會透過位於全身各處不同的接受器接受刺激，再將訊息傳遞給控制中樞，由控制中樞發號司令，並由動器執行命令，以調節體內恆定狀態。人體對不同的物質各有其特定的平衡點，當身體的接受器感應到一物質的含量低於平衡點時，會將訊息傳遞給控制中樞，控制中樞會發號司令，藉由動器產生行動，將物質的含量補足。反之，物質的濃度高於平衡點時，控制中樞會發號司令，藉由動器將物質的含量降低，以回到原來的平衡點。人體中常見且重要的恆定機制有水分恆定、體溫恆定以及血糖恆定。

## ● 水分恆定

水在人體的含量最多，約占人體中55～75%，由於人體中絕大多數的化學作用都需要依靠水來完成，水的恆定對人體的重要性不可言喻。水的恆定最簡單的方式就是排出的水分要和攝取的水分相等。人體每天水分的交換量約為2500毫升，而腎臟是主要調解水分排出的器官，每天約可排出1500毫升的水。位於大腦底部的下視丘（hypothalamus）則是人體調節水分恆定的中樞，當人體缺水時，下視丘的滲透壓受器（接受器）會感受到滲透壓上升，此時下視丘（控制中樞）會傳遞訊息引發口渴感，使人主動補充水分（動器）。此外尿液是人體排出水分的主要管道，而尿量排出的多寡則受到抗利尿激素（antidiuretic hormone）控制。當滲透壓受器感應到身體缺少水分時，也會刺激下視丘（控制中樞）合成抗利尿激素，抗利尿激素可使腎臟中的腎小管（動器）再吸收水分回到血液中，以保留體內的水分供利用。相反的，當水分過多時體內就會減少或不分泌抗利尿激素，而使水分能從腎臟大量濾出，順著尿液排出體外。

## ●體溫恆定

人體的體溫要維持穩定，體內的代謝反應才能順利進行。正常的情況下，人的體溫約為攝氏37度，當體溫處於攝氏32.2～35度體溫輕微偏低時，會容易感到疲累、呼吸加快等。當體溫降到攝氏28度以下可能會失去意識，甚至有生命危險。同樣的，過高的體溫也會對人體造成傷害，當體溫超過40度時，體內的代謝系統就會發生問題，人的意識開始模糊或是導致生命危險。由於人體具有調節體溫的本能，可使產熱的過程與散熱的過程處於平衡，即使環境溫度有變化，體溫也不會隨著環境產生劇烈的變化。當體溫升高時，位於腦底部的下視丘（接受器、控制中樞）會感應到體溫上升的刺激，並發出訊號，減少甲狀腺（動器）及腎上腺（動器）分泌會加速代謝、增加熱產生的甲狀腺素及腎上腺素。除了減少熱的產生之外，加速熱的散發也可降低體溫。人體經由代謝產生的熱會釋放至血液，並經由血管到達皮膚表面，再透過流汗等方式將熱排出。故當體溫上升時，皮膚血管（動器）會擴張，此時會有更多的血液到達皮膚表面，多餘的熱就可藉由皮膚排出。

相反的，下視丘上（接受器、控制中樞）感應到人體體溫降低時同樣會發送訊號，刺激甲狀腺（動器）分泌甲狀腺素以及腎上腺（動器）分泌與腎上腺素，加速體內代謝速率並產生熱，或是透過肌肉顫抖（動器）等方式產生熱量。除了產生熱以外，皮膚的微血管會收縮（動器），使流至皮膚的血液量會減少，而體內產生的熱就不易經由皮膚散發，藉此維持體溫。

## ●血糖恆定

血糖是指血液中所含的葡萄糖，是細胞獲取能量的主要來源。人體血糖的濃度須維持在一個恆定的狀態，過高過低都會對身體造成傷害。

人體攝取醣類食物，經過消化轉換成葡萄糖後吸收進入血液，使體內的血糖濃度上升。當腦幹（接受器、控制中樞）接受到血糖上升的訊息時，便會發號司令於胰臟（動器）分泌胰島素，胰島素可使血液中的葡萄糖轉換成肝醣，運送至肝臟儲存，藉此減少血液中葡萄糖的含量。此外，胰島素還可以增進細胞利用葡萄糖的速率，加速消耗多餘的葡萄糖，使血糖降低回到平衡點。相反的，當細胞消耗葡萄糖使血液中的血糖濃度降低，腦幹接受到血糖降低的訊息，接著引發飢餓的感覺，促使人主動攝取食物，以補充不足的血糖。腦幹（接受器、控制中樞）也會命令胰臟（動器）分泌升糖素，使先前儲存在肝臟中的肝醣分解成葡萄糖進入血液中，以補充不足的血糖。血糖的恆定即是透過胰臟和肝臟以及腦幹三者共同調節下，維持正常穩定。

# 人體的恆定調控方式

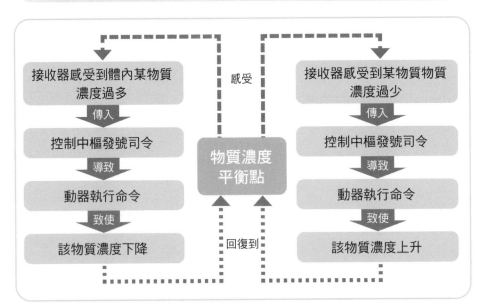

接收器感受到體內某物質
濃度過多

↓ 傳入

控制中樞發號司令

↓ 導致

動器執行命令

↓ 致使

該物質濃度下降

感受

物質濃度
平衡點

回復到

接收器感受到某物質物質
濃度過少

↓ 傳入

控制中樞發號司令

↓ 導致

動器執行命令

↓ 致使

該物質濃度上升

## 例一：人體調控水分恆定的方式

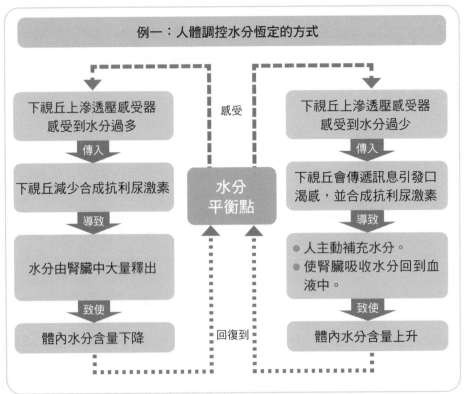

下視丘上滲透壓感受器
感受到水分過多

↓ 傳入

下視丘減少合成抗利尿激素

↓ 導致

水分由腎臟中大量釋出

↓ 致使

體內水分含量下降

感受

水分
平衡點

回復到

下視丘上滲透壓感受器
感受到水分過少

↓ 傳入

下視丘會傳遞訊息引發口
渴感，並合成抗利尿激素

↓ 導致

● 人主動補充水分。
● 使腎臟吸收水分回到血
液中。

↓ 致使

體內水分含量上升

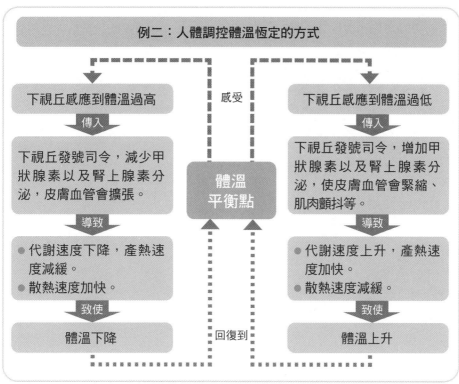

例二：人體調控體溫恆定的方式

下視丘感應到體溫過高

傳入

下視丘發號司令，減少甲狀腺素以及腎上腺素分泌，皮膚血管會擴張。

導致

- 代謝速度下降，產熱速度減緩。
- 散熱速度加快。

致使

體溫下降

**體溫平衡點**

感受

回復到

下視丘感應到體溫過低

傳入

下視丘發號司令，增加甲狀腺素以及腎上腺素分泌，使皮膚血管會緊縮、肌肉顫抖等。

導致

- 代謝速度上升，產熱速度加快。
- 散熱速度減緩。

致使

體溫上升

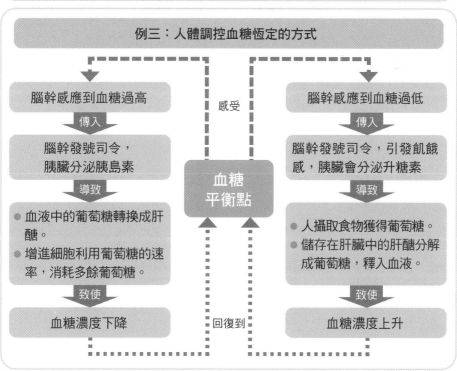

例三：人體調控血糖恆定的方式

腦幹感應到血糖過高

傳入

腦幹發號司令，胰臟分泌胰島素

導致

- 血液中的葡萄糖轉換成肝醣。
- 增進細胞利用葡萄糖的速率，消耗多餘葡萄糖。

致使

血糖濃度下降

**血糖平衡點**

感受

回復到

腦幹感應到血糖過低

傳入

腦幹發號司令，引發飢餓感，胰臟會分泌升糖素

導致

- 人攝取食物獲得葡萄糖。
- 儲存在肝臟中的肝醣分解成葡萄糖，釋入血液。

致使

血糖濃度上升

# 轉換食物成身體可使用的營養形式

食物必須經過消化、吸收的過程，才可供人體代謝產能，而這些過程必須透過體內主要的消化器官包含口腔、食道、胃、小腸及大腸，以及牙齒、唾腺等附屬結構所組成的消化系統共同合作執行，才能達成。

## ● 消化器官組成消化系統

由外界攝取的食物並不能直接供給人體的細胞使用，必須先透過消化的過程將這些食物分解成細胞能吸收的小分子。負責消化食物的器官包括有口腔、胃、小腸及大腸等消化器官，連結形成平均長度約9公尺的消化道，另外再加上一些負責磨碎食物、分泌消化液等功能而能協助達成消化的附屬構造如牙齒、唾腺、膽囊、胰臟等，組合稱做消化系統。

消化食物的過程須經過攝食、吞嚥、蠕動、消化、吸收以及排泄。攝食是指將食物由口腔送至消化道內的過程，而進入消化道後必須依靠吞嚥以及蠕動，使食物能持續在消化道內移動和作用。消化作用可分有物理性的消化以及化學性的消化。物理性的消化是指藉由機械性作用將食物破壞，使食物形成小碎片，或是透過攪動使食物混合，並沒有化學反應的產生，例如口腔的咀嚼，腸道蠕動。化學性的消化作用是指攝入人體內的大分子物質，藉由消化酶的協助被分解成小分子物質，過程中涉及化學反應，例如胃蛋白酶可將蛋白質分解成胺基酸。這些經過消化過後所生成的產物經由細胞吸收，才能進入血液以及淋巴液中供人體利用，而不能消化的物質則會由消化道送至肛門排出，多餘的水分或代謝後的廢物則透過尿液排出（排泄）。

## ● 消化與吸收

物理性的消化與化學性的消化通常會在消化過程中一同進行。當攝取食物後，首先經過口腔，口腔內會一邊透過牙齒磨碎、舌頭翻動等物理性消化作用將食物混合，一邊藉由口腔內的唾腺分泌唾液，除了讓口腔保持潤滑外，內含的唾液澱粉酶（salivary amylase）能進行化學性消化作用，將多醣類的物質分解成雙醣類，例如將食物中的澱粉分解成麥芽糖。接著食物會經過食道，食道並不進行物理或化學性的消化作用，而是透過吞嚥以及蠕動的過程，將口腔混合過後的食物送至胃中。

胃是人體中主要執行消化的器官之一。經由食道推送的食物經過胃上方的賁門括約肌進入胃中，胃中的物理性消化作用包含每經過15～20秒左右出現一次的溫和波動性收縮，稱為混合波，可將食物和胃液混合成食糜。再加上每20秒左右出現一次的強烈蠕動，稱為蠕動波，將物質送至十二指腸中。由於胃與十二指腸相連的幽門括約肌開口並不大，每次能送入十二指腸的分量並不多，而無法送入十二指腸的物質又會回到胃裡面再度混合，藉此也使得食糜和消化液混合更均勻。化學性消化則以胃蛋白酶為主，胃中有極酸的胃酸（pH＝2），是活化胃蛋白酶最適合的環境，活化以後的胃蛋白酶可將蛋白質分解成胜肽類（peptides）。胃中也有胃脂解酶（gastric lipase），但此種酶在酸性的環境下不太作用，故脂肪在胃中的消化能力也有限。胃吸收養分的功能也有限，只有小量的水分、電解質、酒精及藥物會在此吸收。

胰臟、肝臟、膽囊在消化的過程中扮演支援小腸消化的角色。胰臟可分泌含有多種消化酶的胰液，包含胰蛋白酶（trypsin）、胰凝乳蛋白酶（chymotrypsin）、羧基胜肽酶（carboxypolypeptidase），這三種酶可分解蛋白質。此外還包含胰澱粉酶（amylase），可分使澱粉、肝醣以及碳水化合物等多醣類分解成雙醣類物質。核糖核酸酶（ribonuclease）以及去氧核糖核酸酶（deoxyribonuclease）分別將核糖核酸以及去氧核糖核酸分解成核苷酸（nucleotide）。胰脂肪酶（pancrelipase）分解三酸甘油酯形成脂肪酸（fatty acid）及單甘油酯（monoglyceride）。膽固醇脂酶（cholesterol esterase）將膽固醇酯（cholesteryl esters）分解成膽固醇與脂肪酸，而磷脂酶（phospholipase）可將磷脂質（phospholipid）分解成脂肪酸。另外，肝臟可分泌膽汁（bile），不過與胰液不同，膽汁中並不含有消化酶，主要功用是協助脂質的消化，將脂質打散成小顆粒，本身並不能直接消化脂質，這樣的過程又稱為乳化。至於膽囊則是儲存以及濃縮膽汁的器官，平時肝臟所分泌的膽汁存放在膽囊，需要時再釋出協助消化過程。這些胰臟所分泌的胰液以及肝臟所分泌的膽汁最後會匯集至小腸，協助小腸的消化作用。

小腸內同樣有物理性以及化學性消化作用。物理性消化作用有分節運動及蠕動，分節運動可使來自於胃的食糜和各種消化液混合均勻，蠕動則可將食糜沿著腸道推動，以進行下一步消化運作。化學性消化作用除了來自胰臟的胰液以及來自肝臟的膽汁外，小腸也能分泌含有多種消化酶的小腸液，其中包含如可將雙醣分解成單醣的麥芽糖酶（maltase）、蔗糖酶（sucrase）以及乳糖酶（lactase），可將蛋白質分解成胜肽類的胜肽酶（peptidase），以及可將核糖核酸（ribonucleic acid，RNA）與去氧核糖核酸（deoxyribonucleic acid，DNA）分解成核苷酸的核糖核酸酶及去氧核糖核酸酶。除了消化作用以外，小腸是主要的吸收器官，90%以上經消化作用產生的單醣、胺基酸、

脂肪酸、核苷酸、膽固醇等物質皆會以主動運輸、擴散或滲透等方式被小腸吸收，而大多數的水分和電解質也是在小腸中被吸收。

剩下過多或無法被小腸吸收的食糜、電解質及水分等物質會進入大腸，透過物理性的消化作用包括腸袋攪動、蠕動等，使腸道內的物質能持續推動，以及透過腸道內的細菌將剩下食糜中的碳水化合物、蛋白質等物質分解的化學性消化，使食糜逐漸形成固體狀。再加上大腸還可吸收少量的水分、電解質及維生素，最後剩餘的固體廢物即為糞便，才由肛門排出。

## Info 什麼是酶？

酶又稱做為酵素，絕大多數由蛋白質所構成，少數由去氧核糖核酸（DNA）或是核糖核酸（RNA）所構成。酶具有催化進行化學反應的功能，藉此加速反應的速度，並且也具有高度的專一性，也就是特定的酶只會催化某一些特定的化學反應，就像鑰匙和鎖的關係，只有正確的鑰匙才能打開特定的鎖。在人體中，細胞的生理運作幾乎都需要酶的參與，加上具有的專一性更顯現出酶在人體多種生理機制運轉上的重要性。

# 人體的消化系統

**攝食**

**口腔**
物理性消化作用
牙齒將食物磨碎。
化學性消化作用
唾腺會分泌唾液，內有唾液澱粉酶，將多醣類分解成雙醣類。

吞嚥食物，藉由食道蠕動將食物送入胃中

**胃**
物理性消化作用
胃的收縮與蠕動，使食物和胃液混合成食糜。
化學性消化作用
透過胃蛋白酶將蛋白質分解成胜肽。
吸收 透過胃壁吸收小量水分、電解質、酒精。

**小腸**
物理性消化作用
分節運動及蠕動使食糜和各種消化液混合均勻，並可被推動。
化學性消化作用
● 小腸液內含有麥芽糖酶、蔗糖酶、乳糖酶、胜酶酶、核糖核酸酶、去氧核糖核酸酶，分別可將雙醣分解成單醣、蛋白質分解成胜肽類、核糖核酸與去氧核糖核酸分解成核苷酸等小分子形式。
● 由肝臟分泌的膽汁，能將脂質乳化成小顆粒。
● 胰臟所分泌的胰液可將蛋白質分解成胜肽類、多醣類分解成雙醣類、核糖核酸以及去氧核糖核酸分解成核苷酸、三酸甘油酯分解成脂肪酸以及單酸甘油酯、膽固醇酯分解成膽固醇與脂肪酸等。
吸收 絕大多數經過各種酶消化後的小分子物質如單醣、胺基酸、脂肪酸以及多數的水分，在小腸被吸收。

**肝臟**
分泌膽汁儲存於膽囊。

**胰臟**
分泌胰液，內含有胰蛋白酶、胰凝乳蛋白酶、羧基胜肽酶、胰澱粉酶、核糖核酸酶、去氧核糖核酸酶、胰脂肪酶、膽固醇脂酶等。

送入

**大腸**
物理性消化作用
腸袋攪動、蠕動等將剩餘的食糜持續於大腸中推動，直到由肛門排出。
化學性消化作用
大腸中的細菌會將碳水化合物、蛋白質等物質分解。
吸收 少量的水分、電解質、維生素由大腸吸收。

# 營養在身體的流轉

人體將食物經由消化，吸收其中的營養後，透過循環系統將養分送至全身各處供細胞運作所需，此為食物中的營養真正供身體所用的開端。而養分也在細胞接收進入後，引發細胞內各式反應，使細胞能將養分儲存或是妥善利用。

## ● 循環系統將營養送至全身

食物經過消化後被分解成人體可吸收的小分子，而這些小分子養分會透過循環系統運送至組織細胞內，供給細胞運作各式反應所需。循環系統是人體最主要的運輸構造，包含心血管循環系統和淋巴循環系統。心血管循環系統主要是透過如幫浦般的心臟來推送血液，再由分布於全身的血管輸送血液至全身，包括將血液推送出心臟的動脈、將血液運回心臟的靜脈，以及在動脈和靜脈間負責與周邊細胞交換養分或廢物的微血管等。另外，養分也能透過淋巴液的攜帶經由淋巴循環系統輸送，最後流入連接左鎖骨下靜脈的胸管，而進入血液循環中循流全身。

由食物中消化分解釋出的營養素依據特性主要可分成水溶性及脂溶性營養素兩種。水溶性營養素例如葡萄糖、維生素B群等，會由小腸中絨毛細胞內的微血管吸收後，透過血液運送經過腸靜脈→肝門靜脈→肝臟→肝靜脈→下大靜脈後，流回心臟，再由心室推送血液進入動脈以運送至其他組織間。至於脂溶性營養素如脂肪酸、維生素A、D、E、K等，則是由小腸絨毛細胞內的乳糜管吸收進入淋巴液中，藉由淋巴液運送至胸管，接著注入左鎖骨下靜脈使淋巴液流入血液中，再通過上大靜脈，而流回心臟，心臟再推送血液進入其他組織間。人體內便是透過心臟的推送及血管的輸送，讓養分能順著血液或淋巴液循流於全身的組織細胞間，供應至需要的細胞中利用。

## ● 細胞的養分吸收

養分經由循環系統送至全身時，必須與各器官組織的細胞進行養分交換，才可使細胞獲得所需的養分。細胞進行養分吸收時，血液流速不能過快，否則沒有足夠的時間吸收養分，此時循環系統中的微血管即可發揮作用。微血管由於管徑小，血液通過時速度趨緩，可提供足夠的時間供細胞吸收血液中的養分。此外微血管管壁僅由一層細胞構成，營養物質可以輕易地穿過微血管供給細胞使用。細胞透過擴散作用吸收養分，或是以特定受器接受外界訊息後，刺激細胞反應進行吸收。當細胞內營養素的濃度低時，可透過擴散的方式將細胞外高濃度的營養素攝入細胞內，藉此獲得所需的養分，例

如脂溶性維生素等可透過這樣的方式進入。或是由細胞膜上的受器感受到養分的存在，而促使細胞開啟膜上的養分通道，或將運送養分的載體移至細胞膜上，使養分能由細胞外運送入細胞中。舉例來說，當食物經過消化分解成葡萄糖，並由小腸吸收，進入血液循環後使血糖濃度升高。此時胰臟會分泌胰島素，透過胰島素與位於細胞膜上的胰島素接受器結合，來促發細胞內的葡萄糖載體移至細胞膜上，將細胞外的葡萄糖送入細胞內。其他的情況例如礦物質鐵的吸收必須依靠運鐵蛋白運送鐵離子，而與細胞膜上的運鐵蛋白受器結合，引起細胞的胞飲作用，才能將鐵質送入細胞內。

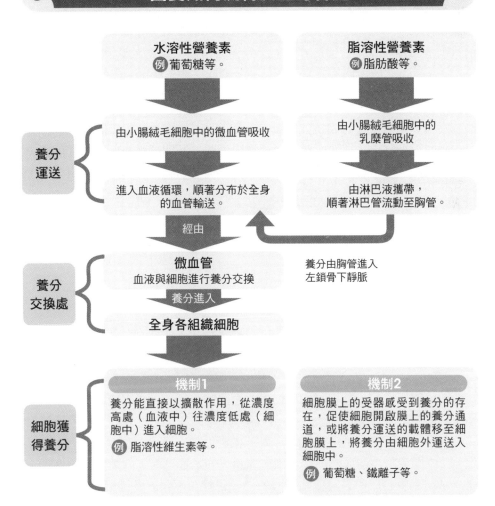

## 營養如何流轉於全身各處

**水溶性營養素**
例 葡萄糖等。

**脂溶性營養素**
例 脂肪酸等。

**養分運送**

由小腸絨毛細胞中的微血管吸收

由小腸絨毛細胞中的乳糜管吸收

進入血液循環，順著分布於全身的血管輸送。

由淋巴液攜帶，順著淋巴管流動至胸管。

經由

**養分交換處**

**微血管**
血液與細胞進行養分交換

養分由胸管進入左鎖骨下靜脈

養分進入

**全身各組織細胞**

**細胞獲得養分**

**機制1**
養分能直接以擴散作用，從濃度高處（血液中）往濃度低處（細胞中）進入細胞。
例 脂溶性維生素等。

**機制2**
細胞膜上的受器感受到養分的存在，促使細胞開啟膜上的養分通道，或將養分運送的載體移至細胞膜上，將養分由細胞外運送入細胞中。
例 葡萄糖、鐵離子等。

# 人體如何將營養轉換為能量

人體為了能從食物營養中獲得所需的能量，主要能透過體內的糖解作用、TCA循環以及電子傳遞鏈等代謝產能機制，將營養轉換成人體可利用的能量，或是做為啟動代謝、輔助代謝過程的關鍵分子。

## ● 代謝是維持生命的化學反應

代謝是人體為了維持生命所執行的各種化學反應，主要分有兩種，其一為合成代謝，是將各種小分子物質合成體內所需的大分子或細胞，需要消耗能量來達成，例如將小分子胺基酸合成各式功能的大分子蛋白質。其二是分解代謝，是指將大分子物質分解成小分子的過程，此為人體產生能量的必要手段，例如吃下的米飯透過胃中的酵素分解成能產生能量的葡萄糖。

能提供人體能量的營養素有醣類、脂質與蛋白質三大類，其中最主要用於產能的是醣類。人體能透過糖解作用（glycolysis）將攝取的醣類代謝生成可用的能量，是人體最基本的產能途徑。糖解作用位在人體細胞的細胞質中進行，能使一個葡萄糖分子分解成兩個丙酮酸（pyruvic acid）分子、兩個ATP（adenosine triphosphate，三磷酸腺苷）分子以及兩個NADH（nicotinamide adenine dinucleotide，菸鹼醯胺腺嘌呤二核苷酸）分子。其中，ATP即為人體可用的能量分子，NADH可做為進一步產能的原料，而產出的兩個丙酮酸分子會經過丙酮酸脫氫酶複合體催化形成乙醯輔酶A，做為能循環產能的TCA循環運轉的原料。

## ● 代謝聯繫的樞紐─三羧酸循環

TCA 循環又稱做檸檬酸循環、三羧酸循環（citric acid cycle），由於三大營養素醣類、脂質、蛋白質在個別初步代謝後，都會形成同樣的產物乙醯輔酶A啟動TCA循環，因此此循環可視為三大營養素代謝聯繫的樞紐。

TCA循環是在人體細胞的產能中心粒線體中進行，營養素初步代謝會使輔酶A與乙醯基結合形成乙醯輔酶A。乙醯輔酶A會將乙醯基轉移到草醯乙酸結合，形成檸檬酸（citric acid），藉此啟動循環。過程中歷經多種酵素的催化，使中間產物也能成為促進循環的原料，使其運轉能不間斷地持續進行，經TCA循環所生成的最終產物草醯乙酸，也能再度與乙醯輔酶A反應，再度

開啟循環。因此人體內必須保持足夠的三大營養素，才能持續轉換供應乙醯輔酶A，使TCA循環持續，產生更多能量。

透過TCA循環，除了產生ATP或GTP兩種帶有高能量的分子外，同時還會產生NADH或是黃素腺嘌呤二核苷酸（flavin adenine dinucleotide，$FADH_2$）分子，這兩種分子接著還能進而透過電子傳遞鏈，再產生更大量的能量。

## 電子傳遞鏈的產能途徑

NADH或是$FADH_2$進入粒線體內膜上後能提供電子，所提供的電子會經由能攜帶電子的電子載體（electron carrier）傳遞，人體內許多電子載體是由輔酶（coenzyme）所構成。過程中電子會接續與不同的電子載體相互進行一系列氧化還原反應，以生成能量，最終將電子傳遞給氧分子，使氧還原成水，此過程即稱為電子傳遞鏈。而透過電子傳遞鏈能轉化一分子的NADH生成2.5個左右的ATP，一分子的$FADH_2$能生成1.5個左右的ATP，因此能為人體製造最為大量的能量。主要是因為粒線體內膜中含有酶與輔酶、以及礦物離子結合形成的四種複合物，其中的輔酶和礦物離子複合物具有接收傳來的電子、並將電子再傳送下去的特性，因而能透過傳送的過程，獲得更多的能量。

在電子傳遞鏈的產能過程中，複合物I和III之間、以及複合物II跟III之間都可依靠單獨移動的輔酶Q來接收和傳遞電子。而複合物III與IV之間又可藉由細胞色素C將電子由複合物III傳至複合物IV。

在複合物I→III→IV，以及複合物II→III→IV的電子傳遞過程中，各複合物接收電子後會陸續將氫離子釋放至粒線體的基質中（參見P11），大量累積的氫離子最後會集中通過位於粒線體內膜上的氫離子通道，而促發通道中的ATP合成酶產生大量的ATP。一個葡萄糖分子在糖解作用中產生2個ATP，而一次的TCA循環中也能產生2個ATP，但在電子傳遞鏈中卻可一次產生34個ATP（一分子的葡萄糖進行TCA循環後，會生成10個NADH分子和2個$FADH_2$分子，經由電子傳遞鏈，總和生成約34個ATP），因此電子傳遞鏈是人體中產能效率最高的作用機制。

## Info 什麼是輔酶

輔酶即是能輔助酵素（酶），使其具有活性，能催化反應的有機分子，也具有傳遞電子或是載運化學基的功用，使生理機制得以促發或持續運轉，包括多數的維生素均為輔酶或輔酶的原料，如泛酸可構成輔酶A（CoA），輔助脂肪酸以及丙酮酸的代謝過程；菸鹼酸可構成NADH，在電子傳遞鏈中協助ATP產生。

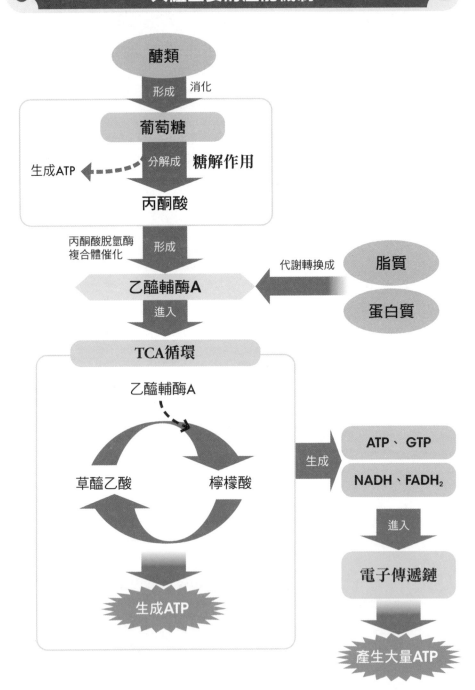

人體主要的產能機制

醣類

形成　消化

葡萄糖

生成ATP ← 分解成　**糖解作用**

**丙酮酸**

丙酮酸脫氫酶
複合體催化　形成

代謝轉換成　**脂質**

**乙醯輔酶A**　←

**蛋白質**

進入

TCA循環

乙醯輔酶A

草醯乙酸　　檸檬酸

生成

ATP、GTP

NADH、FADH₂

進入

電子傳遞鏈

生成ATP

產生大量ATP

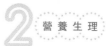

# 電子傳遞鏈的產能過程

## TCA循環產生的NADH以及FADH$_2$

 電子傳遞
路徑一

進入  進入

電子傳遞
路徑二

### 複合物I
（NADH脫氫酶）

含有黃素單核苷酸及鐵硫蛋白，能接收來自NADH提供的電子，並具有傳遞電子的特性。

### 複合物II
（琥珀酸去氫酶）

含有黃素腺嘌呤二核苷酸及鐵硫蛋白，能接收來自FADH$_2$提供的電子，並具有傳遞電子的特性。

傳遞電子進入

傳遞電子進入

複合物I和複合物II在傳遞電子時，將氫離子釋入粒線體基質中。

### 輔酶Q

匯集來自複合物I以及複合物II提供的電子，並具有傳遞電子的特性。

傳遞電子進入

複合物III在傳遞電子時，將氫離子釋入粒線體基質中。

### 複合物III（輔酶Q-細胞色素c還原酶）

含有細胞色素b、細胞色素C1及鐵硫蛋白，能接收來自輔酶Q提供的電子，並具有傳遞電子的特性。

傳遞電子進入

### 細胞色素c

接收來自複合物III，並具有傳遞電子的特性。

傳遞電子進入

複合物IV在傳遞電子時，將氫離子釋入粒線體基質中。

### 複合物IV（細胞色素c氧化酶）

含有細胞色素A、細胞色素A3兩種輔酶、以及銅離子，能接收來自細胞色素C提供的電子。

粒線體基質中蓄積了大量的氫離子（H$^+$），當通過粒腺體內膜上的氫離子通道時，會促發通道上的ATP合成酶產生大量ATP。

## Chapter 3

# 人體所需的
# 三大營養素

食物對我們而言不僅是滿足口腹之慾,更是賴以維生以及維持健康的重要物質。食物中能提供人體熱量的三大營養素:醣類、脂質與蛋白質,除了均可提供正常生理運作的熱量來源,也在人體內各自扮演著無法相互取代的生理角色,是人體維繫生命的基礎營養素。此三大營養素通常是我們每日飲食中分量最多的,因此了解這三種營養素在人體內的生理作用、消化代謝路徑以及食物中各種營養素的分布情形,能幫助我們選擇不僅有助益也不造成人體負擔的飲食來源。

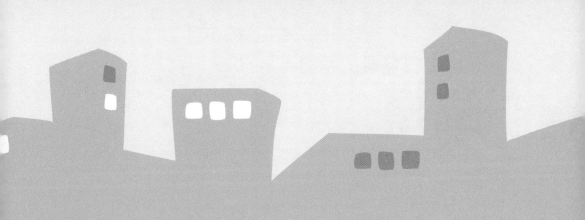

## 本篇教你

1. 三大營養素對人體的重要性。
2. 人體內如何消化吸收三大營養素。
3. 三大營養素的代謝路徑。
4. 哪些食物中含有三大營養素？及其含量的多寡。
5. 攝取三大營養素應有的基本原則。

# 供應每日熱量的基礎

# 醣類

醣類是最廣泛、最容易取得的營養素，加上容易消化與吸收，是人體每天生理代謝、活動所需熱量的基礎來源，不可缺少但也不能過量攝取，以免血糖劇變，造成肥胖和相關慢性疾病的發生。

## ● 醣類對人體的重要性

醣類（carbohydrate），又稱碳水化合物，由碳、氫和氧等元素所建構而成，主要存在於五穀根莖類、蔬菜和水果等食物中，是人體必需的三大營養素之一。經由飲食攝取，醣類能提供人體直接且快速的能量來源，用以維持生命、基礎代謝和活動所需，特別是神經系統和紅血球，僅能接受醣類做為能量來源。另外像是心臟、大腦和肺部，也相當依賴醣類所供給的能量，例如大腦學習和記憶的過程必須有醣類提供能量，因此醣類對個體的成長發育和生命維持具有極大的貢獻。

一般攝入的食物中多為大分子醣類如雙醣、寡醣、多醣等，這些醣類人體無法直接吸收利用，必須經由消化器官中一連串的酵素和消化液分解為單醣後，才能讓小腸吸收，進入體循環代謝利用。其中一部分的醣會產能，供給身體熱量的需求外，另一部分則能做為體內其他合成作用所需的原料。例如醣類構造中的碳原子能參與許多合成作用，包括核酸分子DNA和RNA的合成、非必需胺基酸的合成、結締組織的合成、關節中軟骨和潤滑黏液的合成，以及肝臟中解毒成分的合成。另外，醣類也是細胞膜的組成分之一，具有辨別外來物和執行免疫防禦的功能。

經小腸吸收後未立即使用的醣類，人體會暫時以肝醣的形式儲存在肌肉和肝臟中，待需要時再分解為葡萄糖進入血液，運送至所需的組織器官，因此能調控並維持個體血糖的穩定，使身體各個細胞均有穩定的能量來源。而當醣類來源不足時，除上述的產能和合成作用會受到影響外，因為醣類的代謝產物會幫助脂肪的代謝產物進入產能路徑中，因此缺乏時也可能會阻礙脂肪的代謝，產生過多的酮酸（脂肪代謝的中間產物）導致脫水或中毒，長期缺乏足夠熱量來源時會使體組織崩解以替代產能，影響肌肉組織的完整和免疫功能的健全。反之，若攝取的醣類超過身體所需，多餘的醣類則會轉換成三酸甘油酯堆積於脂肪細胞，造成肥胖和增加慢性疾病的罹患風險。

| 主要功能 | • 提供人體生理代謝、活動的主要能量來源。<br>• 提供做為建構人體組織的成分之一。<br>• 醣類中的寡醣可增加腸道蠕動、促進腸內益生菌的生長，維持腸道的健康。 |
|---|---|
| 過多 | • 形成三酸甘油酯堆積於脂肪細胞，造成肥胖和增加慢性病的罹患風險。 |
| 不足 | • 造成脂肪代謝的阻礙，酮酸中毒，甚至使體組織崩解，影響肌肉組織的完整。 |

## 組成與種類

# 一種食物就含有多種「醣」

### 單醣

單醣是最小單位的醣類分子，包括由五個碳骨架所組成的五碳醣，常見如構成遺傳分子結構的核糖（ribose）；以及由六個碳骨架組成的六碳醣。六碳醣包括了葡萄糖（glucose）、果糖（fructose）和半乳糖（galactose）等，是供應人體能量的來源。單醣可以直接被腸道吸收，快速進入體內循環中供給能量，或是被儲存起來。其中，葡萄糖是供應細胞能量最根本的型態，其他各種醣類在攝食後，最後都需被轉換成葡萄糖的相關結構才能進一步進行產能和代謝。

### 雙醣

雙醣是由兩個單醣分子所構成，依照組成的醣類分子不同可分成由兩個葡萄糖組成的麥芽糖（maltose）、由一分子葡萄糖與一分子果糖所組成的蔗糖（sucrose）和由一分子半乳糖和一分子葡萄糖所組成的乳糖（lactose）。雙醣均含有至少一分子的單醣—葡萄糖，能快速供應人體單醣。存在於食物中的雙醣在攝入後，僅需經由腸道中的酵素分解成為單醣後，就能被腸道吸收進入體內循環中。相較於其他大分子醣類，雙醣的代謝非常迅速，也是能被人體快速利用的醣類。

### 寡醣

寡醣一般認定是由3～10個單醣分子所構成的醣類，部分科學家則認定為3～20個單醣分子，至今仍無訂定標準範圍。不同於其他大分子醣類以 $\alpha$ 鍵結單醣，寡醣的單醣分子之間是以 $\beta$ 鍵連結，但由於人體缺乏剪切 $\beta$ 鍵結的酵素，無法將寡醣進一步分解成小分子的醣類供吸收利用，因此在攝入寡醣後，寡醣會以未被分解的大分子狀態直接到達大腸。由於大腸腸道中的微生物具有分解寡醣的酵素，因此寡醣可做為腸道微生物的營養來源。許多

研究均指出，寡醣能促進腸道益生菌（probiotics）的生長，有助維持腸道健康，屬於益生質（prebiotics）的一種。常見的寡醣有果寡醣、異麥芽寡醣、木寡醣、半乳寡醣及大豆寡醣等，大多訴求維持腸道菌相平衡和促進腸內益生菌生長，亦為熱門的保健素材。

### 多醣

　　多醣是相較於寡醣更大的醣類分子，由超過10～20個以上的單醣組合而成。常見的多醣可分成能供給人體熱量的澱粉（starch），以及無法被人體吸收利用的膳食纖維（dietary fiber）兩大類。澱粉為五穀根莖類等食物中主要的醣類來源，當人體攝入澱粉含量高的米飯，澱粉必須經由一連串消化酵素的切割分解，最後才能以單醣的形式被人體吸收。因此人體對多醣的利用相較於單醣和雙醣較為緩慢，除了需要經過一連串的分解才能被吸收外，進入體內循環的速度也較為緩慢。另外，與寡醣結構類似的膳食纖維，人體同樣無法將它分解成單醣利用，但攝入後會於大腸中由腸道微生物利用發酵，而產生有益於腸道健康的代謝物質，並且能刺激腸道、增加腸道蠕動，促進腸道健康。若未被利用的部分則直接混於糞便中而排出體外。

## 醣類的種類與基礎代謝

**攝取含醣類食物**

| 單醣 | 雙醣 | 寡醣 | 多醣 |
|---|---|---|---|
| 最小單位的醣類分子。 | 由兩個醣類分子所組成。 | 由3～10或3～20個醣類分子所組成。 | 由超過10～20個以上醣類分子所組成。 |
| 例 葡萄糖、果糖、半乳糖 | 例 麥芽糖、蔗糖、乳糖 | 例 果寡醣、菊醣、木寡醣 | 例 澱粉、膳食纖維 |

**進入人體**

| 可直接吸收利用。 | 必須分解為單醣，才能被吸收利用。 | 直接進入大腸，由腸道中的益生菌分解利用。 | 膳食纖維　　澱粉 |
|---|---|---|---|

必須分解為單醣，才能被吸收利用。

酵素分解

酵素分解

## 消化和吸收

# 所有「醣」大部分得換成葡萄糖，才能被吸收

### ● 小部分醣類食物在口腔被分解為多醣和雙醣

攝取醣類食物時，口腔會先將食物中部分的含醣成分分解為多醣和雙醣。例如吃了一碗白飯或麵食這類含有豐富醣類的食物之後，透過不斷咀嚼，澱粉會與唾液中的澱粉酶充分混合，初步將澱粉分解成片段的多醣和少部分的麥芽糖（雙醣）。不過口腔也僅能分解食物中約5％的澱粉，而且也無法進一步分解雙醣。

部分已被分解的醣類通過食道到達胃時，胃雖然會分泌胃酸與食物混合，但並不會進一步分解醣類，而是要透過胃酸中和來停止唾液澱粉酶的作用，形成較為中性的食糜後再進入小腸分解。若攝取的食物中含有較多的膳食纖維如果膠或其他食用膠等，就能因纖維不會在胃中分解，以及會吸收食物中的水分而在胃中占有較大的體積，來減緩胃部排空，讓人更具飽足感。

### ● 大部分醣類在小腸分解吸收

攝取的醣類食物絕大多數都已在小腸完成分解與吸收，成為可代謝利用的醣源。當胃中的食物到達小腸時，由胰臟所分泌的「胰澱粉酶」會將口中尚未分解完全的澱粉（多醣）水解成雙醣，再由小腸分泌含有雙醣酵素的腸液，將雙醣中的麥芽糖分解成兩個葡萄糖、蔗糖分解成一個葡萄糖和一個果糖、乳糖分解成一個葡萄糖和一個半乳糖。使多醣類的澱粉和雙醣到達小腸後，能全部分解成為單醣進行吸收。

其中，葡萄糖和半乳糖在小腸中會以主動運輸的方式，通過小腸上皮細胞的細胞膜進入腸壁細胞，雖然此方式需要耗能，但吸收速度快。果糖則不需耗能擴散進入腸壁細胞中，但相較於葡萄糖和半乳糖的吸收速度較慢。當單醣進入腸壁細胞後，會藉由門靜脈（portal vein）運送進入肝臟中，果糖和半乳糖會在肝臟中進一步轉換成葡萄糖或葡萄糖的類似物，以參與體內的代謝和產能。

至於不能被人體消化的膳食纖維，則從小腸進入大腸後，部分會被腸道中的微生物發酵利用，產生氮氣、氫氣和二氧化碳等氣體和短鏈脂肪酸。短鏈脂肪酸能被大腸細胞吸收，做為細胞的能量來源之一。此外，許多研究均證實，短鏈脂肪酸能酸化腸道抑制有害菌的滋生，減少有害菌分泌致癌物質的機率，其中的丁酸更具有促進癌細胞凋亡，降低正常細胞癌化，而有助於預防大腸結腸癌的發生。最後其他未被腸道微生物發酵的纖維會與糞便混合，促進腸道蠕動，幫助糞便的排出。

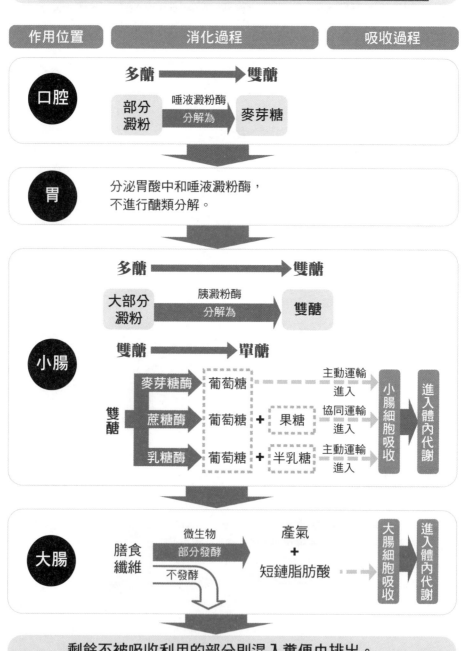

# 醣類的消化吸收路徑

| 作用位置 | 消化過程 | 吸收過程 |
|---|---|---|

**口腔**

多醣 ⟶ 雙醣

部分澱粉 — 唾液澱粉酶 分解為 → 麥芽糖

**胃**

分泌胃酸中和唾液澱粉酶，
不進行醣類分解。

**小腸**

多醣 ⟶ 雙醣

大部分澱粉 — 胰澱粉酶 分解為 → 雙醣

雙醣 ⟶ 單醣

雙醣 → 麥芽糖酶 → 葡萄糖 → 主動運輸進入 → 小腸細胞吸收 → 進入體內代謝

蔗糖酶 → 葡萄糖 + 果糖 → 協同運輸進入

乳糖酶 → 葡萄糖 + 半乳糖 → 主動運輸進入

**大腸**

膳食纖維 — 微生物 部分發酵 → 產氣 + 短鏈脂肪酸 → 大腸細胞吸收 → 進入體內代謝

不發酵

剩餘不被吸收利用的部分則混入糞便中排出。

如何被人體使用

# 代謝葡萄糖，為人體注入能量

## ● 葡萄糖的產能過程―糖解作用與TCA循環

產能是醣類對人體最主要的功能。醣類食物被分解成最終可被人體利用的葡萄糖形式，經小腸吸收後視個體能量需求的迫切性，直接生成能量，或是在肝臟中儲存起來。若個體處在能量供應充足的狀態下，例如飽食時，體內會增加胰島素（insulin）的分泌，使吸收的葡萄糖合成肝醣儲存於肝臟中。但若個體仍處在能量需求迫切時，如飢餓或是運動狀態下，吸收的葡萄糖便會直接進入產能路徑，並同時將儲存的肝醣分解為葡萄糖供應產能。

葡萄糖會透過一連串的合成代謝過程來產能，其中最主要的是糖解作用與TCA循環。當人體血液中的血糖不足時，表示需要產能來支應，此時會先透過「糖解作用」將飲食來源的葡萄糖在細胞質經過酵素作用，逐步代謝轉換成能量ATP，即時供應人體使用。但全靠糖解作用不足以快速持續且大量供應能量，所以還需要透過人體另一的產能機制TCA循環來生成能量。

在糖解作用葡萄糖轉換為能量的同時，會形成丙酮酸，丙酮酸再經由粒線體中的酵素作用後，便會形成啟動TCA循環產能的前驅物―「乙醯輔酶A」。

TCA循環將乙醯輔酶A帶入循環後，乙醯輔酶A會與草醯乙酸結合為檸檬酸，成為TCA循環的起始點，在歷經許多酵素催化與代謝物的轉換，最終會再代謝生成草醯乙酸，與從葡萄糖代謝生成的乙醯輔酶A形成不斷循環的氧化產能過程。由於草醯乙酸會在循環中不斷生成，因此只要體內能不間斷地提供乙醯輔酶A，便能持續生成源源不絕的能量，滿足個體不可間斷的能量需求。

## Info 細胞含氧量影響人體能量的生成

在細胞質發生糖解作用時，若細胞處在氧氣豐沛的狀態下，如肝臟和心肌組織等充氧的細胞，葡萄糖最終會被代謝成丙酮酸；但特定細胞或處在休息狀態下的組織細胞，如紅血球、視網膜與腦部，均傾向將葡萄糖代謝成丙酮酸之後，再進一步代謝成乳酸。另外像是激烈運動下的肌肉組織因為耗盡大量的氧氣，因此在組織氧氣較為缺乏時，也會將糖解作用後的丙酮酸代謝成乳酸。糖解作用產生的丙酮酸會再代謝成乙醯輔酶A進入TCA循環中產能代謝，而乳酸則會透過血液循環運輸至肝臟和腎臟中進行糖質新生產生葡萄糖作為能量來源，部分則透過尿液排出體外。

# 醣類代謝過程part 1—糖解作用

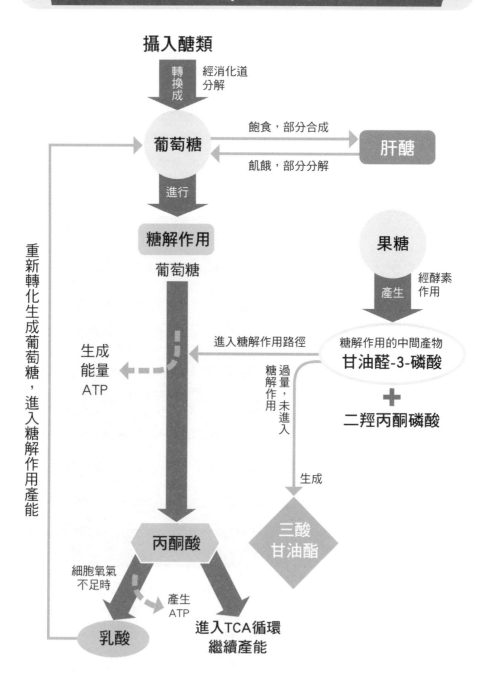

攝入醣類

轉換成　經消化道分解

葡萄糖

飽食，部分合成 → 肝醣

飢餓，部分分解

進行

糖解作用

葡萄糖

果糖

產生　經酵素作用

進入糖解作用路徑　糖解作用的中間產物
甘油醛-3-磷酸

生成能量ATP

過量，未進入糖解作用

＋

二羥丙酮磷酸

生成

三酸甘油酯

丙酮酸

重新轉化生成葡萄糖，進入糖解作用產能

細胞氧氣不足時

產生ATP

乳酸

進入TCA循環繼續產能

## ● 果糖和半乳糖也是能量供應的來源

除了葡萄糖外，經由小腸腸壁細胞吸收的單醣還包括果糖和半乳糖。其中，果糖吸收進入肝臟後，會被肝臟中的果糖激酶（fructokinase）催化而磷酸化，才能將果糖轉換成甘油醛-3-磷酸和二羥丙酮磷酸。由於甘油醛-3-磷酸為糖解作用過程中的成分之一，因此能進入糖解作用代謝形成丙酮酸並同時產生能量ATP。但因果糖的代謝速率比葡萄糖的糖解作用快，若大量攝食果糖便會使代謝生成多出來且無法進入糖解作用產能路徑的甘油醛-3-磷酸，轉而代謝成三酸甘油酯（triglyceride），成為血液中的脂肪。這也就是為何過量攝取果糖，血中三酸甘油酯會升高的原因。另外，單醣中的半乳糖也會被肝臟中的半乳糖激酶（galactokinase）催化而磷酸化，轉換成葡萄糖以合成肝醣，儲存於體內備用。

## ● 五碳醣路徑形成碳骨架與NADH分子

醣類除了產能外，醣類結構中的碳原子也是人體許多組織結構合成作用時的必需成分，其中之一便是參與核酸分子DNA和RNA的合成。葡萄糖在脂肪組織或泌乳腺體中會活躍得進行葡萄糖氧化代謝路徑，進行五碳醣的生成，經由酵素作用將六個碳的葡萄糖脫去一個碳原子，變成五個碳的結構，

## Info 醣類會影響蛋白質和脂肪的代謝

除了醣類外，脂肪和蛋白質也能達到提供熱量的目的，但若飲食偏重於某一種營養素，則會使代謝失衡。充足的醣類攝取能幫助體內脂肪酸的代謝，同時能幫助體組織的結構健全，避免肌肉組織分解。脂肪分解時也會產生乙醯輔酶A（參見P48），與醣類經由糖解作用後的產物相同，透過與草酸乙酸的結合便可進入TCA循環的產能路徑。因為草酸乙酸是透過醣類進行TCA循環代謝形成的中間產物，因此若醣類的攝取不足，由脂肪分解而來的乙醯輔酶A便無法被帶進TCA循環中，則傾向生成酮體（ketone body）。當酮體生成過多時，會導致酮酸中毒，產生噁心、嘔吐、休克甚至意識不清的症狀。除此之外，在長時間飢餓、持續運動時與患有疾病轉換為糖質的狀態下，身體為了維持血糖的恆定，體會促進身體組織蛋白分解，這個過程稱為醣質新生作用，即利用蛋白質分解後的胺基酸在肝臟和腎臟等處，即使參與的酵素並不相同，但整個代謝路徑相似於糖解作用的逆向反應，且TCA循環中的草酸乙酸也會參與其中的過程，藉此生成葡萄糖進入產能路徑。應付能量需求。

主要目的是要形成核糖（ribose），用來做為核酸分子DNA和RNA所需的碳骨架，此過程稱為五碳醣路徑（pentose phosphate pathway）。

在此路徑代謝過程中會產生一種稱為NADH的能量分子，能做為能量來源參與體內其他代謝，並且能減低體內進行各項代謝作用後所產生的自由基，以免除體內正常運作遭受破壞，而導致疾病。許多研究均已證實自由基會破壞細胞膜的表面，使其氧化並干擾正常代謝的運作，因此增加如動脈粥狀硬化、糖尿病和代謝疾病的發生機率。NADH能還原體內抗氧化酵素穀胱甘肽過氧化酶（glutathione peroxidase），恢復它對自由基的還原能力，將體內具破壞力的過氧化氫還原，降低體內氧化壓力。

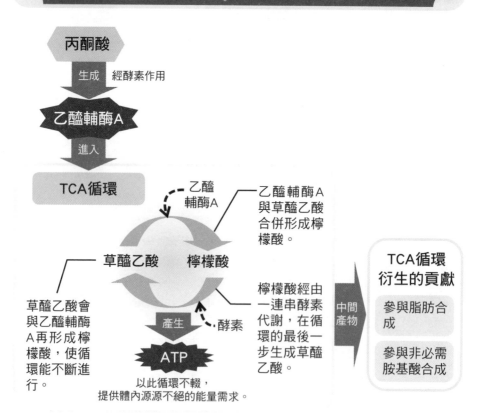

**醣類代謝過程part 2—TCA循環**

丙酮酸

生成 經酵素作用

乙醯輔酶A

進入

TCA循環

乙醯輔酶A

乙醯輔酶A 與草醯乙酸 合併形成檸檬酸。

草醯乙酸　檸檬酸

檸檬酸經由一連串酵素代謝，在循環的最後一步生成草醯乙酸。

草醯乙酸會與乙醯輔酶A再形成檸檬酸，使循環能不斷進行。

產生　酵素

ATP

以此循環不輟，提供體內源源不絕的能量需求。

中間產物

**TCA循環衍生的貢獻**

參與脂肪合成

參與非必需胺基酸合成

## COLUMN
# 酒精代謝

　　酒精是酵母菌利用醣類發酵後產生的代謝物，但人體內缺乏將葡萄糖代謝成酒精的酵素，因此人體並無法自行產生酒精。酒精即為乙醇，每公克可以提供7大卡的熱量，飲食攝取後少部分會由呼吸排出，其餘會進入代謝路徑中進行產能、脂肪合成或是酮體合成。

　　酒精代謝的第一步驟是將乙醇代謝成乙醛，最後代謝成乙醯輔酶A。在TCA循環的路徑中，乙醯輔酶A需要草醯乙酸一起生成檸檬酸進入循環產能。因為酒精在代謝過程中會產生能量，許多大量飲酒的人體內會呈現能量較為飽足的狀態。但若此時醣類來源不足，缺乏足夠的草醯乙酸（參見P48）攜帶酒精的代謝產物乙醯輔酶A進入TCA循環，則乙醯輔酶A會傾向進行酮體或脂肪的合成造成脫水、酸中毒或肥胖。此外，過量飲酒的人容易造成食慾減退，並且損傷腸胃道影響營養素的吸收能力，長期下來容易造成營養缺乏。不僅肝醣儲存量降低而容易發生低血糖，也因蛋白質的攝取不足造成脂蛋白合成減少，使因飲酒合成的脂質無法透過運輸蛋白運送出肝臟外代謝掉，而堆積形成脂肪肝。

　　至於常發生在酗酒者的痛風症狀，是因飲酒導致水溶性維生素B1的大量流失，造成體內增加乳酸的產生，而與尿酸競爭排泄之下，使尿酸排出量減少，堆積在體內造成痛風。

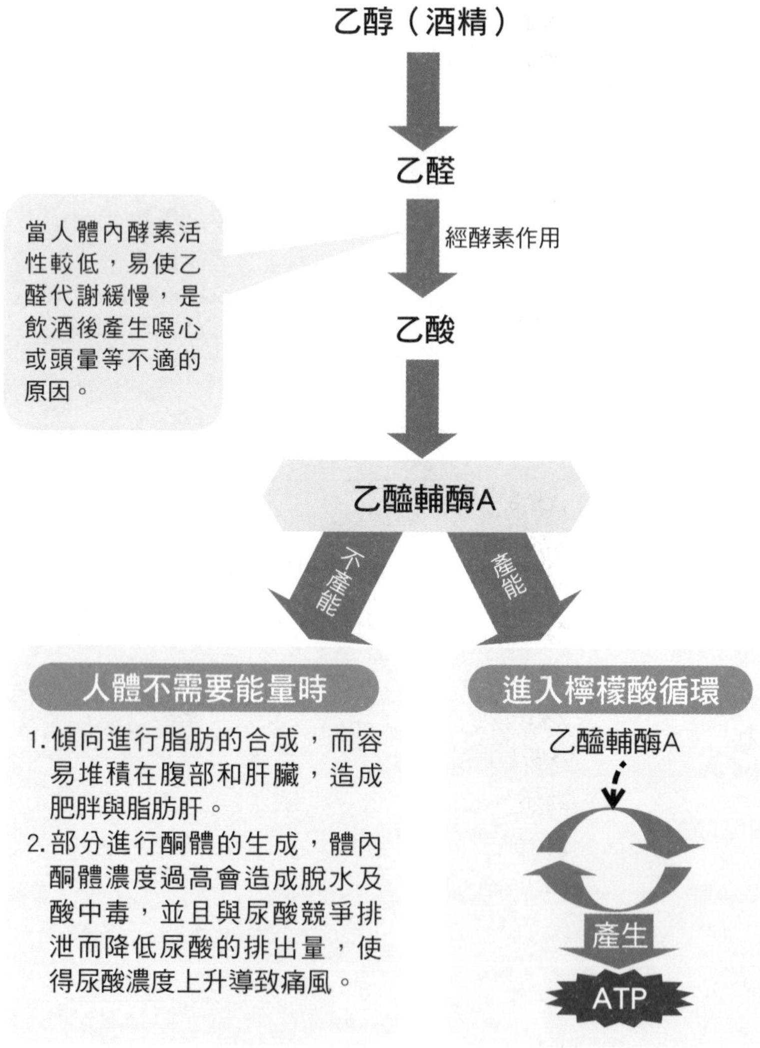

乙醇（酒精）

乙醛

經酵素作用

當人體內酵素活性較低，易使乙醛代謝緩慢，是飲酒後產生噁心或頭暈等不適的原因。

乙酸

乙醯輔酶A

不產能　　產能

## 人體不需要能量時

1. 傾向進行脂肪的合成，而容易堆積在腹部和肝臟，造成肥胖與脂肪肝。
2. 部分進行酮體的生成，體內酮體濃度過高會造成脫水及酸中毒，並且與尿酸競爭排泄而降低尿酸的排出量，使得尿酸濃度上升導致痛風。

## 進入檸檬酸循環

乙醯輔酶A

產生

ATP

人體的需求

# 正確選擇醣，避免血糖異常

## ● 醣類的攝取原則

每天的飲食中，提供個體主要熱量的白飯、麵條、麵包等主食類為具豐富醣類的食物。在營養需求上，建議每天攝取的醣類約占總熱量來源的55〜65%，但最高不要超過75%，剩餘的25〜45%由蛋白質與脂質來提供。舉例來說，活動度適中的成年男性每天大約建議攝取2000大卡的熱量，因此，由醣類提供的熱量約為1100〜1300大卡，約等於275〜325公克的醣類，最高則不建議超過375公克。

### 醣類需求的計算方式

$$需要醣類量（公克）= \frac{每日總熱量（Kcal）\times 55\%\sim65\%}{4}$$

攝取醣類建議以全穀類做為主食，或是至少有三分之一來自於全穀類，包括全麥食品、糙米、蕎麥或雜糧等。這些全穀類食物不僅富含澱粉、膳食纖維，也含有維生素和礦物質，營養非常豐富，對人體的健康具有保護和維持的作用。值得注意的是，除了國人常見的主食包括白飯、麵條、麵包或饅頭外，許多富含澱粉的根莖類蔬菜也是醣類的來源，例如馬鈴薯、南瓜和地瓜等，應把它們視為主食，並且與白飯或麵條相互替換食用。這些天然的五穀根莖類和蔬菜均屬含多種醣類的「複合式醣類」，包括膳食纖維、澱粉、雙醣與單醣，食用後人體會慢慢地代謝，相較於直接攝取單醣或精製糖比較不會引起劇烈的血糖反應，同時複合式的醣類含有較高的膳食纖維，能緩和血糖值的飆升，對人體的健康有較大的幫助。

相對於澱粉的多醣類之外，那些額外添加於食物中的砂糖、麥芽糖和果糖，為構造較為簡單的單醣或雙醣，經過多重加工過程提煉，又稱為「精製糖」。這些醣類食用後雖然能被快速分解和吸收，卻因為容易造成血糖值快速升高而促使體脂肪合成和血脂肪的增加，因此若攝食過多精製糖，容易造成肥胖、代謝症候群和慢性疾病的發生。一般建議每天精製糖的攝取應該低於10%的總醣類攝取量，更不應該將精製糖做為人體所需醣類的主要來源。

此外，果糖原天然存在於水果和蜂蜜中，但因甜度高於葡萄糖和一般蔗

糖，商業上常利用澱粉水解後經酵素糖化，再經葡萄糖異構酶作用使部分葡萄醣轉化精製成「高果糖玉米糖漿（high fructose corn syrup，HFCS）」。這種精製糖因為成本較低且具有高甜度，經常被大量使用在商業上，如添加於清涼飲料、冰品或糕點製作等，成為飲食中常見的果糖來源之一，但若一日攝取一杯全糖的700c.c.手搖飲品即會食入超過120公克以上的糖，或取用過多的甜點和烘焙類食物，便相當容易超出「精製糖」的攝取限制，平日多應注意。

根據衛生署的飲食指南建議，每天應該攝取3～5份的蔬菜類，以及2～4份的水果。蔬菜和水果中含有豐富的膳食纖維，對於我們腸道健康與心血管的維護有很好的效果。尤其是蔬菜類的纖維含量非常高，且熱量又低，多樣攝取可增加飽足感。水果的膳食纖維也很豐富，但是需注意的是水果中含有較高的果糖與蔗糖，不能毫無節制的食用，否則容易造成肥胖，正確的食用方式應該計算每日所需的水果量，並且以多種類分次進食的方式食用，才能達到維持健康的效果。另外像是五穀類，如糙米和燕麥，也含有豐富的膳食纖維，以這些食物部分取代精緻白米與白麵包能獲取更多有益健康的膳食纖維。市售的纖維粉、果寡醣、菊醣和木寡醣等保健食品也是針對腸道健康有益處的商業產品，但在飲食攝取充足下並非絕對需要額外攝取。

## Info 攝取澱粉並非導致肥胖的主因

坊間有些減肥方式宣稱澱粉是讓人肥胖的主因，事實上科學家並沒有完全證實這個論點。造成後天性肥胖的真正主因應是超量飲食與飲食不均衡所造成的結果，從體內醣類代謝機制中可得知，醣類的代謝產物草醯乙酸能幫助脂肪酸分解後產生的乙醯輔酶A進入TCA循環產能（參見P48），也就是說脂肪燃燒後的產物需要藉由醣類協助進行代謝。因此擔心肥胖或是進行減重的人並不需要將澱粉擱置於飲食之外，攝取適量的澱粉並不會造成肥胖，反而能幫助代謝的進行，並且維持身體正常機能的運作。

醣類　脂質　蛋白質

## 不同年齡層在醣類攝取上的差別與需求

| 嬰兒時期 | 嬰兒時期因腸道消化功能尚未健全，六個月以前應該以母乳或配方乳為主要食物來源。母乳中的乳糖能幫助嬰兒對鈣和磷在腸道的吸收提升，並且有助於腸道菌叢的發育。 |
| --- | --- |
| 1-12歲 幼兒及 學童時期 | 應該注意營養均衡，並且避免過多的糖質攝取。此階段幼兒及學童對於甜味產生高度喜好，父母親應該避免以含糖飲料及甜食做為幼兒及學童的主要熱量來源，且避免以獎勵方式讓幼兒及學童產生挑食及飲食偏差。 |
| 12-18歲 青少年時期 | 青少年時期由於生長發育旺盛，活動力提升，對熱量需求增加。飲食應該以五穀根莖類做為主要熱量來源，且避免過量攝取含糖飲料，以避免肥胖和營養不良。 |
| 18-65歲 成年時期 | 由於外食機會提升，加上活動力降低，容易造成膳食纖維攝取不足影響腸道蠕動，發生便祕。成年人應該多以全穀類取代精緻白米和白麵包，攝取足夠的蔬菜和水果，增加腸道蠕動並且維持腸道健康。 |
| 65歲以上 老年時期 | 老年人因牙齒功能退化造成食慾減退，應注意整體熱量的足夠攝取，並且提供煮軟的葉菜類和軟質的水果以增加膳食纖維的攝取，避免老年人因纖維素攝取不足造成便祕。 |

### ● 相關疾病的攝取調整

　　對於患有糖尿病或血糖值偏高的人而言，醣類的攝取與選擇是一門重要的課題。一般人可能會因為高血糖而害怕攝取富含醣類食物，但實際上，只要把握住醣類的「質」與「量」，正確的選擇食物來源，就可以在享受美食的同時，也能控制好自己的血糖值。

　　由於糖尿病患者因血糖無法正常的調控，以至於在攝取高醣類的食物後，血糖容易快速上升。在醣類「質」的選擇上，應盡量避免或減少精製糖製品的攝取，包括加工食品、甜點和飲料，這些食物中的精製糖會使血糖快速飆升，導致血糖值控制不易。並且應從麥片、糙米等多穀類、地瓜、南瓜等根莖類、木耳、金針菇等蕈菇類和地瓜葉、空心菜等蔬菜類中攝取天然複合式醣類做為主食，藉其中豐富的膳食纖維來幫助血糖值的穩定，並且延長飽足感和減緩消化吸收，避免血糖值在餐後瞬間飆高。而在「量」的攝取考量上，只要維持一般健康人所需的醣類攝取量即可，不需刻意避開所有醣類食物。此外也建議可與蛋白質和脂肪食物一同攝取，減緩醣類代謝的速度，延緩血糖的驟升，並且保持細嚼慢嚥的進食原則，使已患有糖尿病者除了應定期檢查與定時服藥外，再搭配正確的飲食觀念，就能輕鬆駕馭血糖值。

# 常見食物含醣成分表

| 品項 | 含醣成分 | | 熱量 Kcal/ 100公克 | 備註 |
|---|---|---|---|---|
| | 醣類含量<br>（公克/100公克） | 膳食纖維含量<br>（公克/100公克） | | |

**五穀根莖類**

五穀類含有豐富的澱粉，適合做為提供熱量的主食類。根莖類蔬菜由於澱粉含量高，應該視為主食類的食物來源。食用方式建議以多樣化的食物做為澱粉的來源，可使用多種五穀根莖類的食材一起烹調，搭配食用。未精製的糙米、混合多種穀物的五穀飯和燕麥含有豐富的膳食纖維，可替換白米飯與白麵包食用。

| 品項 | 醣類含量 | 膳食纖維含量 | 熱量 | 備註 |
|---|---|---|---|---|
| 稻米 | 77.7 | 0.3 | 353 | |
| 糙米 | 73.1 | 3 | 354 | |
| 糯米 | 77.1 | 0.3 | 359 | |
| 黑糯米 | 70.1 | 3.3 | 353 | |
| 玉米粒 | 19.8 | 1.7 | 111 | |
| 米粉 | 85.6 | 0 | 348 | |
| 米苔目 | 30.5 | 0.2 | 118 | |
| 寧波年糕 | 50 | 0.6 | 218 | |
| 白飯 | 41 | 0.6 | 183 | |
| 穀類早餐食品 | 88.3 | 1.3 | 385 | |
| 即食燕麥片 | 70.1 | 8.9 | 405 | 含豐富的膳食纖維。 |
| 白吐司 | 49 | 2.2 | 300 | |
| 饅頭 | 51.3 | 1.1 | 250 | |
| 蘿蔔糕 | 23.2 | 1.1 | 139 | |
| 麵粉 | 74〜79 | 0.8〜2.9 | 360 | |
| 麵條 | 63 | 0.8 | 360 | |
| 薏仁 | 67.1 | 16.9 | 375 | 含豐富的膳食纖維。 |
| 馬鈴薯 | 16.5 | 1.5 | | |
| 甘薯條 | 27.8 | 3.5 | | |
| 芋頭 | 26.4 | 2.3 | | |
| 南瓜 | 14.2 | 1.7 | | |
| 蓮藕 | 17 | 2.7 | | |
| 山藥 | 12.8 | 1 | | |
| 胡蘿蔔 | 7.8 | 2.6 | | |
| 蘿蔔 | 4.5 | 1.3 | | |
| 牛蒡 | 21.8 | 6.7 | | 膳食纖維含量高。 |
| 樹薯粉 | 88 | 0.1 | | 為部分廠牌太白粉的主要成分。 |

備註: 以下食物中的醣類、膳食纖維含量與熱量僅供參考，各種食物的醣類、膳食纖維與熱量實際上會隨著農產品種與加工方式而有所差異。

| 品項 | 含醣成分 | | 熱量 Kcal/100公克 | 備註 |
|---|---|---|---|---|
| | 醣類含量（公克/100公克） | 膳食纖維含量（公克/100公克） | | |

**豆類食品**

豆類製品大多含有豐富蛋白質，應歸屬蛋白質類。部分含有澱粉較高的豆類則列於下表供以參考。大多澱粉含量高的豆類國人習慣以甜品方式烹調，並在調味上添加許多糖質，攝取時宜斟酌分量以避免正餐之外的醣類攝取過多。

| 品項 | 醣類含量（公克/100公克） | 膳食纖維含量（公克/100公克） | 熱量 Kcal/100公克 | 備註 |
|---|---|---|---|---|
| 紅豆 | 61.3 | 12.3 | 332 | |
| 花豆 | 30.9 | 0.7 | 172 | |
| 綠豆 | 62.2 | 11.5 | 342 | |
| 蠶豆 | 46 | 6 | 308 | |
| 黃豆 | 32.7 | 15.8 | 394 | 黃豆富含膳食纖維，同時富含醣類和蛋白質，被認定具豐富營養的食物來源之一。 |
| 味增 | 33.4 | 3.3 | 222 | 以大豆為基底發酵製成，可能在調味時添加砂糖或其他甜味劑。 |

| 品項 | 含醣成分 | | 熱量 Kcal/100公克 | 備註 |
|---|---|---|---|---|
| | 醣類含量（公克/100公克） | 膳食纖維含量（公克/100公克） | | |

**蔬菜類**

蔬菜類提供大量的膳食纖維，亦為低熱量的食物來源。衛生署每日飲食指南建議每天應該攝取3～5碟的蔬菜，其中一碟為深綠色或深黃色蔬菜，每碟約為100公克。蕈菇類含有豐富的膳食纖維，大多屬於水溶性膳食纖維，具有調節血糖和血脂的好處。

| 品項 | 醣類含量（公克/100公克） | 膳食纖維含量（公克/100公克） | 熱量 Kcal/100公克 | 備註 |
|---|---|---|---|---|
| 高麗菜 | 4.4 | 1.3 | 23 | |
| 地瓜葉 | 4.1 | 3.1 | 30 | |
| 筊白筍 | 4.3 | 2.1 | 22 | |
| 竹筍 | 3.8 | 2.3 | 22 | |
| 芹菜 | 3.1 | 1.6 | 17 | |
| 芥菜 | 3.4 | 1.6 | 19 | |
| 芥藍 | 3.9 | 1.9 | 26 | |
| 空心菜 | 4.3 | 2.5 | 24 | |
| 包心白菜 | 1.8 | 0.9 | 12 | |
| 青江菜 | 2.2 | 2.1 | 16 | |
| 萵苣 | 1.7 | 1.6 | 16 | |
| 紅莧菜 | 3 | 2.6 | 22 | |
| 白花椰菜 | 4.2 | 2.2 | 23 | |
| 綠花椰菜 | 4.6 | 2.7 | 31 | |
| 洋蔥 | 9 | 1.6 | 41 | |
| 木耳 | 7.7 | 6.5 | 35 | |
| 金針菇 | 8 | 2.9 | 41 | |
| 松柳菇 | 6.8 | 2.9 | 37 | |
| 洋菇 | 3.8 | 1.8 | 27 | |
| 香菇 | 7 | 3.9 | 40 | |

| 品項 | 含醣成分 | | 熱量 Kcal/ 100公克 | 備註 |
|---|---|---|---|---|
| | 醣類含量（公克/100公克） | 膳食纖維含量（公克/100公克） | | |

水果類

水果大多含有豐富的醣類，多屬於單醣、雙醣和膳食纖維。水果因富含結構較簡單的單醣和雙醣，因此食用後消化較為快速，造成的血糖反應也比五穀根莖類和蔬菜類食物快速。衛生署每日飲食指南建議每天應該攝取2～4份的水果，多元化攝取不同種類的水果可獲取更多種類的營養素。

| 品項 | 醣類含量 | 膳食纖維含量 | 熱量 | 備註 |
|---|---|---|---|---|
| 文旦 | 7.7 | 1 | 32 | |
| 柑橘 | 10.2 | 1.7 | 40 | |
| 柳丁 | 10.6 | 2.3 | 43 | |
| 葡萄柚 | 7.8 | 1.2 | 33 | |
| 富士蘋果 | 12.1 | 1.2 | 46 | |
| 愛文芒果 | 10.2 | 0.8 | 40 | |
| 葡萄 | 14.7 | 0.6 | 57 | |
| 水梨 | 10.1 | 1.6 | 40 | |
| 西瓜 | 6 | 0.3 | 25 | |
| 哈蜜瓜 | 7.6 | 0.8 | 31 | |
| 水蜜桃 | 10.7 | 1.5 | 43 | |
| 櫻桃 | 18 | 1.5 | 71 | |
| 土芭樂 | 10 | 5 | 39 | |
| 木瓜 | 13.4 | 1.7 | 52 | |
| 百香果 | 10.7 | 5.3 | 66 | |
| 枇杷 | 8.1 | 1.2 | 32 | |
| 荔枝 | 14.8 | 1.3 | 59 | |
| 蓮霧 | 8.6 | 1 | 34 | |
| 楊桃 | 8.6 | 1.1 | 35 | |
| 榴槤 | 37.8 | 4.4 | 162 | |
| 龍眼 | 16.9 | 1.1 | 73 | |
| 釋迦 | 26.6 | 2.7 | 104 | |
| 奇異果 | 12.8 | 2.4 | 53 | |
| 香蕉 | 23.7 | 1.6 | 91 | |
| 柿子 | 18 | 4.7 | 68 | |
| 草莓 | 9.2 | 1.8 | 39 | |
| 鳳梨 | 11.6 | 1.4 | 46 | |
| 甘蔗 | 11.5 | 0.3 | 51 | |

| 品項 | 含醣成分 | | 熱量 Kcal/ 100公克 | 備註 |
|---|---|---|---|---|
| | 醣類含量（公克/100公克） | 膳食纖維含量（公克/100公克） | | |

乳品類

鮮乳中的醣類99%為乳糖，發酵乳、成分調整奶粉和乳製品中的醣類則可能部分為原料乳中所含的乳糖及部分為加工中額外添加的砂糖、寡醣或澱粉。

| 品項 | 醣類含量 | 膳食纖維含量 | 熱量 | 備註 |
|---|---|---|---|---|
| 全脂鮮乳 | 4.6 | | 60 | |
| 全脂奶粉 | 36 | | 507 | |
| 羊奶粉 | 36 | | 505 | |
| 優酪乳 | 15 | | 73 | |
| 發酵乳 | 16 | | 64 | |

## COLUMN
# 從升糖指數認識含醣食物

升糖指數（glycemic index，GI）是以人體在食用100公克某一食物後血糖上升的速度與100公克葡萄糖相較之下的比值，以此做為判斷血糖上升情形的基準。由於葡萄糖的代謝非常快速，因此將攝取100公克葡萄糖後兩小時內的血糖反應訂為基準值100，其他食物則與葡萄糖相比後訂定其個別的升糖指數。

在健康考量下飲食應多傾向選擇較低升糖指數的食物，意即低GI的食物，較不易致使血糖驟升，有益於血糖控制，並且避免胰島素過度分泌造成脂肪合成的增加，降低慢性病發生的風險。除了血糖異常和糖尿病患者之外，基於避免肥胖和維持健康，均需多選擇低GI的食物取代高GI的食物。低GI食物大部分是含纖維較多的食物例如糙米、燕麥或全麥製成的食品，或是蔬菜、蕈菇類等，由於含有較高含量的膳食纖維，能延緩醣類消化分解的速度，使血糖上升的速度較慢，這類食物GI值大都低於60，較不易使血糖驟升。通常混合食用如醣類與蛋白質一起食用，也能延緩醣類代謝速度，而有較低GI的表現。一般含糖分較高或是消化較快速的含醣類食品例如白飯、麵粉製品或甜分較高的水果若單獨食用時均為較高GI的食物，此外像是甜點、糕餅和含糖飲料等加工食品也是非常高GI的食物。雖然飲食上我們並不需要完全避免高GI的食物，但若飲食習慣許可，多選擇低GI食物，便能緩和平日食物攝取的GI總量，穩定血糖。

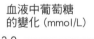

血液中葡萄糖
的變化（mmol/L）

攝入高GI值食物將使血糖快速上升，導致血糖不穩定。

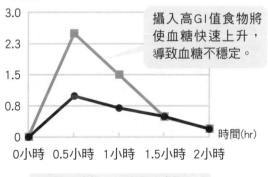

3.0

2.3

1.5

0.8

0

時間(hr)

0小時　0.5小時　1小時　1.5小時　2小時

■ 高GI食物　　● 低GI食物

## 每100公克食物的GI

| GI高於60的食物 | | | | GI低於60的食物 | | |
|---|---|---|---|---|---|---|
| 類別 | 食物名稱 | GI值 | | 類別 | 食物名稱 | GI值 |
| 五穀根莖類 | 白飯 | 84 | | 五穀根莖類 | 糙米飯 | 56 |
| | 烏龍麵 | 80 | | | 全麥麵包 | 50 |
| | 麥片 | 64 | | | 甘藷 | 55 |
| | 馬鈴薯 | 90 | | | 燕麥片 | 64 |
| | 芋頭 | 64 | | | 冬粉 | 30 |
| | 玉米 | 70 | | 蔬菜類 | 蔬菜類 | 15～55 |
| | 山藥 | 75 | | | 蕈菇類 | 0～25 |
| | 白吐司 | 91 | | | | |
| | 南瓜 | 65 | | | | |
| 水果 | 西瓜 | 80 | | 水果 | 蘋果 | 36 |
| | 鳳梨 | 65 | | | 梨子 | 32 |
| | 香蕉 | 61 | | | 橘子 | 31 |
| 食品添加物及加工品 | 麻糬 | 85 | | | 柳丁 | 31 |
| | 果醬 | 82 | | | 葡萄柚 | 31 |
| | 冰糖 | 110 | | | 草莓 | 29 |
| | 黑糖 | 93 | | | 芒果 | 49 |
| | 白糖 | 109 | | | 葡萄 | 50 |
| | 蜂蜜 | 88 | | 豆奶類 | 毛豆 | 30 |
| | 巧克力 | 91 | | | 牛奶 | 25 |
| | 甜甜圈 | 86 | | 添加物及加工品 | 黑巧克力 | 22 |
| | 餅乾 | 77 | | | 果凍 | 46 |
| | 蘇打餅 | 70 | | | 寡醣 | 10 |
| | 牛角麵包 | 70 | | | 蒟蒻 | 24 |
| | 貝果 | 75 | | | 肉類 | 40～50 |
| | 鬆餅 | 75 | | | 海鮮 | 40～50 |
| | 蛋糕 | 80 | | 堅果類 | 腰果 | 29 |
| | 法國吐司 | 90 | | | | |
| | 奶油捲 | 85 | | | | |

# 調節生理的關鍵因子
# 脂肪

脂肪為單位熱量最高的營養素，能堆積於人體的皮下組織，而具有保暖和保護的功能，並且還能做為體內多種激素如黃體素、雄性素等合成的前驅物，以及協助體內吸收維生素A或D等脂溶性營養素，成為調節人體多項生理運作的重要因子。

## ● 脂肪對人體的重要性

　　人體內的脂肪能提供人體高度的熱量，與協助體內代謝的運作，是維持生理機能的重要物質。最基本的脂肪構造是由甘油連接脂肪酸所組成，並且可因其中脂肪酸的結構不同，常溫下能呈現固態或液態。日常中常以烹飪油脂或食物中含有的脂肪等形式攝入脂質，除了從外界獲取，體內也會將過量攝取的醣類轉換合成脂肪堆積儲存，待需求時再行分解供應。身體的脂肪約占人體重量的15%～30%，其中一部分的脂肪為內在脂肪，包覆著器官，在個體能量需求較高時，具有即時提供能量的作用。例如女性的腹部和臀部堆積較多的脂肪，能提供生育器官較佳的保護，同時確保在懷孕時能有充足的熱量來源。但過多的內在脂肪通常與慢性病的發生有密切相關性。而另一部分為外在脂肪，即為體脂肪，是存在於皮膚底下，具有絕緣和保護的作用，並且能保存身體的熱量，在寒冷的冬天能幫助減緩體溫的流失，讓身體在低溫環境下仍然能保持舒適的溫度。

　　脂肪每公克可提供9大卡的熱量，相較於醣類與蛋白質每公克提供4大卡的熱量高出許多，能有效率地提供人體大量的熱量，供應身體基本代謝與活動所需的能量與維持體溫。當人處在休息或輕度活動時，脂肪提供約60%的熱量做為身體活動所需，其餘則由醣類提供。由於脂肪的重量較輕且單位熱量密度高，用以儲存能量較為節省空間，適合做為身體熱量儲存的型式。

　　人體所需的脂肪可分為能由體內自行合成製造的「非必需脂肪酸」，以及必須仰賴外界攝入補充的「必需脂肪酸」。脂肪酸可做為體內脂蛋白的成分，協助血液中脂肪的代謝與運輸，但此過程必須由必需脂肪酸和非必需脂肪酸共同參與，因此若缺乏充足的脂肪酸，這些作用即受到阻礙，而導致血脂肪異常，影響正常代謝。此外，必需脂肪酸也是身體許多激素（荷爾蒙）合成的前驅物、腦部神經傳導物質的重要成分，能幫助生理作用正常運作，更是細胞膜結構磷脂質的組成分之一，因此缺乏時可能造成生理機能的受損。此外，許多食物中的營養素為脂溶性，如維生素A、D、E、K以及胡蘿

萄素、葉黃素等，和含有油脂成分的食物一起配食，能讓這些營養素溶於油脂中，提高個體吸收和利用。

雖然過量攝取脂肪容易導致肥胖與慢性病的罹患率增加，但適量的脂肪攝取對健康而言是有益無害的，我們並不需要聞脂肪而色變，一味認為脂肪是一種會造成身體負擔的營養素。脂肪不足時，更是會造成必需脂肪酸的缺乏，激素合成不足導致正常生理機能無法正常運作，影響正常生長發育，並且降低脂溶性營養素的吸收率。

**主要功能**
- 供給熱量與儲存能量。
- 多種激素合成的前驅物或組成成分，可維持正常生理機能。
- 運輸脂溶性營養素，提升吸收力。

**過多**
- 造成肥胖與代謝症候群，增加慢性病罹患風險。
- 增加心血管疾病罹患風險。

**不足**
- 缺乏必需脂肪酸，生長發育受阻，細胞膜無法正常修復。
- 脂溶性營養素的吸收利用率降低。
- 荷爾蒙合成受阻，生理機能無法正常運作。

**組成和種類**

# 多樣的脂肪結構是體內細胞溝通的橋樑

## 簡單脂質

簡單脂質為脂肪最基本的組成型式，由一分子的甘油和三分子的脂肪酸結合而成，如三酸甘油酯（triglyceride，TG），是結構最簡單的脂肪，也是最基本的脂肪構造。因為一般食物中所含的脂肪和油脂大多都是三酸甘油酯，且攝取食物中的脂肪與醣類在代謝過後，若已超過能量所需而必須轉換成脂肪儲存於體內時，大部分都會轉變為三酸甘油酯的形式儲存於脂肪細胞中。

## 複合式脂質

例如由磷酸部分取代三酸甘油酯上的脂肪酸所構成的磷脂質，以及由醣類與脂質鍵結所構成的醣脂質。磷脂質的結構類似於三酸甘油酯，差別在甘油骨架上的脂肪酸部分被磷酸根替代了，由於磷酸根具親水性，因而使磷脂質同時擁有親水與親油的特性，能將水與油脂進行乳化，幫助脂質的代謝和吸收。此外，磷脂質是構成細胞膜的重要成分，另外也是構成脂蛋白的重要物質，可幫助血液中脂質的運送。至於醣脂質則是位於細胞膜表面的重要成分，具有辨識外來抗原或特定物質的能力，脂質上連結的醣類種類不同，還

具有不同的辨識功能，並且有助於細胞膜調控物質的進出。磷脂質和醣脂質在人體內雖扮演了重要的生理角色，但因非由飲食中直接攝取，而是體內自行合成產生，因此均不屬於必需營養素。

## 衍脂類

衍脂類為簡單脂質與複合式脂肪的代謝物，如固醇類（sterol）。固醇類的結構與三酸甘油酯和磷脂質並不相同，它是以碳鏈形成的多環狀構造，最廣為人知的固醇類即為膽固醇（cholesterol）。雖然膽固醇常常被聯想成心血管疾病的元凶，但其實膽固醇對身體而言是一個必需且重要的物質，是體內激素和維生素D合成（參見P117）的前驅物，尤其人體必須利用膽固醇來合成性激素，因此膽固醇與性成熟和生育系統有著高度相關性。正常來說，身體自行製造的膽固醇與排泄出的量會達到一個平衡，不易造成心臟和血管疾病的發生，只有在膽固醇過量堆積於血管中時，才會造成身體上的負擔。

（參見P117）

## 脂類的分類與基礎代謝

**攝取含脂質食物**

| 簡單脂類 | 複合式脂質 | 衍脂類 |
|---|---|---|
| 最基本的脂質單位，包括由甘油與脂肪酸組成的三酸甘油酯。 | 由磷酸鹽或醣類部分取代三酸甘油酯上的脂肪酸所構成，包括了磷脂質與醣脂質。 | 為簡單脂質和複合式脂質的代謝物，例如固醇類的膽固醇等。 |

進入人體

| | | |
|---|---|---|
| 分解成脂肪酸吸收，由脂蛋白攜帶運輸至血液循環。 | 分解成脂肪酸吸收，由脂蛋白攜帶運輸至血液循環。 | 與脂肪酸結合後由腸道吸收後，由脂蛋白運送至肝臟組織與肝外組織代謝利用。 |

# 膽囊和胰臟為脂肪分解最大功臣

## ● 脂肪的消化首先經過乳化作用

隨食物如一般食用油、奶油或動物油等攝入的脂肪，包含有簡單脂質和複合式脂類，這些脂質在口腔中並不進行分解，一直到進入胃中，才透過胃中胃脂解酶（gastric lipase）的作用，加上胃的不斷蠕動、攪拌，約停留2～4個小時，使約30%的脂質（三酸甘油酯）被乳化分解成雙甘油酯（diglyceride）和游離脂肪酸。

這些尚未完全被分解的脂質食糜進入小腸後，由膽囊所分泌的膽汁以及胰臟分泌富含胰脂解酶（pancreatic lipase）的胰液共同作用分解。膽汁中含有大量的膽鹽和卵磷脂，能幫助脂溶性食糜乳化得更完全，將先前胃中已部分乳化的小油滴分解成更小的片段，膽汁的乳化作用能夠增加脂質食糜約一千倍的接觸面積，使胰脂解酶能夠更充分地與這些小片段脂肪作用。這步驟能將已經部分分解的三酸甘油酯再次裂解成小分子，或是將未分解的三酸甘油酯進一步催化分解成甘油、單甘油酯（monoglyceride）或脂肪酸。

食物中的脂質不論是從植物或是動物中提煉、簡單脂質或是複合式脂質，都由多種脂肪酸（不同碳鏈長度的脂肪酸）共同組成，而分有由2～4個碳原子所組成的「短鏈脂肪酸」，由6～12個碳原子所組成的「中鏈脂肪酸」，以及由超過12個碳原子所組成的「長鏈脂肪酸」。因脂肪酸的碳鏈愈長脂肪的親水性愈低，所以中鏈脂肪酸相較於長鏈脂肪酸親水性較高，僅需要少量膽汁即可完成乳化作用，在消化速率上比長鏈脂肪酸要快速。母乳中即含有豐富的中鏈脂肪酸，使小嬰兒能在最短的代謝過程下加速吸收這些脂肪酸來獲得能量和養分。至於短鏈脂肪酸則極少存在於食物中，少部分存在於發酵食品或是奶油中，大部分都是由腸道內的微生物發酵所產生，並且直接被腸道細胞吸收做為細胞養分或是做為腸內微生物生長時的養分來源。而固醇類的消化也與其他的脂肪相似，在腸道中固醇類通常會與脂肪酸結合，稱為酯化反應，並且以酯化的形式被吸收代謝。此外，飲食中來自蔬菜和水果的膳食纖維也會與膽固醇結合，使膽固醇在腸道的吸收率降低，增加膽固醇的排出。因此，多攝取富含膳食纖維的食物對於血膽固醇的降低是相當有幫助的飲食方式。

## Info 好的膽固醇VS.壞的膽固醇

我們常聽到膽固醇有分成好的膽固醇與壞的膽固醇，好的膽固醇其實就是指高密度脂蛋白（HDL），壞的則是低密度脂蛋白（LDL）。由於HDL扮演著血管清道夫的角色，能將血液中過多的膽固醇回收給肝臟再利用，或是經由代謝排出體外，能保護心血管功能，因此增加體內HDL的濃度對健康是有益處的。LDL的功能則是將肝臟中的膽固醇運至血液中，若LDL濃度過高就會造成血液中膽固醇濃度上升，提高罹患心血管疾病的風險。加上LDL容易被自由基攻擊而氧化，若血液中LDL濃度過高就容易使更多的LDL受到氧化攻擊，造成血管壁的破壞，進而發生動脈粥狀硬化和血栓的危險。

| 別稱 | 壞的膽固醇 | 好的膽固醇 |
|---|---|---|
| 種類 | 低密度脂蛋白LDL | 高密度脂蛋白HDL |
| 主要攜帶脂質種類 | 膽固醇 | 磷脂質及膽固醇 |
| 方向 | 肝臟→其他組織→肝臟 | 其他組織→肝臟 |
| 主要生理功能 | 負責將膽固醇從肝臟運出，供給其他周邊組織利用。 | 能將堆積在血管壁與血液中的游離膽固醇再次運送回肝臟，代謝成膽酸後排出，如同血管的清道夫。 |

## ● 脂肪的吸收與運輸

飲食攝取的脂質經過一連串的消化作用後成為游離脂肪酸、單甘油酯、甘油和膽固醇酯等小分子，並與膽汁結合成小球狀脂質油滴，此時游離脂肪酸與甘油會再次形成三酸甘油酯，被包覆在膽汁內，這種結構稱為脂微粒（micelles）。經此過程讓脂微粒的外層以親水性的磷脂質包覆著疏水性的三酸甘油酯與膽固醇酯，來增加小腸絨毛細胞對脂質的吸收。進入小腸細胞後，膽汁便經由腸肝循環送回肝臟代謝，而脂微粒中所裝載的脂質則在小腸細胞中被釋出，再一次地組合成三酸甘油酯，由乳糜微粒（chylomicron）這個脂蛋白負責攜帶，進入血液循環中進行代謝與利用。其中僅有短鏈脂肪酸因不需要被乳化即可直接吸收，所以被腸道吸收後，即透過血液循環進入肝臟中，與長鏈脂肪酸的代謝物一同被代謝。

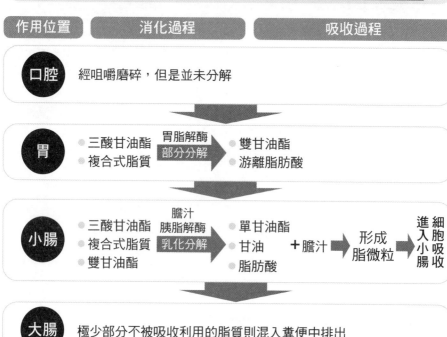

# 脂質的消化吸收路徑

| 作用位置 | 消化過程 | 吸收過程 |
|---|---|---|

**口腔** 經咀嚼磨碎，但是並未分解

**胃** ● 三酸甘油酯 ● 複合式脂質 → 胃脂解酶 部分分解 → ● 雙甘油酯 ● 游離脂肪酸

**小腸** ● 三酸甘油酯 ● 複合式脂質 ● 雙甘油酯 → 膽汁 胰脂解酶 乳化分解 → ● 單甘油酯 ● 甘油 ● 脂肪酸 ＋膽汁 → 形成脂微粒 → 進入小腸 細胞吸收

**大腸** 極少部分不被吸收利用的脂質則混入糞便中排出

## 如何被人體使用

# 不只供應熱量，更促進好脂質的合成

## ● 能量缺乏時的產能機制

　　若身體面臨飢餓或是能量缺乏時，脂質便會進行氧化產能（$\beta$氧化反應；$\beta$-oxidation）。脂質要進入產能機制前，會先經過一個活化的過程，這個過程是將脂質的碳鏈骨架上加了一個醯基輔酶-A（acyl –CoA）的結構，成為活化的脂質結構，如此一來才能與細胞膜上的攜帶蛋白肉鹼（carnitine）結合，攜帶進入粒線體內進行產能作用。肉鹼由肝臟和腎臟合成，是脂肪代謝時能將脂質帶入粒線體中的運輸者，大量存在肌肉細胞中，能協助產生能量給活動力較高的肌肉細胞。當活化後的脂質開始進行氧化產能，其過程中必需與不同的酵素反應，因而需要維生素B2、菸鹼酸與泛酸做為輔助，藉由這些營養素的催化，提高氧化效能來產生能量供應細胞利用。產能過程最後會裂解成乙醯輔酶A（主要）或丙醯基輔酶A（次要），也會再進入TCA循環（參見P48），進一步再進行產能利用。

## ● 能量充足時的合成機制

　　若身體處在飽食或能量充足，攝入的脂質會傾向合成脂肪，將多餘的脂質儲存在脂肪細胞中，或是進行體內的生合成作用。此外，除了飲食來的脂質會轉變成脂肪堆積外，過量的醣類、蛋白質與酒精也會轉變成脂肪堆積在脂肪細胞中。脂質的合成是將來自醣類、蛋白質和脂質代謝產生的乙醯輔酶A經過數個步驟，透過多種酵素催化，合成由十六個碳原子所構成的棕櫚酸（palmitic acid），再經過碳鏈的延長作用生成不同長度、不同種類的脂肪酸，以合成脂質。

**Info 什麼是反式脂肪酸？**

　　近幾年來研究發現反式脂肪酸攝取量增加會使壞的膽固醇—低密度脂蛋白（LDL）升高，並使好的膽固醇—高密度脂蛋白（HDL）降低，造成血脂肪異常，血管壁受損，增加血栓、粥狀動脈硬化與心臟疾病的罹患風險，因此許多營養學家開始把焦點放在反式脂肪酸上。反式脂肪是指不飽和脂肪酸上的雙鍵兩側鍵結的基團排列方向是相反的，在自然界中少量存在於反芻動物的油脂中，例如牛油或乳脂，但含量極少。現今反式脂肪最主要的來源則是因油脂加工過程中，為了降低油脂的不飽和程度，並使不飽和油脂由液態轉化為固態，而透過氫化反應（hydrogenation）使脂肪酸結構由順式轉成反式製造產生。氫化過後的油脂穩定性高，長時間高溫加熱下濃稠度不會快速升高，也比較不會發煙，常應用在油炸食品的用油，如耐炸油，或是添加於烘焙食品中，如烤酥油。

　　目前我國營養標示規定食品必須標示出反式脂肪酸的含量，使消費者能清楚判斷包裝食品中的反式脂肪酸含量，而消費者在購買時應先詳細研讀並挑選較少或不含反式脂肪酸的食品，才不易造成心血管系統的負擔。若是挑選未包裝食品而無法得知詳細食品成分，則可選用天然不飽和油脂如橄欖油、大豆油、亞麻仁油等所製成的食物，減少油炸和酥烤類食物攝取的頻率，即可降低攝取到反式脂肪酸的機率。若是天然存在於食物中的反式脂肪酸，如奶油和乳製品，其含量非常低，而且對人體不會有太大的危害，不用特別擔心。

## ● 必需脂肪酸還能合成EPA和DHA

飲食所提供的必需脂肪酸除了提供能量外，部分在體內會進行重要生理機制的調節因子或激素的合成等。例如屬必需脂肪酸的Omega-3與Omega-6是人體的必需脂肪酸，兩者以化學結構的不同而命名。Omega-3脂肪酸部分會在體內合成二十碳五烯酸（EPA）與二十二碳六烯酸（DHA）。許多研究指出EPA有助於降低血脂肪含量，並且減少血栓的發生，對於心血管疾病有很好的防護功效。而DHA則是幫助腦部發育與視網膜發育的重要營養素，對嬰兒或成長中的孩童而言是需要多攝取的油脂種類。雖然兩者能由體內合成，但因Omega-6脂肪酸會一同競爭催化合成反應的酵素，因此體內合成EPA與DHA並不多，多須從食物中攝取獲得。而食物中就以深海魚的脂肪部分，意即魚油，含有較高濃度的EPA與DHA。

**Info 人體的脂肪細胞只增不減嗎？**

成年人體內大約含有三百億個脂肪細胞，能將能量以三酸甘油酯的形式儲存起來。脂肪細胞裝載的脂肪含量愈多，體積就愈大，造成外觀上的肥胖。反之若是脂肪細胞的三酸甘油酯較少，或是透過運動將脂肪燃燒使細胞體積縮小，那麼身材就會跟著變纖細。一般而言，脂肪細胞的數量在成年後就會固定，當過量進食造成脂肪細胞裝載不下過多的三酸甘油酯時，脂肪細胞才會增生。通常增生後的細胞數量不太容易再減少，所以一旦過度肥胖造成脂肪細胞增加，想要透過減少飲食來減少脂肪細胞的總量是不太可行，頂多透過減少脂肪細胞裝載三酸甘油酯的含量，也就是縮小脂肪細胞體積來改變身體外觀。

**人體的需求**

## 「不飽和」才是健康的選擇

## ● 脂質的攝取原則

食物中的脂質除了扮演提供營養的角色外，對於食物的味道與口感提升上也是不可或缺的角色。脂質提供食物潤滑、細膩與增添香氣的功能，利用油脂加熱將香辛料的特殊香氣提煉出來，賦予其他食材更有層次的滋味。舉凡我們烹飪所使用的油脂、肉品和魚肉中所富含的油脂，以及乳品、黃豆製品和其他烘焙、加工食品內所含有的脂質均是我們飲食中會攝取到的脂質

# 脂質的代謝機制

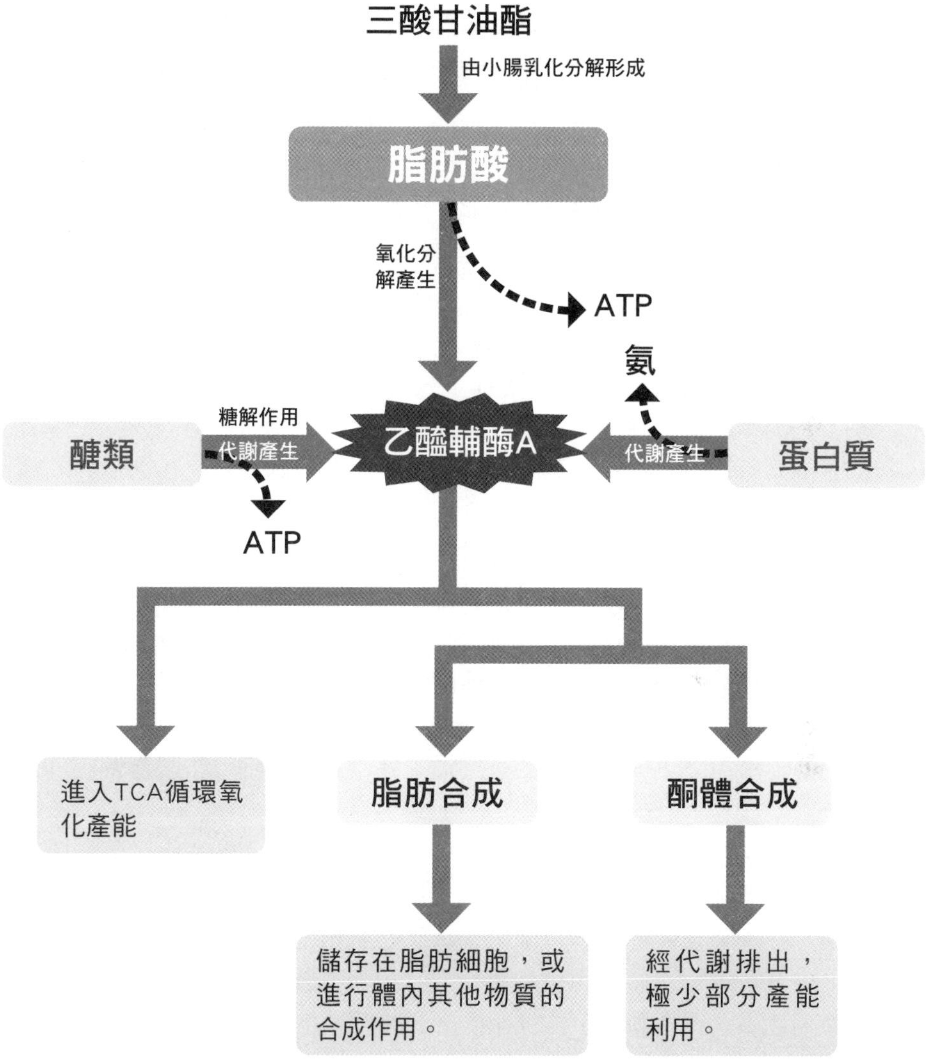

三酸甘油酯

↓ 由小腸乳化分解形成

## 脂肪酸

氧化分解產生 ┈┈➤ ATP

醣類 ─ 糖解作用代謝產生 ➤ **乙醯輔酶A** ◀ 代謝產生 ─ 蛋白質

┈➤ 氨

┈➤ ATP

進入TCA循環氧化產能

脂肪合成

酮體合成

儲存在脂肪細胞，或進行體內其他物質的合成作用。

經代謝排出，極少部分產能利用。

81

來源。主要提供熱量的脂質種類為三酸甘油酯，每公克脂質可提供9大卡的熱量，相較於醣類與蛋白質每公克提供4大卡熱量是一種更有效率提供熱量的營養來源。在營養需求上，一般人建議每天攝取的脂質不要超過總熱量的30%，舉例來說，活動量適中的成年男性每天大約建議攝取2000大卡的熱量，因此由脂質提供的熱量應少於600大卡，約等於67公克的脂質。

## 脂質需求的計算方式

$$需要脂質量（公克）\leqq \frac{每日總熱量（Kcal）\times 30\%}{9}$$

　　健康的脂質攝取原則除了掌握脂質的攝取總量之外，尚需注意食物中所含的是不好的飽和脂肪還是好的不飽和脂肪。動物性脂肪可略分成豬、牛、羊和雞等肉類脂肪以及魚類、海鮮等的脂肪，肉類中的脂肪大多屬於飽和脂肪，在食用時須要斟酌每天的攝取量是否合宜。魚類、海鮮，特別是深海魚類的脂肪，則含有豐富的不飽和脂肪酸，且大多為Omega-3脂肪酸，能幫助降低血清中的低密度脂蛋白膽固醇及三酸甘油酯。至於植物性油脂則含有較為豐富的不飽和脂，因此我們可以透過挑選食物種類以及烹調用油的種類做為基準，除了要以不飽和脂肪為主要脂質來源，也減少飽和脂肪的攝取頻率。飽和脂肪的含量建議少於總熱量的10%，若每天的脂質攝取占總熱量的30%，則不飽和脂肪應該占至少三分之二的攝取量，且飽和脂肪盡量低於三分之一的攝取量，才更能維持心血管的健康。

　　含豐富不飽和脂肪酸的植物性脂肪又可區分成多元不飽和脂肪酸和單元不飽和脂肪酸，多元不飽和脂肪酸包含Omega-3與Omega-6脂肪酸，均屬於必需脂肪酸，在一般植物油中均可攝取。單元不飽和脂肪酸在橄欖油、菜籽油與花生油中含量豐富，堅果類也是單元不飽和脂肪酸的理想來源。在地中海國家，食用油多選擇含單元不飽和脂肪酸較高的橄欖油，並且以深海魚為主要蛋白質來源取代肉類，其國人血膽固醇與冠狀動脈疾病罹患率均比其他地區人民較低，顯示此種飲食方式有助於預防心血管疾病的發生。

　　飲食上除了一般食物中所含的油脂，我們也需要留意一些「隱形」油脂，特別是一些加工食品中。由於產品必須呈現滑口、柔軟、香氣豐富及厚實等口感，因此必須添加高量的油脂才能吸引消費者的喜愛。在麵包和蛋糕的製造過程中，會添加油脂以增添口感與香氣，因此通常使用奶油、椰子油或烤酥油等飽和油脂，並且亦可能使用了含有反式脂肪酸的油脂，若攝取這

方面食品時，若口感呈現多層次、柔軟並且拿取時手指會有油脂滲漏，通常表示該食品可能添加較多油脂，應注意食用量不宜過多，並且在下個餐次減少油脂的攝取量。加工肉品例如香腸、火腿、貢丸、雞塊與培根，都是油脂含量非常高的加工食品，應該避免長期食用。百頁豆腐和素食仿肉是利用植物蛋白製成，為了增加滑嫩的口感，在製造過程中會使用大量的沙拉油進行乳化，使得製品的口感柔軟不澀口。一般人可能會認為這類食品是蛋白質豐富的食物來源，但是卻忽略藏在食物中的油脂含量是非常高的，長期食用可能會攝取過多的脂肪而影響健康。此外，長時間熬煮的大骨高湯含有較多的動物油脂、西式濃湯在製作上也會添加鮮奶油或奶油增加滑順與香氣、火鍋湯底在經過多種含有油脂的食材熬煮後湯頭會留有大量的油脂等，因此飲用這些湯品時更應少量。

## Info 食用油的選擇和健康烹調

　　正確的選擇烹調用油必須考量使用方法，加熱程度與保存方式會使得油脂的品質產生改變。由於很少有單一種類的油脂可以滿足加工使用與健康需求，藉由攝取不同種類的油脂互相截長補短，滿足身體所需要的多元化脂肪酸種類才是最佳的用油方式。

　　一般建議家中選購兩到三種油脂，依照烹飪方式選擇適合用油，在涼拌或是熱拌食物的用油可選擇含單元及多元不飽和脂肪酸的油脂，例如橄欖油、亞麻仁油、花生油、苦茶油和麻油；若是一般煎炒則可使用商業加工上已經提升發煙點的油脂例如玉米油、芥花油、大豆油或葵花油等植物性油脂；若是高溫油炸則考慮使用棕櫚油、豬油或商業製品耐炸油等油脂。雖然無法認定某一種油脂是最佳的選擇，但可依使用方式選定較為合適的油脂種類。當油脂加熱到開始冒煙，表示油脂裡頭的脂肪酸已經開始裂解。通常飽和脂肪的耐高溫程度會比不飽和脂肪來得佳，因此在高溫烹調時應該使用飽和程度較高的油脂，以避免高溫裂解與氧化，影響油的品質。但是在健康顧慮上則應該減少此類油炸或高溫煎炸的食物攝取，減少飽和脂肪的攝取量，才是對心血管有益的飲食方式。

　　油脂的保存方式也是非常重要，建議在購買時以小包裝容量為佳。不透光的深色瓶可以降低脂肪酸受光照氧化的速度，若是包材為透明材質則應擺放於不照光及低溫陰涼處，並且拴緊瓶蓋避免油脂與空氣長期接觸。特別是植物性的油脂因為含較多的不飽和脂肪酸，容易氧化，因此保存更需特別注意，應該趁新鮮時使用，避免長時間存放而降低油脂的品質。

**從膽固醇-飽和脂肪指數選擇食物**

許多研究證實食物中飽和脂肪的含量會顯著影響血液中的膽固醇含量，導致心血管疾病，因此飲食中必須同時考量飽和脂肪的含量。藉由膽固醇-飽和脂肪指數（Cholesterol/Saturated-fat Index，CSI指數）可更清楚表示某種食物與心血管疾病的相關性，當CSI值愈高，表示該種食物可能有較高風險會導致心血管疾病的發生。

CSI=（1.01×飽和脂肪重量（公克））+（0.05×膽固醇重量（毫克））

## 每100公克熟食的CSI值

| 食物 | | 飽和脂肪（公克） | 膽固醇（毫克） | CSI值 |
|---|---|---|---|---|
| 肉類 | 雞肉（去皮） | 1.2 | 89 | 5.6 |
| | 牛肉（瘦肉） | 2.8 | 65.9 | 6.0 |
| | 豬肉 | 9.1 | 82 | 13.3 |
| | 鵝／鴨肉（去皮） | 4.4 | 92.5 | 9.0 |
| | 培根 | 17.4 | 85 | 21.8 |
| 水產類 | 文蛤 | 0.48 | 63 | 3.6 |
| | 螃蟹 | 0.28 | 100 | 5.3 |
| | 蝦子 | 0.36 | 150.6 | 7.9 |
| | 鮭魚 | 2.0 | 35 | 3.8 |
| | 鮪魚 | 1.9 | 26 | 3.2 |
| | 蚵仔 | 0.6 | 45 | 2.8 |
| 蛋奶類 | 全脂乳 | 2.1 | 14 | 2.8 |
| | 脫脂奶 | 1.2 | 8 | 1.6 |
| | 蛋黃 | 9.89 | 1602 | 90 |
| 油脂類 | 紅花菜籽油 | 9.1 | 0 | 9.2 |
| | 橄欖油 | 13.5 | 0 | 13.6 |
| | 黃豆油 | 14.9 | 0 | 15.0 |
| | 豬油 | 39.6 | 95 | 44.7 |
| | 牛油 | 50.5 | 219 | 62 |
| | 棕櫚油 | 81.4 | 0 | 82.2 |
| | 椰子油 | 86.5 | 0 | 87.4 |
| 堅果類 | 腰果 | 9.5 | 0 | 9.6 |
| | 花生 | 6.9 | 0 | 6.9 |
| | 核桃 | 5.6 | 0 | 5.6 |
| | 杏仁 | 5.4 | 0 | 5.4 |

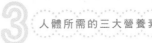

# 脂質類攝取建議

| 0-1歲<br>嬰兒時期 | 1.母乳中含有豐富的脂質，藉由母親飲食或體內轉換生成的DHA可幫助胎兒或嬰兒腦部及視網膜發育健全。<br>2.副食品的給予可提供清淡烹調的肉類或魚類，或是壓鬆的蛋黃泥。避免過於油膩的食物，以免刺激尚未發育健全的腸胃道。<br>3.適量的深海魚肉可提供嬰兒充足的DHA幫助腦部生長與發育。 |
|---|---|
| 1-18歲<br>幼兒、學童時期<br>與青少年時期 | 1.減少油炸、高油高糖的烘焙點心取代正餐。<br>2.建立良好的均衡飲食觀念，避免小胖子的產生，以免造成日後慢性病罹患的可能。 |
| 18-65歲<br>成年時期 | 1.建立良好的飲食習慣，並且進行例行性的健康檢查以追蹤自己的健康狀態。<br>2.烹飪時可挑選適合的油脂種類，涼拌或低溫烹調可使用橄欖油或亞麻仁油，煎炒則以大豆油、菜籽油等植物油為主，油炸時建議挑選油炸專用油，並且避免回鍋油的使用。<br>3.外食族容易攝取過多的油脂，因此菜色選擇上建議能挑選較為清淡烹調方式的菜餚，例如清蒸、水煮或滷製的主菜取代油煎油炸等高含油量的食物。<br>4.食用肉類時盡量剝去外皮，並以挑選較低油脂含量的肉類如雞肉、鴨肉、鵝肉和魚肉，避免三層肉、雪花肉片或梅花肉。 |
| 懷孕及<br>哺乳期 | 1.懷孕及哺乳的婦女可適量攝取深海魚類或水產類以獲得較多的Omega-3脂肪與DHA，能幫助胎兒及幼兒發育，但是需要注意魚類和水產中可能受重金屬汙染，因此種類的選擇需特別留意，貝類和某些魚類，例如鱈魚、鮭魚和比目魚等相對甲基汞的累積量比鯊魚、青花魚與馬頭魚少。也建議每周不要攝取超過85公克的深海魚類以免過多的重金屬累積在體內。<br>2.可選擇亞麻仁油做為烹調用油，增加Omega-3脂肪攝取率，以增加體內DHA的轉換率。 |
| 65歲以上<br>老年時期 | 1.老年人由於味覺退化與牙齒功能退化，適量的油脂與富含不飽和脂肪酸的植物油脂有助於提升食慾，並且幫助心血管功能正常運作，避免血管硬化及心臟方面疾病的產生，同時也能避免皮膚乾澀。<br>2.建議老年人可食用軟質的魚肉或肉類，挑選適合的油脂進行燉煮或煎烤至柔軟容易入口。<br>3.偶爾沖泡綜合堅果粉或食用堅果，補充單元不飽和脂肪，有益於心血管的健康。 |

體 類 脂 質 蛋白質

## ● 相關疾病的攝取調整

　　美國國家心肺及血液組織根據臨床研究編寫了國家膽固醇教育計畫，以非藥物治療，包括營養治療及調整生活型態來降低冠心病風險。在營養治療方面，建議總脂肪的含量可放寬至25～35%總熱量，但是來源應該多由單元不飽和脂肪酸提供，例如以堅果類和橄欖油做為部分脂質攝取來源，降低飽和脂肪的攝取，控制膽固醇攝取量應少於每天兩百毫克，並避免反式脂肪的攝取。且因脂肪並非唯一影響血脂肪及血膽固醇的飲食因子，過量的醣類、蛋白質、酒精也是造成血脂肪異常的原因，因此患有代謝症候群、心血管疾病和冠心病的患者應該注意整體營養攝取的均衡、留意醣類與蛋白質的攝取比例，並選擇正確的脂肪來源可幫助心血管疾病的預防與控制。

　　針對高膽固醇血症的患者需要控制油脂攝取量，避免食用油炸、油煎與酥皮類，以及肉類外皮等食物。烹調用油建議選用不飽和脂肪酸高的油脂例如花生油、菜籽油與橄欖油，減少飽和程度高的油脂例如豬油、奶油和牛油。烹調方式以清淡少油為佳，例如清蒸、水煮或烤的方式減少油脂攝取量。少吃膽固醇高的食物，例如內臟和魚卵等，蛋黃每周建議不超過2至3個為佳。建議多攝取纖維含量高的全穀類和蔬果，並且避免飲酒。若是患有高三酸甘油酯的患者也應注意醣類攝取量，並且可攝取富含Omega-3的深海魚類，例如秋刀魚、鮭魚、鮪魚或鰻魚，如同高膽固醇血症患者，烹調採用清淡方式為佳。

　　同樣對於肥胖患者而言，由於容易衍生血脂肪異常、血膽固醇異常及脂肪肝等疾病，因此脂肪的選擇更需注意脂質的「種類」與「量」，避免過多的飽和脂肪及反式脂肪，例如油炸食品、含高糖高油的烘焙食品、蛋糕、奶油製品及脂肪含量多的肉類，建議食用禽肉類時應該去皮，避免五花肉、霜降肉等油脂含量高的肉品，選擇雞胸肉、豬後腿肉或魚肉等油脂含量少的食物，其中魚肉含有的DHA及EPA能幫助血膽固醇降低，有助於心血管方面的健康維護，建議偶爾可取代其他肉品食用。

　　除了患有心血管方面疾病或是肥胖的族群，糖尿病與高血壓等慢性病患者也常伴隨著血脂肪異常與血膽固醇異常的疾病，長期惡化下容易導致動脈硬化、血栓與心臟病等併發症的產生。健康的人具有健全的體內調節機制，短期的大量脂肪與膽固醇，或是其他飲食不均衡所造成的影響其實並不顯著，但是長時間飲食偏差容易造成體內代謝機制的失衡，並衍生出慢性疾病的發生。因此不論是健康的人或是已經發生疾病的人，在飲食方面都需要注意「均衡」為主要原則。

# 常見食物含醣成分表

| 品項 | 脂質含量<br>（公克/100公克） | 熱量<br>（Kcal/100公克） | 備註 |
|---|---|---|---|
| **肉類及其加工品** | | | |
| 肉類包含家畜與家禽類，通常家畜類如豬肉、牛肉和羊肉含有較高的脂質含量，而家禽類去皮後如雞肉、鴨肉和鵝肉含有較少的脂質含量。 | | | |
| 牛小排 | 38 | 390 | |
| 牛腩 | 29.7 | 331 | |
| 牛腱 | 4 | 123 | |
| 牛肚 | 2.4 | 109 | |
| 牛肉乾 | 4.8 | 327 | |
| 羊肉 | 13 | 198 | |
| 豬五花 | 36.7 | 353 | |
| 豬梅花 | 30.6 | 341 | |
| 豬前腿肉 | 4.3 | 124 | |
| 豬腳 | 14.4 | 223 | |
| 豬蹄膀 | 28.6 | 331 | |
| 豬心 | 6.3 | 125 | |
| 豬肝 | 2.9 | 119 | |
| 豬肚 | 10.8 | 155 | |
| 火腿 | 3.3 | 136 | 加工時會添加豬背脂來增添口感。 |
| 香腸 | 26 | 350 | |
| 培根 | 36 | 375 | |
| 雞胸肉 | 2.1 | 121 | |
| 棒棒腿 | 6.3 | 142 | |
| 雞翅 | 16 | 224 | 雞皮中含有較高含量的脂質，因此造成雞翅的脂質含量較高。 |
| 鵝肉 | 13 | 186 | |
| 鴨肉 | 2.4 | 111 | |

備註：以下食物中的醣類、膳食纖維含量與熱量僅供參考，各種食物的脂肪與熱量實際上會隨著農畜產個體與加工方式而有所差異。

| 品項 | 脂質含量<br>（公克/100公克） | 熱量<br>（Kcal/100公克） | 備註 |
|---|---|---|---|
| **海鮮類**<br>魚類的油脂相較於肉類含有較多的不飽和脂肪酸，建議與肉類交替食用。 | | | |
| 虱目魚 | 11.9 | 200 | |
| 鱒魚 | 6.8 | 147 | |
| 鮭魚 | 16.1 | 230 | 屬於深海魚，其油脂含有豐富的 omega-3脂肪。 |
| 鱈魚 | 11.5 | 166 | |
| 秋刀魚 | 25.9 | 314 | |
| 牡蠣 | 1.6 | 77 | |
| 文蛤 | 0.7 | 69 | |
| 小卷 | 0.4 | 74 | |
| 干貝 | 0.7 | 300 | |
| 花枝丸 | 2.9 | 178 | 加工過程中可能添加豬背脂或沙拉油，另外在製備時也可能經過預先油炸，因此大多油脂含量較高。 |
| 魚丸 | 1 | 140 | |
| 甜不辣 | 4.6 | 174 | |
| 魚餃 | 18 | 260 | |
| 蝦餃 | 22 | 299 | |

| 品項 | 脂質含量<br>（公克/100公克） | 熱量<br>（Kcal/100公克） | 備註 |
|---|---|---|---|
| **豆類**<br>此類食物主要為黃豆及其製品，含有豐富脂質（不飽和脂肪酸）與蛋白質。 | | | |
| 黃豆 | 16.3 | 394 | |
| 豌豆 | 10.6 | 129 | |
| 黑豆 | 11.6 | 371 | |
| 豆漿 | 0.2 | 58 | |
| 百頁豆腐 | 17 | 214 | 加工製備時添加大豆油進行乳化，因此油脂含量較高。 |
| 豆腐皮 | 8.8 | 198 | |
| 素雞 | 12.1 | 227 | |
| 豆棗 | 19.6 | 419 | |
| 素火腿 | 17 | 231 | |

| 品項 | 脂質含量<br>（公克/100公克） | 熱量<br>（Kcal/100公克） | 備註 |
|---|---|---|---|
| **奶類**<br>奶類的油脂為乳脂，含有較多飽和脂肪酸。 | | | |
| 全脂鮮奶 | 3.7 | 67 | |
| 低脂鮮奶 | 1.2 | 40 | |
| 全脂奶粉 | 16.4 | 445 | |
| 低脂奶粉 | 12.1 | 423 | |
| 羊奶粉 | 28.6 | 505 | |
| 植物性奶精 | 33 | 539 | 利用棕櫚油或其他植物油加工而成，為高油脂的食品，雖然與奶類特性和風味相似，但脂質含量非常高。 |
| 煉乳 | 7.6 | 313 | |
| 乳酪 | 21.2 | 298 | |
| 優酪乳 | 1.3 | 74 | 視廠牌配方調整，部分添加奶油增加口感。 |

| 品項 | 脂質含量<br>（公克/100公克） | 熱量<br>（Kcal/100公克） | 備註 |
|---|---|---|---|
| **堅果種子類**<br>堅果的油脂含有豐富單元不飽和脂肪酸，建議時常食用，可替代其他油脂類高的食物。 | | | |
| 花生 | 43.2 | 553 | |
| 南瓜子 | 34.4 | 525 | |
| 開心果 | 55.2 | 653 | |
| 腰果 | 46 | 568 | |
| 芝麻 | 53.3 | 591 | |
| 松子 | 70.5 | 683 | |
| 花生醬 | 57.7 | 627 | 花生醬的脂質來源並非全部來自花生，而是視加工時配方設定的油脂種類而定。 |
| 杏仁果 | 57.5 | 664 | |
| 核桃 | 71.6 | 685 | |
| 夏威夷果 | 76.8 | 770 | |

# 建構人體組織的材料
# 蛋白質

在肉類等食物中蘊含豐富的蛋白質，是組成肌肉、骨骼等人體基礎架構的鋼筋，更在維持身體機能正常運作上扮演重要的角色，因此一旦缺乏便易導致疾病，但過量攝取也將造成身體的負擔，導致腎臟疾病。

## ● 蛋白質對人體的重要性

蛋白質是組成人體的基礎架構和調節生理機能的重要物質。其主要由胺基酸為最小單元體所組成，透過自然界中存在的20種胺基酸，以不同的排列組合鍵結形成不同功能與特性的蛋白質。

對人體來說蛋白質具有三大功能，第一是負責建造身體的架構組織，舉凡肌肉組織、骨骼、牙齒、毛髮和皮膚均含有蛋白質。飲食中的蛋白質提供建構組織的材料，並且參與體組織蛋白的修補，維持組織和器官的完整。細胞中約含有15%的蛋白質，分布在細胞膜、細胞質和胞器當中，膜上的蛋白質構成物質運輸的通道，並做為酵素及荷爾蒙的接受器，幫助酵素與荷爾蒙進入細胞中催化反應的進行。第二是參與體內許多的調節作用，包括蛋白質能合成酵素，催化體內生化反應與代謝路徑的進行；參與體內荷爾蒙的合成，具有調節身體正常機能運作的功能；也參與免疫系統中抗體的合成，當外來物攻擊細胞時能啟動專一性免疫防禦機制，辨認外來物並且攻擊防禦等。第三為能量的供應，除了蛋白質本身可代謝產生能量外，當身體處在飢餓、醣類和脂質等養分不足時，部分體組織蛋白會分解，體內的酵素、荷爾蒙和一些合成反應會減少，將節省下來的蛋白質藉由糖質新生作用（參見P50）再生葡萄糖進行產能與血糖恆定。

充足且適量的蛋白質攝取能幫助身體機能維持正常運作，飲食中缺乏足夠蛋白質會影響體組織的完整，並且影響到免疫功能的進行。發展中國家常發生蛋白質缺乏導致的疾病，最常見的是因為蛋白質缺乏合併整體熱量攝取不足所造成的消瘦症（marasmus），導致幼兒外觀瘦小，生長遲緩；以及雖然醣類的熱量尚可維持能量所需但仍缺乏蛋白質的紅孩兒症（kawashiprkor），導致兒童的頭髮偏紅容易斷裂，肚子水腫，免疫力差，是蛋白質缺乏的疾病中死亡率較高的。

然而，已開發國家則是因蛋白質營養充足，而容易過剩。蛋白質若攝取過多會轉變成醣類進行產能代謝，或是代謝成脂肪並堆積於脂肪細胞造成肥胖。由於人體利用完蛋白質後必須將代謝形成的含氮物質藉由腎臟排出體

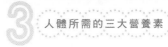

外。若過量攝取蛋白質，便會增加腎臟的負擔。而肉類和海鮮雖然含有豐富的蛋白質，但通常也含有較高的油脂與膽固醇，一旦攝取過多就容易造成血脂肪異常，導致心血管疾病。

**主要功能**
- 負責建造身體的架構組織，包括肌肉、骨骼、牙齒、毛髮、皮膚及內部臟器。
- 參與體內多項調節作用，包括酵素、荷爾蒙與免疫調節物質的合成。
- 提供熱量維持正常機能的運作。

**過多**
- 轉換成脂肪堆積在體內，造成肥胖。
- 過多的含氮廢物增加腎臟的代謝負荷。
- 易造成血脂肪異常增加心血管疾病罹患風險。

**不足**
- 肌肉組織不足，體組織建構差。
- 影響抗體合成，致使免疫系統受損。
- 酵素和荷爾蒙合成效率差，影響身體正常運作。

## 組成與種類

# 胺基酸鏈愈短，人體吸收愈快

　　如同葡萄糖是建構醣類的基礎單位，胺基酸是建造蛋白質的基本單元。胺基酸與胺基酸之間以特殊的鍵結連結成一個胜肽分子，兩個胺基酸分子連結在一起稱為雙胜肽（dipeptide），三個胺基酸分子連結在一起稱為三胜肽（tripeptide），四到十個胺基酸分子連結起來稱為寡胜肽（oligopeptide），而超過十個以上胺基酸連結的胜肽稱為多胜肽（polypeptide）。胜肽鏈會藉由纏繞或摺疊產生螺旋狀的結構，再由多個纏繞或摺疊的螺旋結構排列形成一個三度空間的立體結構，數個立體結構再進行鍵結與排列，產生不同結構與功能的蛋白質。飲食中與人體內的蛋白質大多由多胜肽所建構出的蛋白質，多由超過數百個胺基酸所組成，而蛋白質也必須以胺基酸或雙胜肽、三胜肽等短鏈胜肽形式才能被人體吸收利用。

　　組成蛋白質的20種胺基酸還可區分成三類，第一類是必需胺基酸，指人體無法自行合成，需要藉由飲食攝取才能獲得；第二類是非必需胺基酸，指人體可藉由其他營養素的代謝轉換獲得，非絕對需要從飲食中獲取；第三類是條件性的必需胺基酸，指的是在一般狀況下人體可以自行從必需胺基酸進行轉換後合成，但在特殊情況或是特定生命期間無法有效率地合成該類胺基酸，需要從飲食中額外攝取才行，例如酪胺酸，在正常情況下體內會將苯丙胺酸轉換合成酪胺酸，但當身體處在疾病、營養不良或是其他影響生理正常運作的情況時，體內會缺乏足夠的前驅物達成合成或導致合成量不足，必須透過飲食攝取才能補足。

## 胺基酸的分類

| 必需胺基酸 | 非必需胺基酸 | 條件性必需胺基酸 |
|---|---|---|
| 組胺酸（Histidine） | 丙胺酸（Alanine） | 精胺酸（Arginine） |
| 離胺酸（Lysine） | 精胺酸（Arginine） | 半胱胺酸（Cysteine） |
| 甲硫胺酸（Methionine） | 天門冬醯胺（Asparagine） | 麩胺醯胺（Glutamine） |
| 苯丙胺酸（Phenylalanine） | 天門冬胺酸（Aspartic acid） | 丙胺酸（Glycine） |
| 羥丁胺酸（Threonine） | 半胱胺酸（Cysteine） | 脯胺酸（Proline） |
| 色胺酸（Tryptophan） | 麩胺酸（Glutamic acid） | 酪胺酸（Tyrosine） |
| 纈胺酸（Valine） | 麩胺醯胺（Glutamine） | |
| 異白胺酸（Isoleucine） | 丙胺酸（Glycine） | |
| 白胺酸（Leucine） | 脯胺酸（Proline） | |
| | 絲胺酸（Serine） | |
| | 酪胺酸（Tyrosine） | |

## 人體如何吸收不同分子大小的蛋白質

攝取蛋白質

### 多胜肽
超過十個以上的胺基酸連結的胜肽。

例 大多數食物中的蛋白質形式

### 寡胜肽
四到十個胺基酸連結的胜肽。

### 三胜肽
三個胺基酸分子連結成的胜肽。

### 雙胜肽
兩個胺基酸分子連結成的胜肽。

例 少數食物中或保健食品中的蛋白質形式

進入人體

酵素分解

必須分解為胺基酸或短鏈胜肽，才能被吸收利用。

部分可直接被吸收利用，部分會分解成胺基酸，才被吸收。

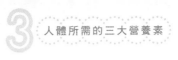

**消化和吸收**

## 「公平」攝取，讓身體「公平」吸收，無負擔

### ● 蛋白質的消化從胃開始

　　胺基酸是人體運用蛋白質的最小單位，人體藉由飲食攝取由不同胺基酸所組成的蛋白質，在體內經由消化分解後可重新組合再利用，而飲食攝取到的蛋白質需要先消化分解成胺基酸或短胜肽才能被腸道細胞吸收，運輸至體內各處做為分解或合成作用所需要的原料。在攝取蛋白質後，一直到達胃部才開始進行消化，口腔中並不進行蛋白質的分解。首先藉由胃蛋白酶先將較長的多胜肽分解成小片段胜肽（多胜肽鏈、寡胜肽、三胜肽、二胜肽）或是胺基酸，才會進入小腸做進一步的分解與吸收。而飲食中的蛋白質僅約有10%～20%左右會在胃部被胃蛋白酶分解成小片段，其餘則必須在小腸中進一步的分解。

　　大部分的蛋白質會在小腸中進行分解，胰臟和小腸分泌的蛋白質分解酵素（proenzymes）可以將在胃部尚未分解完全的胜肽鏈切成更小的片段。這些酵素的作用方式都是具有專一性，能各別切開特定胺基酸所連結成的胜肽鏈，而胰臟分泌的蛋白質酵素則是能將特定的多胜肽分解成獨立的胺基酸。不過大部分的蛋白質在這個階段仍僅被切分成雙胜肽、三胜肽或是多胜肽。大分子多胜肽還須進一步透過小腸所分泌的胜肽酶才能分解成能讓小腸壁吸收的雙胜肽、三胜肽或是胺基酸形式，再透過血管運輸進入體循環利用。

### ● 小片段的胜肽鏈與胺基酸由小腸吸收

　　人體可吸收的蛋白質形式主要是從蛋白質分解後所形成的胺基酸或是短鏈胜肽，例如雙胜肽與三胜肽，藉由十二指腸與空腸的腸壁細胞經由主動運輸與促進性擴散進入血液中運送至所需之處。這種吸收方式與單醣的吸收很相似，不同的是，腸道細胞上有多種運輸蛋白，每種運輸蛋白僅能運送特定的胺基酸和短鏈胜肽。某幾種胺基酸會共用相同的運輸蛋白，藉以增加吸收的效率。通常飲食中都會含有多元的胺基酸，因此人體可以公平且有效率地吸收各種胺基酸。若是大量額外補充單一種類的胺基酸，容易造成該種胺基酸吸收負擔提升，擠壓其他共用相通運輸蛋白的胺基酸種類，長期下來容易造成胺基酸吸收的失衡。也因此，由天然食物中攝取複合式蛋白質才是較佳的胺基酸補充方式。

　　此外，由於胺基酸與短鏈胜肽的吸收效率和途徑不盡相同，過去認為蛋白質會完全分解成胺基酸後，由小分子型式被腸壁細胞吸收後才進入體循

環。現今已證實胜肽的吸收效率其實比胺基酸還快，不僅能直接被吸收，還可透過更多元的吸收途徑提升吸收效能。同樣地，短鏈胜肽進入小腸細胞後也會由酵素再次分解成游離胺基酸，進入血液循環至其他臟器中代謝。

經過一連串消化吸收後，未被吸收的蛋白質會經由大腸混合在糞便中排出體外。通常身體會充分地利用飲食獲得蛋白質，但少數患有特殊疾病或代謝異常的人，由於無法正常的代謝吸收，導致蛋白質從糞便流失的量增加。例如患有胰臟功能缺失或是小腸功能缺失的患者，或是例如患有腹腔性疾病（celiac disease）的患者，由於無法代謝小麥、燕麥或穀類中含有一種稱為麩質（gluten）的蛋白質，在缺乏妥善治療與排除麩質的飲食控制之下，可能造成蛋白質吸收率降低、營養素吸收率降低、脂肪瀉與腹瀉以及體重減輕的影響。

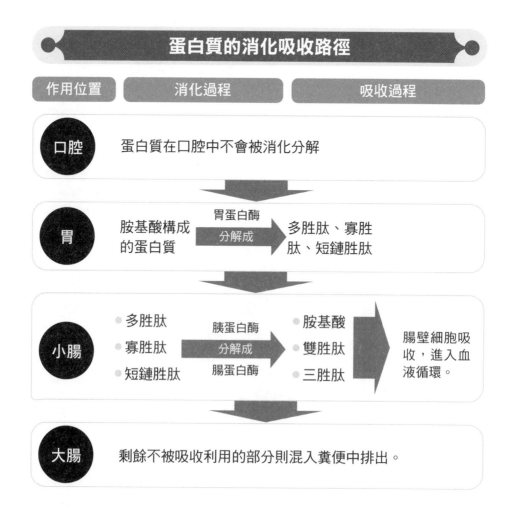

如何被人體使用

# 別讓身體以蛋白質做為能量供給的唯一來源

## ● 合成個體的組織架構、調節生理機能

飲食攝取的蛋白質最終會以胺基酸形式進入體循環中，並主要進入肝臟和腎臟進行代謝。由蛋白質所分解的胺基酸群會在細胞內部形成一個如同泳池般的集合，蓄積著各種來源的胺基酸，稱為胺基酸池。各種來源的胺基酸累積在胺基酸池內，視身體的需求來決定下一步的代謝路徑。若身體處在必需胺基酸種類和能量充足、同時其他營養素亦足夠的情況下，身體會傾向促進合成反應的進行。反之，若身體處在飢餓、重大生理壓力、攝取過量蛋白質或是攝取利用率差的蛋白質，則會傾向促進分解反應的進行。

以胺基酸做為原料，身體可自行合成蛋白質做為體組織修補、酵素合成或是各種人體所需的蛋白質。然而合成各種蛋白質所需要的胺基酸種類並不相同，加上體內的合成機制必須遵照全有全無定律，意即當身體需要合成某一種蛋白質時，若是缺乏其中一種胺基酸原料，則無法進行合成作用。因此，我們必須要從飲食中攝取完整且豐富的胺基酸種類，以因應身體合成蛋白質時所需要的多元化胺基酸來源。

合成作用的進行是先將胺基酸的胺基與碳骨架分離，脫離的胺基會進行轉胺作用（transamination），將胺基轉給其他化合物，達成非必需胺基酸的合成。此外，包括核酸分子DNA、RNA以及一些輔酶的合成、菸鹼酸（niacin）、血清素（serotonin）、黑色素（melanin）及正腎上腺素、腎上腺素等體內所需物質或激素的合成，都必須透過胺基酸的協助或做為原料來合成。約略計算，人體每天大概會合成300公克的蛋白質，約有200公克是由不斷循環的胺基酸所合成。顯現出蛋白質的利用是一種不斷循環的現象，需要藉由飲食獲得蛋白質的量其實並不如我們想像中的多。而人體內的合成作用會持續不斷地進行，其實必須仰賴足夠的能量才能達成。因此若人體處在營養不良、疾病或重大生理壓力等狀態下，身體本身蓄積的能量不足，能供給合成反應所需的能量便會降低，使得體內的合成反應效能緩慢，無法正常運作體內的合成作用。

此外，體內也會利用分解反應獲得合成反應的原料。分解反應的進行是指促進體組織不斷分解，產生游離胺基酸供給利用，或是利用分解出來的胺基酸進行荷爾蒙或其他非含氮化合物的合成。一般而言，身體的合成與分解反應會同時不間斷地進行，若能有充足的營養和適量的蛋白質，則能減緩肌肉組織的崩解，促進體內合成反應的進行。

## ●蛋白質也能做為能量

進行合成反應的同時胺基酸的胺基與碳骨架會分離，胺基會進行轉胺作用，而碳骨架則會進行葡萄糖再生、酮體的合成或是氧化產能，來增加能量的產生，使人體攝入的蛋白質也可藉此做為能量的補給。然而一般而言，身體不會直接將蛋白質儲存，而是將分解後的胺基酸進行體組織合成，構成肌肉組織或其它臟器，過量的蛋白質則趨向轉換成脂肪儲存在脂肪細胞中。肌肉組織中以支鏈胺基酸（branched-chain amino acids，BCAA）為主要構成的胺基酸種類。當身體無法從外界獲取需要的能量時，才會將肌肉組織部分分解成胺基酸，進行能量生成供應體內之需。然而這種破壞體組織的產能方式並不理想，長期處在營養缺乏而不斷的促進體組織崩解，便容易使得身體的保護機制與免疫系統受到損害。

胺基酸代謝後會產生含氮物質─氨，對人體而言是一種有毒物質，人體會藉由肝臟一連串的代謝途徑，透過轉胺作用將胺基酸上的胺基轉移給其他代謝物，使含氮廢物轉變成尿素，再經由腎臟從尿液中排除，此過程稱為尿素循環。僅有少部分的含氮物質會從皮膚、黏膜、頭髮或指甲中排出體外。因此可知轉胺作用不僅是體內生成非必需胺基酸及其他中間代謝物的重要反應，也扮演著排泄含氮物質的重要角色。

## Info 支鏈胺基酸的添加

支鏈胺基酸（branched-chain amino acids，BCAA）是構成肌肉組織的基礎胺基酸群，約占人體肌肉蛋白質的14～18%，包含白胺酸、異白胺酸與纈胺酸，均為必需胺基酸，必須從外界攝取獲得。支鏈胺基酸會促進肌肉蛋白質的合成作用，亦是運動時部分的能量來源。市售運動補給品常添加支鏈胺基酸，訴求能讓運動員在運動前後補充以增加肌肉組織，另外營養補給品也會添加支鏈胺基酸，訴求能讓病人減緩肌肉蛋白質流失，同時增強免疫能力。

## 蛋白質的合成代謝路徑

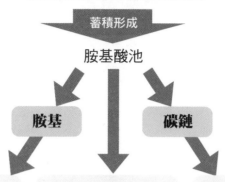

經由消化吸收後的蛋白質

蓄積形成

胺基酸池

**胺基**

**碳鏈**

1. 其他非必須胺基酸的合成。
2. 功能性蛋白質與其他含氮物質的合成。
3. 代謝形成尿素經尿液排出體外。

1. 提供修補體組織蛋白的原料。
2. 荷爾蒙及其它含氮化合物的合成。

1. 轉化形成葡萄糖以維持血糖恆定。
2. 參與TCA循環進行產能。

醣類
脂質
蛋白質

### 人體的需求

## 要用蛋白質強健肌肉，不要成為脂肪

### ●蛋白質的攝取原則

　　我們可以從肉類、魚類、奶類、蛋和豆類中攝取到豐富且高品質的蛋白質，或從穀類、澱粉類食品獲得部分蛋白質。在需求標準方面，目前是根據人體維持氮平衡的需要量，以及國人經常攝取的蛋白質消化吸收率來訂定。一般成年人每公斤體重每天應攝取0.9公克的蛋白質，約占總建議攝取熱量的12～15%。舉例來說，活動度適中的成年男性每天大約建議攝取2000大卡的熱量，因此，由蛋白質提供的熱量約為240～300大卡（2000大卡×12～15%），約等於60～75公克的蛋白質。

### 蛋白質需求的計算方式

健康成年人所需要蛋白質量（公克）= 體重（公斤）× 0.9（公克/公斤）
每日所需要蛋白質量(公克) = 每天建議攝取熱量 × 12～15% / 4

蛋白質除了供給人體熱量外，也是建構體組織與體內其他物質的重要成分，隨著生理機能的變化在發育成長期間、懷孕哺乳期與老年人的建議攝取量也會有所調整。攝取蛋白質超過此建議攝取量時，雖然不會有立即性的危害，但猶如先前所提及，過多的蛋白質最終還是會轉換成脂肪堆積，對身體並無益處，並不會使肌肉組織持續地擴張，那些運動選手藉補充高蛋白質來增加肌肉組織生長，其實是必須透過不斷運動的刺激，才會使身體的肌肉組織增加。況且蛋白質的代謝主要是經由肝臟與腎臟，過量的蛋白質攝取會造成肝臟與腎臟的代謝負擔，因此不建議長期過量攝取。

蛋白質的品質可由胺基酸的組成分區分成完全蛋白質、部分完全蛋白質與不完全蛋白質。完全蛋白質及高品質的蛋白質（high biological value protein），能提供完整且含量足夠的必需胺基酸，滿足維持健康與促進生長的需求，通常動物蛋白質屬於此類，例如雞蛋、牛奶、魚類和各種肉類等，而黃豆是少見具有完整胺基酸組成的植物性蛋白質。部分完全蛋白質指的是含必需胺基酸的種類齊全，但是含量不足，長期食用可維持生命但是無法有效的促進生長發育和健康維持，大多屬於植物性蛋白，例如穀類食物中的蛋白質。不完全蛋白質指的是缺乏完整的必需胺基酸，不能促進生長與維持健康，攝食後身體的吸收率不高，且無法有效的進行合成作用，大多動物外皮屬於此類，例如魚翅和雞皮。而某種食物中所缺乏的必需胺基酸稱為其「限制胺基酸（limited amino acid）」，例如穀類的限制胺基酸為離胺酸與羥丁胺酸，玉米是離胺酸和色胺酸，豆類則是甲硫胺酸與色胺酸。為能獲得種類與含量均足夠的必需胺基酸，我們可藉由「食物互補法」，利用兩種或以上的食物一同攝取，來互相補足缺乏的必需胺基酸種類與含量。例如米飯中離胺酸含量較缺乏，豆類缺乏甲硫胺酸與色胺酸，若在食用時一同攝取則可互補其缺，提升蛋白質在身體的生物利用率。或是在食用穀類時與肉類一同進食，則可增加穀類中部分完全蛋白質的吸收利用率。

## Info 以生物價評估蛋白質品質

科學上評估蛋白質品質的方式相當多種，最常見的是生物價（biological value）的評估。此方法是利用動物實驗進行，測量吸收入體內的氮原子有多少能留在體內維持正常生理及生長發育之用，生物價愈高表示該蛋白質能提供較好的生物利用率。科學家將雞蛋的生物價訂定為標準，其他食物則參照與雞蛋蛋白質相比，例如玉米含有較多限制胺基酸，因此玉米中的蛋白質生物利用率僅約為雞蛋的六成。大多數肉類都是高生物價的蛋白質，一般而言我們以攝取高生物價的蛋白質最好，所需要的攝取量不需要太多即可滿足身體的需求。

# 不同生命時期對蛋白質的需求

| 嬰兒時期 | 1.主要由母乳獲取所需要的蛋白質，另外母乳中含有特殊的蛋白質，例如免疫球蛋白能抵抗抗原對腸黏膜的作用、溶菌素與乳鐵蛋白可殺死外來細菌的侵略、運鐵蛋白能幫助鐵質吸收等。<br>2.在六個月左右開始在給予副食品時，可嘗試提供軟質的蛋白質食物例如豆腐、魚肉泥、肉泥、魚鬆或肉鬆，並隨著年齡增加而增加其中添加量。一歲以前的嬰兒，主要還是以母乳或牛乳為主要食物的來源，蛋白質食物的給予需酌量並循序漸進。 |
|---|---|

1-12歲 幼兒/學童 時期

1.注意營養均衡，並且避免偏食的習慣產生，建議挑選高品質的蛋白質來源，以協助人體正常的生長和發育。

2.十歲以後至青春期結束時，因應男女生長情形不同而有不同的蛋白質建議量：

| 年齡 | 男性 | 女性 |
|---|---|---|
| 1-3歲 | 20公克/每天 （1.5公克/公斤體重） | |
| 4-6歲 | 30公克/每天 （1.5公克/公斤體重） | |
| 7-9歲 | 40公克/每天 （1.5公克/公斤體重） | |
| 10-12歲 | 55公克/每天（1.5公克/公斤體重） | 50公克/每天（1.3公克/公斤體重） |

12-18歲 青少年 時期

注意營養均衡，挑選高品質的蛋白質來源，避免飲食偏差的產生。

| 年齡 | 男性 | 女性 |
|---|---|---|
| 13-15歲 | 70公克/每天（1.3公克/公斤體重） | 60公克/每天（1.2公克/公斤體重） |
| 16-18歲 | 75公克/每天（1.2公克/公斤體重） | 55公克/每天（1.1公克/公斤體重） |

| 18-65歲 成年時期 | 成年人建議攝取量為每公斤體重0.9公克的蛋白質，參照我國營養調查發現國人攝取蛋白質的量在各年齡層均有過高的情形，因此大多國人不須擔心蛋白質攝取不足的問題，只需要留意蛋白質的品質並且降低總攝取量。 |
|---|---|

醣類

脂質

蛋白質

| 懷孕及哺乳期 | 1. 懷孕期婦女除了需要攝取蛋白質供應自己身體所需之外，也需要透過胎盤傳遞給子宮內正在發育的胎兒，提供其生長發育所需，因此懷孕期間需要每天增加10公克高品質的蛋白質。<br>2. 母乳中的成分會因母親的飲食而有所差異，在哺乳期間母親需要額外增加15公克的蛋白質做為母乳合成的原料，以供給嬰兒豐沛的營養。 |
|---|---|
| 65歲以上老年時期 | 1. 老年人的蛋白質建議攝取量提升為每公斤體重1公克，由於牙齒功能退化及胃口不佳，建議提供軟質的蛋豆魚肉類，或是飲用豆漿做為蛋白質的來源。<br>2. 由於蛋白質參與體內免疫系統的維持，因此蛋白質對年長者而言是相當重要的營養素，千萬不可因為牙齒功能退化或沒胃口而減少蛋白質的攝取。 |

（參照第七版國人膳食營養素參考攝取量）

## ● 相關疾病的攝取調整

在不同疾病狀態下對於蛋白質攝取的原則是不相同的，一般而言在手術前後、創傷、燒燙傷或患有癌症時，因為身體處在發炎狀態下，體組織會增加分解作用以提供細胞激素合成與身體能量供應的需求，因此為了降低組織耗損，需要額外的補充蛋白質。正常成年人每天蛋白質需求約為每公斤0.9公克，但是若處在上述高生理壓力下則應該提升至每公斤約1.5～2公克的蛋白質。特別需要注意蛋白質的品質應該以高生物價蛋白質，例如蛋、肉類或魚類等動物性蛋白質，或是植物性的大豆蛋白質來提供，以提升身體對飲食蛋白質的吸收利用率。

若是患有腎臟疾病的患者，則需要特別留意蛋白質的攝取量。由於腎臟的作用在於將身體利用完蛋白質的含氮物質排出，若是患有腎臟功能衰竭的人攝取過多的蛋白質時，會使得腎臟的工作負荷量增加，容易加速腎臟功能的壞損，造成疾病惡化的影響。當初期發現腎臟功能異常時，應該將蛋白質攝取量減少至每公斤體重0.8公克，並盡量以高生物價蛋白質為蛋白質攝取來源，早期控制蛋白質與磷的攝取可延緩腎臟衰竭的速度。且有研究發現以黃豆蛋白取代部分動物性蛋白質有助腎臟病人延緩腎臟衰竭，其功能可能來自於黃豆蛋白裡具有降低腎臟血壓的特殊胜肽，因此腎臟病人可依循此法調整飲食，但仍切記總蛋白質的攝取量不宜過高。若是腎臟病患者已經進入洗腎階段，則因為透析過程中蛋白質會跟著流失，因此應該增加蛋白質的攝取量為每天每公斤體重1～1.2公克的蛋白質，而高品質蛋白質的選擇為共同的原則。

痛風的病因在於尿酸過高，而身體內有80%以上的尿酸是源自於體內自行合成，過多的蛋白質會增加體內尿酸合成量，造成急性痛風的發作。因此此類患者不宜過量攝取蛋白質，以健康成年人建議量為基準，並且減少攝取乾豆類、魚和內臟等普林含量較高的食物，建議可攝取奶類和蛋類取代普林含量較高的肉類。並且有研究指出食用豆腐有助於尿酸的排出，避免堆積於關節造成急性期的疼痛，尤其以加工過的嫩豆腐、百頁豆腐或芙蓉豆腐所含的普林量越低，建議可部分取代動物性蛋白質。

另外，心血管疾病患者則對於蛋白質的攝取量如同一般建議量即可，但仍需注意攝取應以低脂肪和低膽固醇含量的食物來源為首選。通常富含蛋白質的食物如肉類、內臟類和奶蛋類均為脂肪含量較高的食物種類，為了不增加血脂肪、血膽固醇與血壓，在食物挑選上應挑選低脂肪含量的肉類做為蛋白質攝取的食物種類，例如去皮的雞肉、低脂的豬腿肉、低脂牛奶或魚肉。

## 蛋白質攝取建議

| 品項 | 含蛋白質成分<br>（公克/100公克） | 熱量<br>（Kcal/100公克） | 備註 |
|---|---|---|---|
| **五穀類**<br>五穀類食物的蛋白質含量每100公克約10公克左右，大部份穀物的蛋白質成分為部分完全蛋白質，若要攝取完整的胺基酸種類則建議與豆類或肉類一同食用。 | | | |
| 白飯 | 3.1 | 183 | |
| 玉米 | 3.1 | 174 | |
| 即食燕麥片 | 9.8 | 405 | |
| 薏仁 | 13.9 | 373 | |
| 麵粉 | 8～13 | 360 | 蛋白質的含量與麵粉筋度有關，低筋麵粉蛋白質含量較低，反之高筋麵粉蛋白質含量較高。 |

備註：以下食物中的醣類、膳食纖維含量與熱量僅供參考，各種食物的脂肪與熱量實際上會隨著農畜產個體與加工方式而有所差異。

| 品項 | 含蛋白質成分（公克/100公克） | 熱量（Kcal/100公克） | 備註 |
|---|---|---|---|
| 蛋魚肉類<br>為主要提供完整蛋白質的食物種類，也是我們最常獲得蛋白質的食物來源。蛋、魚和肉類都屬於高生物價的蛋白質食物來源，一般人應該多以此種類的食物為獲取高品質蛋白質的來源。 | | | |
| 雞蛋 | 12.1 | 142 | 雞蛋提供高生物價的蛋白質，若有血脂肪異常者可僅食用蛋白部分即可獲得豐富蛋白質補充。 |
| 雞胸肉 | 22.4 | 104 | |
| 雞腿肉 | 18.5 | 143 | |
| 雞胗 | 18.2 | 107 | |
| 豬腿肉 | 20 | 124 | |
| 梅花豬 | 15.2 | 341 | |
| 豬肝 | 31.2 | 250 | |
| 豬肚 | 13.5 | 155 | |
| 牛腩 | 14.8 | 331 | |
| 牛腱 | 20.4 | 123 | |
| 鵝肉 | 15.6 | 187 | |
| 鴨肉 | 20.9 | 111 | |
| 虱目魚 | 21.8 | 200 | |
| 鮭魚 | 19.8 | 230 | |
| 吳郭魚 | 20.1 | 107 | |
| 小卷 | 16.4 | 74 | |
| 花枝 | 10.9 | 51 | |
| 草蝦 | 22 | 98 | |

| 品項 | 含蛋白質成分<br>（公克/100公克） | 熱量<br>（Kcal/100公克） | 備註 |
|---|---|---|---|
| **豆類**<br>黃豆及其製品是屬於高生物價的蛋白質來源，亦是全素食者主要的蛋白質食物來源。 | | | |
| 黃豆 | 35.3 | 394 | 黃豆中含有胰蛋白酶的抑制因子，必須經過高溫加熱後才能使此抑制因子失去活性，不會影響其中蛋白質的消化作用。因此黃豆不建議生食，應該妥善加熱烹煮後再食用才不會降低其營養成分。 |
| 綠豆 | 23.4 | 342 | |
| 黑豆 | 34.6 | 371 | |
| 豌豆 | 12.1 | 167 | |
| 傳統豆腐 | 8.5 | 88 | |
| 豆漿 | 2.7 | 64 | |
| 素火腿 | 13.2 | 231 | |
| 素肉鬆 | 32.9 | 453 | |

| 品項 | 含蛋白質成分<br>（公克/100公克） | 熱量<br>（Kcal/100公克） | 備註 |
|---|---|---|---|
| **奶類**<br>奶類的蛋白質也是屬於高生物價的蛋白質，每100毫升鮮乳約含有3公克的蛋白質。 | | | |
| 鮮奶 | 3 | 50～65 | 鮮奶與奶粉的熱量依乳脂肪含量而定。 |
| 奶粉 | 25～27 | 400～450 | |
| 乳酪 | 18 .1 | 298 | |
| 優酪乳 | 2 .8 | 74 | |
| 發酵乳 | 1 | 64 | |

醣類

脂質

蛋白質

# 肌膚彈性、關節活動力的來源—膠原蛋白

　　膠原蛋白是人體內用以建造皮膚、軟骨和筋膜，維持肌膚彈性、關節活動力等機能的蛋白質成分。膠原蛋白同樣是由許多胺基酸鍵結組成的胜肽分子，再串連形成的大分子蛋白質。若平時人體可以透過飲食充足攝取多種胺基酸，則無須再額外攝取膠原蛋白成分。但隨年齡增長或營養缺乏膠原蛋白容易流失，體內合成速度不及流失速度時，即可特別攝取含膠原蛋白豐富的天然食物或保健食品來補充。

　　膠原蛋白大多存在於動物體的皮膚、軟骨或筋膜，因此若想要藉由食物獲得豐富的膠原蛋白，可挑選豬皮、軟骨、魚皮或帶筋的肉塊等食物。一般市售的膠原蛋白商品大多是從上述等原料利用酵素水解將大分子分解成較小分子的蛋白質，經由精製後而成為膠原蛋白的原料。膠原蛋白的吸收方式與一般蛋白質相同，根據胺基酸池的概念，我們飲食獲取的蛋白質會先分解成胺基酸並且蓄積，再依照需求進行體內合成反應。從飲食中攝取的膠原蛋白並不會直接轉移到皮膚真皮層儲存。

　　由於皮膚真皮層中含有70%左右的膠原蛋白，能使皮膚保持水嫩豐潤；加上腿部的關節間軟骨是由膠原蛋白所組成，許多科學文獻也證實食用膠原蛋白對於軟骨的修復與預防退化性關節炎是有幫助的。因此目前的膠原蛋白商品多著重於美容保健及關節保健兩大訴求。消費者如果想要藉由攝取這類產品達到訴求功效，在挑選上有幾點建議供做參考：首先注意每一份量產品所添加膠原蛋白的含量多寡，再來注意產品標示上是否有註明膠原蛋白的分子大小，通常分子較小的吸收利用率會較佳。

## ● 胜肽產品—強化蛋白質吸收力

　　胜肽則因為是組成蛋白質的較小單位而成為熱門商品，商業上將蛋白質進行水解後可製成分子量較小的胜肽，藉以提升產品的吸

收利用率與穩定性。許多產品訴求添加胜肽，例如牛奶胜肽或大豆胜肽，這些胜肽類的食品相較於大分子的蛋白質有較佳的消化吸收率。因此對於腸胃道功能不佳的小孩、老人或病人而言，以胜肽的形式進行蛋白質補充會是比較有效率的營養補給方式。許多業者會將膠原蛋白進一步水解成膠原胜肽，目的一樣是提升吸收利用率，亦是民眾在挑選保健食品時可參考依據。

# 維生素

食物中除了耳熟能詳的三大營養素之外，容易被忽略的維生素其實是維持生命繼續運作的一大功臣。維生素為幫助人體維持正常代謝以及組織修護的主要幫手，也可以調節組織正常運作，尤其在懷孕或哺乳等特殊情況下，維生素能促使母體達成胎兒、嬰幼兒生長與發育的需求。維生素廣泛存在於天然食物當中，包括動物性食物以及植物性食物，各類不同的食物中也蘊藏著各種不同的維生素，因此每天每個人除了要注意熱量的攝取外，更應重視均衡的飲食，以獲取豐富且多樣的維生素，幫助身體更健康，進而能預防疾病的發生。

## 本篇教你

1. 維生素對人體的重要性。
2. 維生素的消化吸收。
3. 維生素的代謝路徑。
4. 維生素的建議攝取量。
5. 維生素的食物來源。

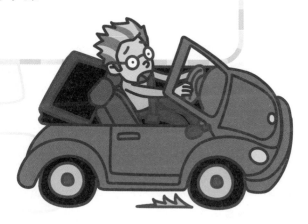

# 認識維生素

維生素又稱維他命（Vitamin），是維持生命的必要元素，主要功能在於幫助生理機能維持正常運作，因此當維生素有所短缺時身體會出現一些警訊，產生特定而明顯的徵兆，藉此推斷是否因飲食攝取不均衡、攝取不當或是外在因素造成維生素缺乏的狀況，充足的維生素不論在生理或是心理皆可以幫助維持健康狀態。

## ● 什麼是維生素？

維生素是維持生命的必要元素，分子結構都屬於有機分子，也就是含有碳、氫、氧等基本元素的分子。功能上，維生素雖然不似醣類、脂質和蛋白質能提供能量、熱量或建造組織細胞，需要量與此三大營養素相比也不高，但卻是輔助醣類、脂質及蛋白質代謝的重要成分，在代謝過程中扮演著輔助酵素或類似荷爾蒙等重要角色。當維生素攝取不足導致體內缺乏時，往往就會有明顯的缺乏症狀產生，但只要一經補足，症狀便可改善、痊癒。即使人體無法自行合成大多數的維生素，少數可由人體合成的合成量亦不足以供應所需，但仍可藉由攝取動物性或植物性食物補充。

依據特性主要可將維生素分為兩大類，一為水溶性維生素，也就是須藉由與水分結合吸收而代謝的維生素，包括有維生素B1、B2、B6、B12、菸鹼素、葉酸、泛酸、生物素以及維生素C等。另一為脂溶性維生素，也就是必須藉由脂肪協助吸收而代謝的維生素，包括維生素A、D、E、K等。

水溶性維生素易溶於水中，人體攝取後能很快地由腸道吸收進入微血管，經肝門靜脈運送至需要的組織器官，最後過量與代謝後的產物則可經由尿液排出。因此停留在體內的時間較短，也較少有過量產生中毒的情形，但也因此流失較快，必須持續從食物中補充，相較於脂溶性維生素，水溶性維生素容易受外界環境例如加熱、光照等影響而變質。

另外，脂溶性維生素則不易溶於水中，人體攝取後必須與脂肪結合，才能透過小腸中的乳糜管吸收進入淋巴系統，再進入血液運送至需要的組織器官，最後過量的部分會與膽汁結合，乳化為更小的分子，再由糞便排出。雖然脂溶性維生素相較於水溶性維生素穩定，可使用的時間較長，但卻也較不易排出，容易累積在體內。也因脂溶性維生素缺乏和過量時的症狀出現較慢，通常需要持續缺乏一段時間之後才會出現，攝取時更必須注意其攝取量，過量也恐怕有中毒之虞。

## ● 維生素的攝取概念

　　維生素容易從食物中取得也容易受到外在環境影響而破壞失去功效，因此若能更了解維生素的特性，適當調理，完善保存，便能從食物中吸收較為完整的營養，而幫助人體有效利用。例如新鮮食物經加工、烹調和貯存過程中，若受到加熱、光照、酸鹼性變化的影響，與氧氣、水分子、金屬離子等反應，便會破壞維生素的結構而失去功能。因此攝取自然新鮮的食物是最好的維生素來源，應盡量避免加工過後的精緻食物。若已削皮、切片或切段的食材，未立即食用時也應盡量置入冰箱，並用保鮮盒密封，減緩食物中維生素的流失。

　　隨年齡增長人體對維生素的需求也會增加，這是因為負責消化吸收的腸胃道逐漸老化，蠕動較慢，加上體內代謝力減弱，攝入的營養往往吸收少，流失多，因此更需要維生素來減緩老化，維持健康；懷孕、哺乳中等特殊狀態，為提供胎兒、嬰幼兒發育成長所需等，也必須提高維生素的攝取。

脂溶性
維生素

維生素A

維生素D

維生素E

維生素K

---

## 維生素的分類

### 維生素
維生素又稱維他命，意即維持生命所需的元素

### 水溶性維生素
可溶於水的維生素，能與水結合在體內循環代謝，也可透過水分排出體外，不易產生毒性。

包括：維生素B1、B2、B6、B12、菸鹼素、葉酸、泛酸、生物素、維生素C

### 脂溶性維生素
不溶於水，可與脂肪或膽固醇結合的維生素，儲存在油脂類食物，可透過與脂肪結合而吸收代謝，容易儲存在體內，過量恐有毒性產生，少數可藉由糞便排出。

包括：維生素A、維生素D、維生素E、維生素K

# 夜間視覺的來源
# 維生素A

維生素A是最早被發現的脂溶性維生素，因此以英文A命名，是眼睛底部的
視網膜產生視覺的必需物質，並能協助製造健康的黏膜組織、更新皮膚及維
護牙齒和骨骼的健全。

## ● 維生素A對人體的重要性

維生素A須經由外界攝取而來，包括從動物肝臟、油脂等動物性食物裡
攝取到的「視網質（retinoids）」（包括視網醇、視網醛、視網酸），和從紅
蘿蔔、番茄等植物性食物裡攝取到的「類胡蘿蔔素（carotenoids）」等，這兩
類物質在經過體內消化分解後均能形成相同物質—維生素A，進一步在體內
運作利用。

維生素A最主要的功能是提供眼睛養分、維持良好的視覺。在眼睛視網
膜主要的兩個機制：由桿狀細胞產生明暗、及由錐狀細胞產生色彩中，維生
素A主要作用在調整明暗。當光線微弱時，眼睛視網膜上的介質會刺激維生
素A，增加視網膜上感光體桿狀細胞色素的作用數量，因此在黑暗中也能清
楚辨識物體或形狀，讓眼睛在微弱的光線中也能產生視覺。因此若缺乏維生
素A便易導致夜盲症，無法在暗處看清楚物體，更嚴重則會惡化為乾眼症，
致使眼睛結膜乾燥且有角質化的現象，淚水分泌減少，甚至在角質化的角膜
上產生灰色的斑點，影響視覺呈現。

除了視覺上的功能外，維生素A也會影響基因的調控。基因最重要的就
是掌管蛋白質的製造，再透過蛋白質影響體內運作機制，並反映在外觀的表
現上，如不同的長相，不同的皮膚顏色。維生素A在調控基因密碼的角色上
包括有細胞表面醣蛋白的合成、黏膜組織與皮膚的更新、生殖細胞表面構造
異常、免疫功能的提升等，因此若缺乏維生素A將導致基因的錯誤調控，可
能造成皮膚病變、生殖功能異常、免疫力受損等症狀。維生素A也在維護牙
齒鈣質跟骨骼的健全扮演了重要角色，人體骨骼的生長發育，除了不能缺少
鈣質與維生素D外，維生素A也能輔助鈣質的累積，使牙齒與骨骼堅硬鞏固不
軟化，因此孩童若攝取不足將會影響成長，而成人則造成骨質的流失。

維生素A在血液中的正常值為$0.25 \sim 0.90 \mu g/ml$，若小於$0.1 \mu g/ml$ 即表示
肝臟的儲存量不足而易導致缺乏症狀。但若過量攝取大於$1 \mu g/ml$則會造成維生
素A中毒，此可能是短期攝取高劑量或是代謝異常造成急性中毒，症狀包
括噁心、嘔吐、頭痛、腦脊髓液壓力增大、暈眩、視力模糊等情形。

脂溶性
維生素

維生素
A

維生素
D

維生素
E

維生素
K

| 主要功能 | • 調控視網膜的感光細胞色素，產生視覺。<br>• 參與基因調控蛋白質的功能。<br>• 促進鈣質的累積與鞏固。 |
|---|---|

| 過多 | • 短期高劑量或是代謝異常均會造成急性中毒，包括噁心、嘔吐、頭痛、暈眩甚至視力模糊。 |
|---|---|

| 不足 | • 主要會有視覺上的症狀，例如夜盲症、乾眼症、角膜軟化症。<br>• 非視覺上的其他症狀，例如皮膚的病變或是皮膚乾燥症、牙齒鬆動或骨質疏鬆。 |
|---|---|

### 消化吸收與代謝

## 脂質是體內運送維生素A的重要工具

當攝取紅蘿蔔或豬肝等含有維生素A的食物時，其中所含的維生素A成分─視網質和類胡蘿蔔素通常都與蛋白質結合在一起，必須經由胃中的胃蛋白酵素或其他蛋白酵素將結合的蛋白質拆開，使視網質和類胡蘿蔔素釋放出來，形成游離的視網醇、$\beta$-胡蘿蔔素和類胡蘿蔔素，然後再與食物的脂肪成分結合形成脂微粒進入腸道細胞。

腸道細胞中被脂肪包覆進入細胞後的$\beta$-胡蘿蔔素，一部分會代謝成為視網酸運送進入肝臟，有些被儲存於肝臟細胞中，有些則是儲存在體脂肪細胞，當血液中視網醇濃度下降時便可將視網醇釋放到血液中應急。另一部分的$\beta$-胡蘿蔔素則會和類胡蘿蔔素及視網醇一起進入含有三酸甘油酯跟膽固醇的油滴裡形成乳糜微粒，經由淋巴系統轉運到血液中，由血液運送到需要的組織或器官，例如眼睛，提供做為產生視覺的重要物質。最後，衰壞、或是多餘、無作用的視網醇便會藉由腎臟代謝，由尿液或是糞便排出體外。

## 維生素A在人體內的流轉

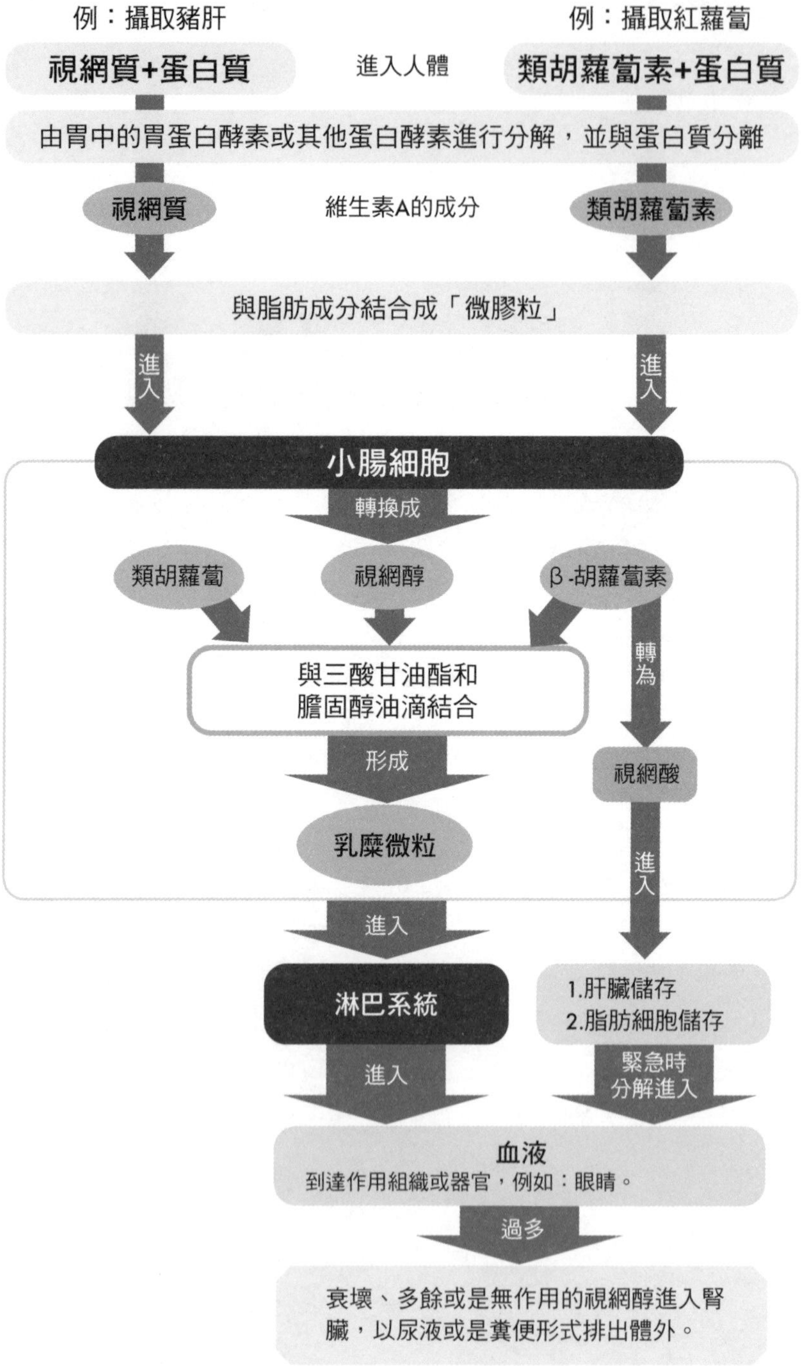

例：攝取豬肝　　　　進入人體　　　　例：攝取紅蘿蔔

**視網質+蛋白質**　　　　　　　　　**類胡蘿蔔素+蛋白質**

由胃中的胃蛋白酵素或其他蛋白酵素進行分解，並與蛋白質分離

視網質　　　維生素A的成分　　　類胡蘿蔔素

與脂肪成分結合成「微膠粒」

進入 → **小腸細胞** ← 進入

轉換成

類胡蘿蔔　　　視網醇　　　β-胡蘿蔔素

與三酸甘油酯和
膽固醇油滴結合

轉為

形成

視網酸

**乳糜微粒**

進入

進入 → **淋巴系統**

1.肝臟儲存
2.脂肪細胞儲存

緊急時
分解進入

進入

**血液**
到達作用組織或器官，例如：眼睛。

過多

衰壞、多餘或是無作用的視網醇進入腎臟，以尿液或是糞便形式排出體外。

**人體的需求**

# 色彩鮮豔的蔬菜中含有較高的維生素A

食物中維生素A含量的計算以R.E.（視網醇當量，Retinol Equivalent）為單位，一R.E.相當於一微克（$\mu$g）的視網質、或六微克的$\beta$胡蘿蔔素。因維生素A為脂溶性維生素，在取用植物性來源時，搭配含有少量脂肪的食物同時攝入，可以增加吸收效果，即使為素食者亦可搭配堅果或植物油，達到同樣的效用。此外，透過烹煮的加熱效果能減弱蛋白質與視網質和類胡蘿蔔素的結合作用，使視網質和類胡蘿蔔素在消化過程中較容易釋出供人體吸收，提高維生素A在人體的利用率。當身體在特殊的時期，例如青春期或媽媽的哺乳期，除了提供身體合成的需求，當攝取的熱量或蛋白質比例愈高時，做為輔助代謝的維生素A也相對需要提高攝取量，像是16～18歲屬於快速成長階段，男生每日熱量約2650大卡，維生素A的攝取量應提高為700 R.E.，而女生每日熱量約2000大卡，維生素A的攝取量維持在500 R.E.。懷孕的婦女為供給快速生長的胎兒發育器官所需，除了平常的攝取量為500 R.E.之外，尚需要再額外增加攝取100 R.E.的維生素A，哺乳期也為供給體內製造乳汁及因熱量消耗增加，而需額外增加補充400R.E.的維生素A。

## ● 攝取來源

維生素A可從絕大部分的天然食物中取得，只是含量多寡不一。植物類中尤其是深色或是色彩鮮豔的食物，含有維生素A的比例較高；動物性來源中，則是肝臟、蛋黃與動物性油脂等的維生素A含量較高。

維生素A在穀類和澱粉類的主食來源中，養生麥粉每100公克含有2997.2微克、甘藷每100公克也含有1520微克的維生素A，是穀類和澱粉類中單位含量較高的。蔬菜類中經常食用的胡蘿蔔每100公克含有9980微克維生素A，為植物性來源最高者；綠色葉菜類的代表為川七，每100公克也含有3340.8微克維生素A。肉類食物中，豬肝每100公克含有11496微克維生素A，是食物中維生素A含量最高者，但此類食品含較高膽固醇，有心血管疾病或是肥胖患者在使用上要特別注意，建議使用植物性來源替代較為安全。

# 100克食物中維生素A的含量

| 類別 | 食物名稱 | 含量<br>（μg R.E） | 類別 | 食物名稱 | 含量<br>（μg R.E） |
|---|---|---|---|---|---|
| 穀類 | 麥片 | 839 | | 梅乾菜 | 488.3 |
| | 穀類早餐食品 | 642.7 | | 韭菜 | 387.5 |
| 根莖類 | 甘薯 | 1520 | | 龍鬚菜 | 384.2 |
| | 胡蘿蔔 | 9980 | | 空心菜 | 378.3 |
| | 荷蘭豆菜心 | 3470.8 | | 黃秋葵 | 375 |
| | 川七 | 3340.8 | | 油菜 | 370 |
| | 薄荷 | 2266.7 | | 辣椒 | 370 |
| | 紅鳳菜 | 1919.2 | | 綠蘆筍 | 318.3 |
| | 紅莧菜 | 1690 | | 青蒜 | 300 |
| | 油菜花 | 1420.3 | 豆類 | 黑豆 | 341.4 |
| | 甘薯葉 | 1269.2 | | 聖女蕃茄 | 716.7 |
| | 九層塔 | 1264.2 | 水果類 | 新疆哈蜜瓜 | 566.7 |
| | 香椿 | 1222.5 | | 青龍蘋果 | 356.7 |
| | 芫荽 | 1033.3 | | 愛文芒果 | 355 |
| 蔬菜類 | 南瓜 | 874.2 | | 豬肝 | 11496 |
| | 黑甜菜 | 792.5 | 肉類 | 膽肝 | 6453 |
| | 芥藍 | 717.5 | | 雞肝 | 6126 |
| | 皇冠菜 | 703.3 | | 豬肝連 | 420.2 |
| | 豆瓣菜 | 688.3 | 海鮮類 | 異鱗蛇鯖<br>（俗稱油魚） | 2507.3 |
| | 山芹菜 | 663.7 | | 塘虱魚（土殺） | 322 |
| | 萵苣葉 | 647.5 | | 烏魚子 | 270 |
| | 菠菜 | 638.3 | | 鹹鴨蛋黃 | 631.3 |
| | 白鳳菜 | 573.3 | 蛋類 | 鴨蛋黃 | 616 |
| | 茼蒿 | 503.3 | | 雞蛋黃 | 536 |
| | 韭菜花 | 500 | | 鵝蛋 | 428.7 |
| | 金針菜 | 495 | | | |

| 類別 | 食物名稱 | 含量（μg R.E） | 類別 | 食物名稱 | 含量（μg R.E） |
|---|---|---|---|---|---|
| 乳品類 | 鵪鶉蛋 | 423 | 油脂類 | 低脂奶粉 | 777 |
| | 土雞蛋 | 315.9 | | 全脂即溶奶粉 | 658.5 |
| | 雞蛋 | 204 | | 羊奶粉 | 556 |
| | 脫脂高鈣奶粉 | 1437 | | 乳酪 | 201 |
| | 奶粉（脫脂即溶） | 1363 | | 強化ADEF沙拉油 | 1034 |
| | 全脂奶粉 | 988 | | 動物性奶油 | 524 |
| | 高鐵鈣脫脂奶粉 | 888.5 | | 雞油 | 241.5 |

參考資料：行政院衛生署台灣地區食品營養成分資料庫

## 維生素A的每日建議攝取量及上限攝取量

| 年齡 | 每日建議攝取量（μg R.E） | 上限攝取量（μg R.E） | 備註 |
|---|---|---|---|
| 0-6個月 | AI=400 | 600 | |
| 7-12個月 | AI=400 | | |
| 1-3歲 | 400 | 900 | |
| 4-6歲 | 400 | | |
| 7-9歲 | 400 | | |
| 10-12歲 | 500 | 1700 | |
| 13-15歲 | 男生600 | 2800 | 青春期階段因男生女生發育生長所攝取的熱量及蛋白質不同，故有不同的攝取量。 |
| | 女生500 | | |
| 16-18歲 | 男生700 | | |
| | 女生500 | | |
| 19以上 | 男生600 | 3000 | |
| | 女生500 | | |
| 懷孕第三期 | 增加100 | | 供給快速生長的胎兒發育器官所需。 |
| 哺乳期 | 增加400 | | 供給新生兒富含營養的乳汁。 |

AI：足夠攝取量。　資料來源：行政院衛生署台灣地區營養成分資料庫

> 強健骨骼的好幫手

# 維生素D

維生素D是脂溶性維生素，又稱做陽光維生素，屬於類固醇的化學結構，主要功能是能幫助調節鈣跟磷的吸收與代謝維持骨本，防止小兒佝僂症與成人軟骨症及骨質疏鬆症。

## ● 維生素D對人體的重要性

維生素D是唯一不須經由食物攝取就可以得到的維生素，每週兩次，每次15分鐘的陽光照射即可獲得充足的維生素D，若無法曝曬陽光造成維生素D不足者，才須經由食物或是補充劑補足。維生素D最主要的功能是透過腎臟、小腸、骨骼等器官組織調節血液中鈣、磷的平衡，鈣與磷會合成磷酸鈣，為骨骼與牙齒的主要成分，也因鈣與磷的比例會影響磷酸鈣的合成量，使維生素D在骨骼的建構與維持上扮演了重要的角色。

當血鈣降低時，副甲狀腺會分泌副甲狀腺素讓維生素$D_3$產生活性，有活性的維生素$D_3$便會刺激骨鈣釋放至血液中，或是提升腎臟和小腸對鈣質的吸收，以提高血鈣濃度，維持血鈣平衡，但也造成了骨鈣的釋出。不過當血鈣過高時，則會由甲狀腺周邊的結締組織細胞分泌一種荷爾蒙稱抑鈣素，來促進鈣跟磷在骨骼中沉積，血液中的高鈣就會形成一種訊號進而調節副甲狀腺，降低分泌副甲狀腺素而減低維生素$D_3$的活性，降低鈣質的吸收，達到降低血鈣濃度，維持血鈣平衡，增加骨質合成。因此若維生素D攝取不足時，造成鈣與磷無法良好的堆積，直接影響到骨骼與牙齒的結構，會先產生骨骼疼痛，接下來也可能會有骨質流失的情況。而牙齒在外觀上則會有齒列不整齊、容易蛀牙的問題。在嬰兒及孩童時期則會造成佝僂症，使腿部和脊椎呈現彎曲，甚至骨盆和胸部都會變形。然而過度攝取維生素D也會影響軟組織，例如心臟、血管、支氣管、胃和腎小管的鈣化造成硬化的情況。

| 主要功能 | ・調節血液中鈣與磷的吸收與代謝，維持健康的骨骼與牙齒。 |
| --- | --- |
| 過多 | ・長期攝取過量可能有生命危險。<br>・中毒症狀：噁心、腹瀉、過度口渴、體重減輕；更嚴重會損傷腎臟及軟組織的鈣化。 |
| 不足 | ・缺乏會導致鈣、磷吸收不足，造成骨骼與牙齒建構不良，幼兒產生佝僂症，成人產生骨軟化症、骨質疏鬆症等 |

脂溶性
維生素

維生素A

維生素
D

維生素E

維生素K

### 消化吸收與代謝

## 日曬會啟動維生素D的合成

體內的膽固醇可經過代謝轉變成7-去氫膽固醇，遍布在血液中，當皮膚經過日曬啟動了維生素D的合成機制，便會將7-去氫膽固醇轉變成維生素D的前驅物質「膽利鈣醇」，也就是維生素$D_3$，此時若身體處在血鈣平衡的狀態，維生素$D_3$會在進入肝臟之前先儲存在脂肪或肌肉組織當中備用。當人體需要透過它作用於骨骼時，再將其運送至肝臟，經過肝臟的酵素作用產生了膽利鈣醇25-OH，此即為維生素D於體內的存在形式。

此外，透過飲食所攝入的維生素D，其消化途徑類似維生素A，維生素D進入身體後，會與脂質結合，形成乳糜微粒在小腸中被吸收，進入小腸細胞後經由淋巴系統運送至血液當中，藉由血液的運送轉到肝臟做進一步加工，同樣透過肝臟酵素的作用產生膽利鈣醇25-OH，回到血液進入腎臟。

腎臟會視身體需求，調控膽利鈣醇25-OH進入不同的代謝路徑。若人體處於低血鈣的狀況下，腎臟會將膽利鈣醇25-OH轉換形成1,25-（OH）$_2$膽利鈣醇，透過血液運送至腸道黏膜細胞，與上頭的接受器結合後，產生一個訊號，來促使腸道增加鈣離子的吸收，使血鈣上升。另一方面隨血液運送的1,25-（OH）$_2$膽利鈣醇也會刺激骨骼的造骨細胞轉變為蝕骨細胞，將其中的鈣釋出進入血液中，使血鈣回到平衡狀態。但若為高血鈣的狀況，腎臟則改將膽利鈣醇25-OH合成為24,25-（OH）$_2$膽利鈣醇，同樣作用在骨骼來幫助鈣磷累積，增加骨質生成，以及作用在小腸降低鈣質吸收，降低血中鈣質過多的情況。

### 人體的需求

## 規律日曬就能得到足夠的維生素D

### ● 攝取原則

食物中維生素D含量以IU（國際單位）為單位表示，1IU相當於是$0.025\,\mu g$純維生素D結晶，也就是$1\,\mu g$（微克）= 40 IU。維生素D主要與骨骼的發育和維持有很大的關聯，因此一歲前快速發育的階段需要較多的維生素D大約10微克，以支持骨骼的鈣化。五十歲以前多屬於較常曝曬陽光的階段，因此需要量較少，大約維持在5微克；過了五十歲之後，開始出現更年期問題，在荷爾蒙劇烈變化之下骨質的流失較為明顯，因此更需要較多的補充大約10微克，以防止骨質疏鬆症發生。

維生素D是唯一不須經由食物攝取就可以得到的維生素，只要每週兩

次，每次15分鐘的陽光照射即可獲得充足的維生素D，若無法曝曬陽光造成維生素D不足者，才須經由食物或是補充劑補足。由於維生素D為脂溶性維生素，攝取時應同時搭配含有少量脂肪的食物如帶骨魚三文魚、沙丁魚等。牛奶與雞蛋更是常見且維生素D含量高的食物，以攝取全食物的方式，保留食物原本樣貌不去除任何部分一起攝入，吸收效果增加。維生素D存在食物中也多與脂肪結合，穩定且不易變質因此保存上較不易受到環境影響。

### ● 攝取來源

維生素D僅存在少數食物中如魚類、牛奶、雞蛋等多為動物性食物，加上動物性食物也容易造成蛋白質、油脂與膽固醇的過量攝取，因此建議均衡的飲食加上規律的讓陽光曝曬仍是獲取維生素D最好的來源。

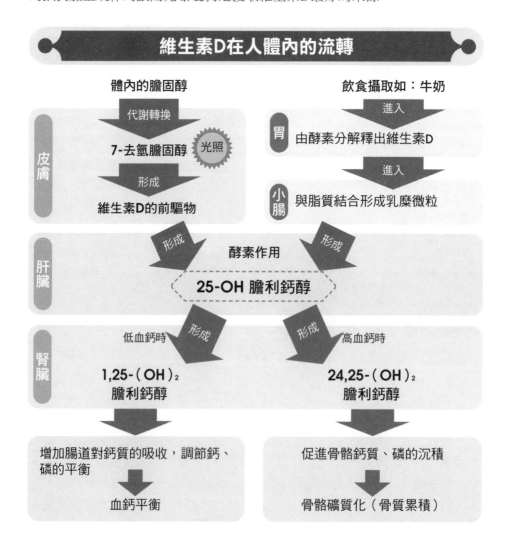

**維生素D在人體內的流轉**

體內的膽固醇 → 代謝轉換 → **7-去氫膽固醇** 光照 → 形成 → **維生素D的前驅物**（皮膚）

飲食攝取如：牛奶 → 進入 → 胃 由酵素分解釋出維生素D → 進入 → 小腸 與脂質結合形成乳糜微粒

形成 → 酵素作用 **25-OH 膽利鈣醇** ← 形成（肝臟）

低血鈣時 形成 → **1,25-(OH)₂ 膽利鈣醇**　　高血鈣時 形成 → **24,25-(OH)₂ 膽利鈣醇**（腎臟）

增加腸道對鈣質的吸收，調節鈣、磷的平衡 → 血鈣平衡

促進骨骼鈣質、磷的沉積 → 骨骼礦質化（骨質累積）

脂溶性
維生素

維生素A

維生素D

維生素E

維生素K

## 維生素D的每日建議攝取量

| 年齡 | 每日建議攝取量<br>（微克） | 上限攝取量<br>（微克） | 備註 |
|---|---|---|---|
| 0-6個月 | 10 | 25 | |
| 7-12個月 | 10 | | |
| 1-12歲 | 5 | 50 | |
| 13-18歲 | 5 | | |
| 19-50歲 | 5 | | |
| 51以上 | 10 | 50 | 隨年齡增長，骨本容易流失，更應注重維生素D的攝取，減低骨質疏鬆風險。 |
| 懷孕第一期 | 增加5 | 50 | 提供胎兒成長所需。<br>例如19～30歲間應適量攝取5微克的維生素D，此年齡間的孕婦，攝取量可再加上5微克，即5+5=10微克。 |
| 懷孕第二期 | 增加5 | | |
| 懷孕第三期 | 增加5 | | |
| 哺乳期 | 增加5 | 50 | 提供新生兒所需。<br>例如19～30歲間應適量攝取5微克的維生素D，此期間正在哺乳的女性則應多攝取5微克，即5+5=10微克。 |

資料來源：行政院衛生署公告

## 食物的維生素D含量

| 食品 | 重量 | 含量（IU） |
|---|---|---|
| 三文魚 | 4盎司 | 511.43 |
| 沙丁魚 | 3.20盎司 | 436.80 |
| 牛奶 | 1杯 | 119.56 |
| 羊奶 | 1杯 | 124.44 |
| 香菇 | 5盎司 | 28.35 |
| 雞蛋 | 1個 | 26.50 |

參考資料：美國食品和藥物管理局

# 延緩老化的抗氧化成分
# 維生素E

維生素E是一具有抗氧化活性的脂溶性維生素，具有8種形式，其中只有α-生育酚（α-tocopherol）最為人體適用，在人體的利用率是最高的，抗氧化活性也是最強的。最常見於植物油脂中，主要可以幫助人體抵抗外界或體內造成的氧化傷害，保護細胞，一旦缺乏便易導致溶血性貧血，影響健康。

## ● 維生素E對人體的重要性

人體每天都在面對氧化分子，也就是自由基的攻擊與傷害，例如髒空氣、不乾淨的食物、肉眼看不到的細菌、紫外線等，然而因為體內維生素E的抗氧化功能，阻擋了氧化的侵害，使細胞膜不受破壞。自由基是一極度不穩定的單電子分子，為了穩定電性，自由基便會去搶奪穩定分子的電子，使自己成為穩定的分子，但卻會因此造成細胞被破壞。維生素E的角色便是提供自己的電子去穩定自由基，讓自由基不去攻擊正常細胞，被奪取電子後的維生素E並不會對身體造成傷害，因此穩定了一連串可能的細胞傷害。

細胞膜是細胞的門戶，所有的營養或是水分都須穿過細胞膜才得以進入細胞內，還能將細菌或是毒素隔絕在外。當氧化分子無法被中和或消除時，細胞膜首當其衝第一個遭到破壞，失去功能。若遭受破壞的是紅血球的細胞膜，血紅素就會從細胞中跑出來，紅血球便失去攜氧的功能，形成溶血現象，過多就會造成貧血。若為血管壁上的細胞膜遭到破壞，便會導致血管發炎，造成動脈粥狀硬化的現象。

自由基除了破壞細胞之外，也會造成細胞死亡速度增加，造成老化現象，因此若是人體的抗氧化力充足，便可以延緩老化，例如臉部的皺紋、血管的彈性，抵抗細胞不正常的凋亡。人體不容易也很少見有維生素E缺乏的情形，早產兒或是體重過輕的嬰兒可能有缺乏的情形，易導致溶血性貧血。雖然維生素E的毒性很低，但過高的劑量會干擾其他脂溶性維生素的吸收。

| 主要功能 | • 對抗自由基，保護細胞膜，延緩細胞凋亡，防止老化。 |
| --- | --- |
| 過多 | • 毒性極低，不易發生，若是使用補充劑過量可能影響其他脂溶性維生素的吸收。 |
| 不足 | • 很少見，若是早產兒、體重過輕嬰兒可能會缺乏，則易發生溶血性貧血。 |

脂溶性
維生素

維生素A

維生素D

維生素E

維生素K

消化吸收與代謝

# 維生素E會附在細胞膜上對抗氧化

當攝取含豐富維生素E的植物油時，因口腔及胃無法消化分解油脂，直到進入小腸，才由小腸腸道中的消化酵素分解產生維生素E的吸收單位「$\alpha$-生育酚」，接著脂溶性的$\alpha$-生育酚會在小腸與脂肪結合形成微膠粒，以穿過小腸細胞，進入淋巴管，再切割形成更小的乳糜微粒運送至所需之處。乳糜微粒會利用擴散將$\alpha$-生育酚帶入血管中，並且當血球中的$\alpha$-生育酚濃度降低時，也同樣透過擴散將$\alpha$-生育酚運送入血球細胞中，或附著在細胞膜上，做為抗氧化分子抵抗自由基的攻擊，防止細胞氧化。

剩餘的維生素E不會直接排出體外，而是運送到肝臟，透過肝臟酵素與極低密度脂蛋白膽固醇（VLDL）結合形成低密度脂蛋白膽固醇（LDL），以低密度脂蛋白膽固醇的形式透過血管運送到身體其他部位儲存，待需要時再分解利用。

維生素E和其他脂溶性維生素一樣主要透過糞便排出體外，雖然大部分會儲存在體內，僅有少數在使用後成為廢物或凋亡不具活性的維生素E會被排出體外。

人體的需求

# 選擇好油，攝取維生素E無負擔

### ● 攝取原則

食物中的維生素E含量以$\alpha$-TE（$\alpha$-tocopherol equivalent）為單位表示。而隨著成長，人體的細胞愈來愈多，例如人體外露的皮膚，每日接受的紫外線或是空氣污染懸浮粒子皆為環境自由基的來源，接觸到氧化物質的表面積便愈來愈大，遭受氧化的機會愈來愈高，相對地能對抗氧化的維生素E需要量便應隨之增加，因此維生素E通常會隨不同年齡層而有不同的攝取量標準。

10歲前要面對的環境或是飲食較為單純且自然，因此維生素E的攝取量較成年人低約在10毫克以下，10歲以上到成年所需要的維生素E大約在12毫克上下，但可依照個人生活環境的不同需求做調整，若是應酬較多、感覺較為疲倦、抵抗力較弱時以及付出勞動力較多的成人，可適當調整攝取量，注意勿超過上限攝取量1000毫克即可。

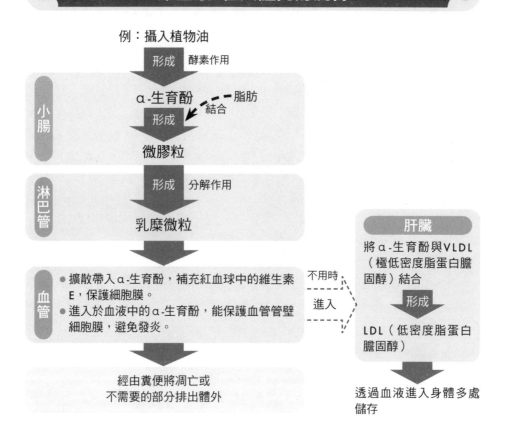

## 維生素E在人體內的流轉

例：攝入植物油

形成　酵素作用

小腸

α-生育酚 ⇠ 脂肪　結合

形成

微膠粒

淋巴管

形成　分解作用

乳糜微粒

血管

- 擴散帶入α-生育酚，補充紅血球中的維生素E，保護細胞膜。
- 進入於血液中的α-生育酚，能保護血管管壁細胞膜，避免發炎。

不用時

進入

肝臟

將α-生育酚與VLDL（極低密度脂蛋白膽固醇）結合

形成

LDL（低密度脂蛋白膽固醇）

經由糞便將凋亡或不需要的部分排出體外

透過血液進入身體多處儲存

## ● 攝取來源

　　維生素E主要存在於食用油中，特別是植物油，並且也以植物油的含量為最高。雖然維生素E不受熱的破壞，亦不會因為烹調食物而流失，但仍建議烹調時，可選用含有較高多元不飽和脂肪酸的油品，例如橄欖油、紅花子油等，此類植物油不容易氧化，不僅能提供充足的維生素E，還可降低產生過氧化油脂的機率，避免造成心血管疾病，或產生發炎物質等危害人體健康。

脂溶性
維生素

維生素A

維生素D

維生素E

維生素K

## 維生素E的每日建議攝取量及上限攝取量

| 年齡 | 每日建議攝取量<br>（mg α-TE） | 上限攝取量<br>（mg α-TE） | 備註 |
|---|---|---|---|
| 0-5個月 | 3 | – | 一歲以下的嬰兒正常是以母乳或配方乳品做為食物來源，這些來源中的維生素E含量足夠嬰兒的需求，因此不需額外補充，也不易有過量的問題。 |
| 6-12個月 | 4 | | |
| 1-3歲 | 5 | 200 | 年齡愈大細胞數目愈多，環境氧化接觸人體面積愈大，因此需要的量就愈多。 |
| 4-6歲 | 6 | 300 | |
| 7-9歲 | 8 | | |
| 10-12歲 | 10 | 600 | |
| 13-18 | 12 | 800 | |
| 19歲以上 | 12 | 1000 | 過了青春期後大致穩定不再成長，但隨著年齡增長，人體組織細胞開始進入老化階段，因此必須增加攝取的上限範圍。 |
| 懷孕第一期 | 增加2 | 1000 | 懷孕期提供胎兒需要。 |
| 懷孕第二期 | 增加2 | | |
| 懷孕第三期 | 增加2 | | |
| 哺乳期 | 增加3 | 1000 | 哺乳期提供新生兒需要。 |

資料來源：行政院衛生署台灣地區營養成分資料庫

## 100克食物中的維生素E的含量

| 食物名稱 | 含量<br>（mg α-TE） | 食物名稱 | 含量<br>（mg α-TE） |
|---|---|---|---|
| 葵花油 | 32.21 | 100% 純花生油 | 13.75 |
| 熟油茶油 | 26.95 | 大豆油 | 12.57 |
| 紅花籽油 | 21.01 | 葡萄籽油 | 12.54 |
| 青橄欖油 | 16.86 | 小麥胚芽油 | 12.23 |
| 油菜籽油 | 16.53 | 芥花油 | 8.22 |
| 玉米油 | 14.04 | | |

參考資料：行政院衛生署台灣地區食品營養成分資料庫

# 及時止血的救命丹
# 維生素K

脂溶性的維生素K能由體內自行製造，人體不易缺乏，但必要時仍可從食物中取得。其與人體的凝血功能和骨質合成有關，在維持生命正常運作功能中也扮演著不可或缺的角色。

## ●維生素K對人體的重要性

　　維生素K是由化合物醌（quinines）所組成，主要有三種：由植物提煉得到的維生素$K_1$，又稱為葉綠醌；由腸道細菌合成的維生素$K_2$，又稱為甲醌；以及由人工合成的維生素$K_3$，又稱為甲茶醌。人體因腸道中結腸的細菌可透過消化體內物質合成維生素K，完整提供人體所需，因此人體通常不易缺乏維生素K。此外，仍然可以從食物中額外取得維生素K，像是一些綠色蔬菜、豆類、植物油、或是豬肝中都含有維生素K。

　　維生素K參與了人體的凝血機制，透過活化體內的凝血因子，使其能執行凝血機制，促使纖維蛋白聚集於傷口處，而及時止血。因此當維生素K缺乏時，例如新生兒或早產兒因胃腸道菌叢尚未發展完全，腸道菌製造維生素K的數量不足，可能造成低凝血酶元症，延長凝血時間及容易皮下出血的情形。

　　另外，在骨骼的鈣化機轉上維生素K也扮演了重要的角色。骨質要增加，鈣離子的附著是最大的關鍵，要使鈣離子附著必須要在骨頭上產生一個吸引鈣離子的訊號，供鈣離子辨識而附著，這個訊號便是由維生素K促發形成，鈣離子附著之後，鈣質就會堆疊累積，使骨質得以鞏固。因此體內若缺乏維生素K，就會使骨質無法持續增加，隨時間及使用情形而減少，造成骨質疏鬆。

| 主要功能 | • 幫助凝血因子活化，促進凝血、傷口修護。<br>• 幫助鈣質堆積，鞏固骨質。 |
| --- | --- |
| 過多 | • 天然的維生素K並不會造成任何毒性，但若是使用人工化學合成的K3過量，可能症狀有溶血性貧血、高膽紅素血症、或是嚴重黃疸。 |
| 不足 | • 成人罕見，多發生在新生兒或早產兒，引發低凝血酶元症，延長凝血時間或是容易皮下出血。<br>• 骨質無法礦物化，造成骨質疏鬆的現象。 |

脂溶性
維生素

維生素A

維生素D

維生素E

**維生素K**

消化、吸收與代謝

# 小腸中的細菌能合成維生素K

維生素K是小腸細菌的合成產物，亦即人體多半不需要額外攝取或是補充腸道菌，例如大腸桿菌會自行產生維生素K供人體使用，便達到人體的需要量。

當小腸細菌製造出維生素K之後，維生素K會直接合併脂肪形成乳糜微粒進入淋巴管運送至血液，藉由血液運送到肝臟，透過肝臟酵素作用使維生素K與極低密度脂蛋白膽固醇（VLDL）結合形成低密度脂蛋白膽固醇（LDL）與高密度脂蛋白膽固醇（HDL），維生素K透過兩者的攜帶順著血液運送到全身各處。只要有血管的地方就會需要有凝血因子存在，以準備在血管有損傷隨時可以進行血管的修補。因此當血管損傷時，傷口所發出的訊號會吸引維生素K的結合，活化凝血因子，引發一連串的凝血反應，以最終形成纖維蛋白，修補傷口。最後人體無法儲存或是攝取過多的維生素K會透過糞便排出體外。

## 維生素K於體內的流轉

小腸細菌合成製造維生素K

形成 ← 結合 脂肪

**乳糜微粒**

進入
淋巴管

進入
血管

經由血管運送到各
組織作用

進入

**肝臟**

維生素K

**+**

極低密度
脂蛋白膽固醇

形成 →

低密度脂蛋白
膽固醇（LDL）

高密度脂蛋白
膽固醇（HDL）

進行 →

**血管損傷的修補**
維生素K會活化凝血因子，進行凝血機制，合成纖維蛋白修補損傷。

**鞏固鈣質**
維生素K會與骨骼上的骨骼蛋白結合，產生訊號吸引鈣質前來結合，以累積骨質。

# 健全腸道菌叢，維生素K不缺乏

## ● 攝取原則

維生素K廣泛分布於食物中，一般人大多不易缺乏維生素K，我國也並未訂定維生素K的每日建議攝取量。但為了維持體內足夠的維生素K，應保持健康的腸胃道，讓脂肪吸收正常、並且不濫用抗生素殺死腸道細菌，讓人體所攝入的維生素K能真正地被吸收。若是新生兒或是早產兒因腸道功能尚未健全，腸道細菌非常少，因此會有缺乏的情形產生，一般由醫院或是醫生做評估之後給予肌肉注射或是口服維生素K，大約三天至一個星期後腸道細菌逐漸增加，補足維生素K，凝血狀況就會好轉，低凝血酶元症的情況便會逐漸消失。

## ● 攝取來源

維生素K最多的來源為綠色蔬菜例如甘藍菜、菠菜，其次可從豆類、植物油或是動物肝臟中獲得。維生素K屬於脂溶性維生素因此透過烹調加熱或是油脂拌炒能提升其吸收效果。

## 食物中維生素K的含量

| 食物 | 攝取量（公克） | 含量（微克） |
| --- | --- | --- |
| 羽衣甘藍 | 130 | 1147 |
| 菠菜 | 190 | 1027 |
| 蘿蔔青菜 | 164 | 851 |
| 甜菜 | 144 | 697 |
| 芥菜 | 140 | 419 |
| 洋蔥 | 100 | 207 |
| 香菜 | 10 | 164 |
| 芹菜 | 150 | 57 |
| 甘藍菜 | 70 | 48 |
| 蘆筍 | 60 | 48 |
| 大白菜 | 70 | 42 |

資料來源：美國農業部營養成分資料庫

運轉能量生產的酵素催化劑

# 維生素B1

維生素B1是維生素B群的一員，屬於水溶性維生素，在人體中扮演輔助酵素的重要角色，能影響體內醣類代謝轉換成能量的途徑，且參與了神經的傳導作用，因此倘若缺乏便容易造成神經炎、反射不正常或是局部麻痺等情形。

## ● 維生素B1對人體的重要性

維生素B1普遍存在於動植物中，因此人體可以透過攝取植物性或是動物性食品獲得維生素B1。在人體中維生素B1的主要功能是用來輔助醣類的代謝，使葡萄糖能轉換形成人體可利用的能量。因此若是缺乏維生素B1，醣類便無法代謝，能量也無法順利產生，葡萄糖的中間代謝物—乳酸也會在無法代謝清除的情形下堆積於組織，造成肌肉酸痛、疲勞感產生。此外，也因能量無法產生，進而影響到神經造成神經傳導障礙，導致神經炎、反射功能異常或是麻痺的情形，特別是末梢的手腳痲痺或浮腫的情形，更嚴重會造成腳氣病，會有神經炎、水腫、食慾不振、以及便祕等症狀，因此維生素B1也被稱為抗神經炎素。

| 主要功能 | • 幫助醣類代謝產生能量，供應人體活動甚至神經傳導。 |
| --- | --- |
| 過多 | • 易溶於水，多餘的部分可藉由尿液排出，因此不容易產生毒性。 |
| 不足 | • 缺乏或不足容易導致乳酸堆積，造成疲倦感、肌肉酸痛、嚴重導致腳氣病，產生神經炎、水腫、末梢手腳麻木的症狀發生。 |

### 消化吸收與代謝

### 維生素B1輔助啟動TCA循環

未精製的穀類及肉類，尤其是豬肉都含有豐富的維生素B1，但在植物中是直接以游離的型態存在，而在動物中則是以複合型態硫胺焦磷酸鹽（又稱TPP）存在。當人體攝取豬肉進入消化道時，豬肉中的蛋白質及油脂會逐漸被分離進入其他管道消化分解，直到進入小腸，小腸酵素才將TPP的磷酸水解形成游離型式的維生素B1，讓腸道更容易吸收，且主要由小腸的空腸前端吸收，進入血液。

維生素B1便由血液運送至各組織的細胞中進行醣類的代謝。當人體攝取醣類進入體內時，酵素會先將醣類分解成小分子葡萄糖，供人體吸收產能。而維生素B1會將過程中由葡萄糖所分解形成的丙酮酸，轉換成二氧化碳和乙醯輔酶A來生成能量，並將乙醯輔酶A帶入TCA產生能量循環中，生成更多的能量。此外，當細胞中缺氧時，維生素B1也能將由葡萄糖生成的乳酸，轉換形成肝醣，做為儲存能量。不過當體內維生素B1的濃度較高時，會先將其運送到肝臟或是骨骼肌中儲存起來，當血液中的維生素B1濃度降低時，再被釋放到血液中利用。至於儲存後仍過量的維生素B1則由尿液排出。

## 維生素B1於人體內的流轉

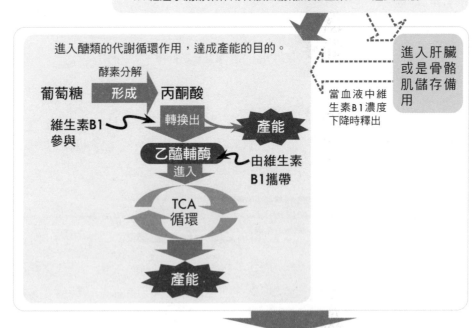

例：攝入豬肉

進入消化道

胃、小腸將蛋白質及油脂分解，釋放出硫胺焦磷酸鹽（TPP）

TPP經過小腸酵素作用釋放出游離的維生素B1，進入血液

進入醣類的代謝循環作用，達成產能的目的。

葡萄糖 —酵素分解 形成→ 丙酮酸

維生素B1 參與

轉換出

產能

乙醯輔酶 進入

由維生素B1攜帶

TCA 循環

產能

進入肝臟或是骨骼肌儲存備用

當血液中維生素B1濃度下降時釋出

過多時，由尿液排出

人體的需求

# 熱量耗用愈多愈需要補充維生素B1

## ● 攝取原則

人體對維生素B1的需要量是與消耗的熱量成正比,因為當消耗的熱量與醣類愈多時更需要愈多的維生素B1幫助代謝,以免造成代謝異常,乳酸堆積的問題。基本上每一千大卡的熱量需要消耗0.5毫克的維生素B1,即0.5mg/1000kcal,例如一個體重75公斤的成年人一天若需2800大卡的熱量(熱量計算參見P18),便需消耗1.4毫克的維生素B1。另外在懷孕期以及哺乳期需要額外增加補充0.2～0.3毫克,以供給胎兒與新生兒生長發育所需。

維生素B1非常容易受到環境因子的影響,例如受光、熱或是金屬離子的破壞而失去功能,因此此類營養補充品應保存在不受光線照射涼爽陰暗處,避免變質。且取用時,應避免與鈣、鐵等一起補充,以免影響人體的吸收。

## ● 攝取來源

維生素B1廣泛存在於動物和植物當中,例如豬肉、肝臟、豆類或是未精製過的穀類等。未精製穀類中,特別是小麥胚芽含量最為豐富,每100公克含有維生素B1高達2.41毫克。肉類也有豐富來源如每100公克豬後腿肉中含有維生素B11.17毫克。海鮮中100公克的鮭魚也含有0.24毫克,因此只要日常廣泛攝取全穀類跟動物性蛋白質便不易缺乏維生素B1。

## 維生素B1的每日建議攝取量

| 年齡 | | 每日建議攝取量(毫克) | | 備註 |
|---|---|---|---|---|
| 0-5個月 | | AI=0.2 | | |
| 6-12個月 | | AI=0.3 | | |
| 1-3歲 | | 稍低0.5 適度0.6 | | |
| | | 男 | 女 | |
| 4-6歲 | 稍低 | 0.7 | 0.7 | 因男生女生發育生長對熱量的需求不同,故對於維生素B1的攝取量亦有所不同。 |
| | 適度 | 0.8 | 0.7 | |
| 7-9歲 | 稍低 | 0.9 | 0.8 | |
| | 適度 | 1 | 0.9 | |
| 10-12歲 | 稍低 | 1 | 1 | |
| | 適度 | 1.1 | 1.1 | |
| 13-15歲 | 稍低 | 1.1 | 1 | |
| | 適度 | 1.2 | 1.1 | |
| 16-18歲 | 低 | 1 | 0.8 | |
| | 稍低 | 1.2 | 1 | |
| | 適度 | 1.3 | 1.1 | |
| | 高 | 1.5 | 1.2 | |

| 年齡 | | 每日建議攝取量（毫克） | | 備註 |
|---|---|---|---|---|
| 19-30 | 低 | 1 | 0.8 | 一般成人也因各階段所需的能量及熱量不同而有不同的攝取量。 |
| | 稍低 | 1.1 | 0.9 | |
| | 適度 | 1.3 | 1 | |
| | 高 | 1.4 | 1.1 | |
| 31-50 | 低 | 0.9 | 0.8 | |
| | 稍低 | 1.1 | 0.9 | |
| | 適度 | 1.2 | 1 | |
| | 高 | 1.4 | 1.1 | |
| 51-70 | 低 | 0.9 | 0.8 | |
| | 稍低 | 1 | 0.9 | |
| | 適度 | 1.1 | 1 | |
| | 高 | 1.3 | 1.1 | |
| 71以上 | 低 | 0.8 | 0.7 | |
| | 稍低 | 1 | 0.8 | |
| | 適度 | 1.1 | 1 | |
| 懷孕第二期 | | 增加0.2 | | 供給快速生長的胎兒發育器官所需。 |
| 懷孕第三期 | | 增加0.2 | | 例如19～30歲間應適量攝取1.3毫克的維生素B1，此年齡間的孕婦，攝取量可再加上0.2，即1.3+0.2=1.5毫克。 |
| 哺乳期 | | 增加0.3 | | 供給製造乳汁及增加熱量的消耗，故必須增加維生素B1的攝取。例如19～30歲間應適量攝取1.3毫克的維生素B1，此期間正在哺乳的女性則應多攝取0.3毫克，即1.3+0.3=1.6毫克。 |

AI：足夠攝取量。　資料來源：行政院衛生署公告

## 100克食物中維生素B1的含量

| 食物名稱 | 含量（毫克） | 食物名稱 | 含量（毫克） |
|---|---|---|---|
| 小麥胚芽 | 2.41 | 梅花豬 | 0.65 |
| 花生 | 1.52 | 豬五花 | 0.56 |
| 豬前腿肉 | 1.17 | 燕麥 | 0.53 |
| 白芝麻 | 1.05 | 小米 | 0.52 |
| 魟魚 | 0.99 | 蕎麥 | 0.5 |
| 豬里肌 | 0.94 | 糙米 | 0.48 |
| 鹹鴨蛋黃 | 0.84 | 薏仁 | 0.44 |
| 豬後腿瘦肉 | 0.77 | 紅豆 | 0.43 |
| 綠豆 | 0.76 | 紫菜 | 0.42 |
| 鴨蛋黃 | 0.75 | 大麥 | 0.36 |
| 黃豆 | 0.71 | 雞肝 | 0.35 |
| 豬肝連 | 0.66 | 胚芽米 | 0.34 |
| 脫脂高鈣奶粉 | 0.66 | 豬肝 | 0.32 |
| 黑豆 | 0.65 | 鮭魚 | 0.24 |

　參考資料：行政院衛生署台灣地區食品營養成分資料庫

### 運轉能量生產的酵素催化劑

# 維生素B2

維生素B2也是水溶性維生素的一員，主要功能是扮演傳遞電子的輔助酵素，參與氧化還原反應，幫助代謝營養產生能量。即使攝取過多，也能隨尿液排出，但缺乏時則會明顯呈現口角炎、脂溢性皮膚炎等症狀。

## ● 維生素B2對人體的重要性

維生素B2又稱核黃素，具有兩種主要結構：黃素單核酸苷酸（FMN）與黃素腺雙核苷酸（FAD）均為體內負責傳遞電子的重要輔酶（參見P49），讓體內主要的產能路徑電子傳遞鏈得以正常運作，使攝入的養分能代謝成為人體所需的能量。因此當B2不足或缺乏時，身體的局部組織會因細胞產能運作不良反映出多種失調的症狀，例如人體腔道內的黏膜層在維生素B2缺乏時就會出現問題，造成黏膜細胞代謝失調，腔道內黏膜變薄、黏膜層損傷、微血管破裂等，因此會有口角炎或口唇乾裂等明顯的症狀；或是在鼻翼兩側產生白色脂肪分泌物的脂溢性皮膚炎等。不過維生素B2通常是和其他營養素一同被攝取，因此很少有單獨缺乏的情形。

| 主要功能 | • 輔助營養素代謝而產生能量，維持身體正常運作。 |
|---|---|
| 過多 | • 目前尚無發現產生毒性的現象。 |
| 不足 | • 明顯缺乏的症狀例如口角炎、舌炎、口腔腫脹、脂溢性皮膚炎、眼角膜充血畏光等。 |

#### 消化吸收與代謝

### 維生素B2能協助電子傳遞而產能

維生素B2以黃素單核酸苷酸（FMN）與黃素腺雙核苷酸（FAD）的形式呈現，與蛋白質結合在食物中，例如牛奶等乳製品。牛奶進入胃中會經由胃酸將核黃素跟蛋白質分離，消化成為游離型態的FMN或FAD，再透過小腸吸收，進入血液，主要運送至肝臟、腎臟、心臟等需能較高的器官中代謝。FMN或FAD會攜帶電子，並將電子傳遞下一個代謝物，藉此協助產能路徑

如電子傳遞鏈中電子的傳遞，使電子能不停地在體內流轉像貨幣一般，能流通於體內各產能路徑而不斷促發能量的生成，將養分代謝成為人體所能利用的能量形式。最後過多的維生素B2則與蛋白質結合，僅以極少量儲存在組織中，其他則由尿液排出體外。

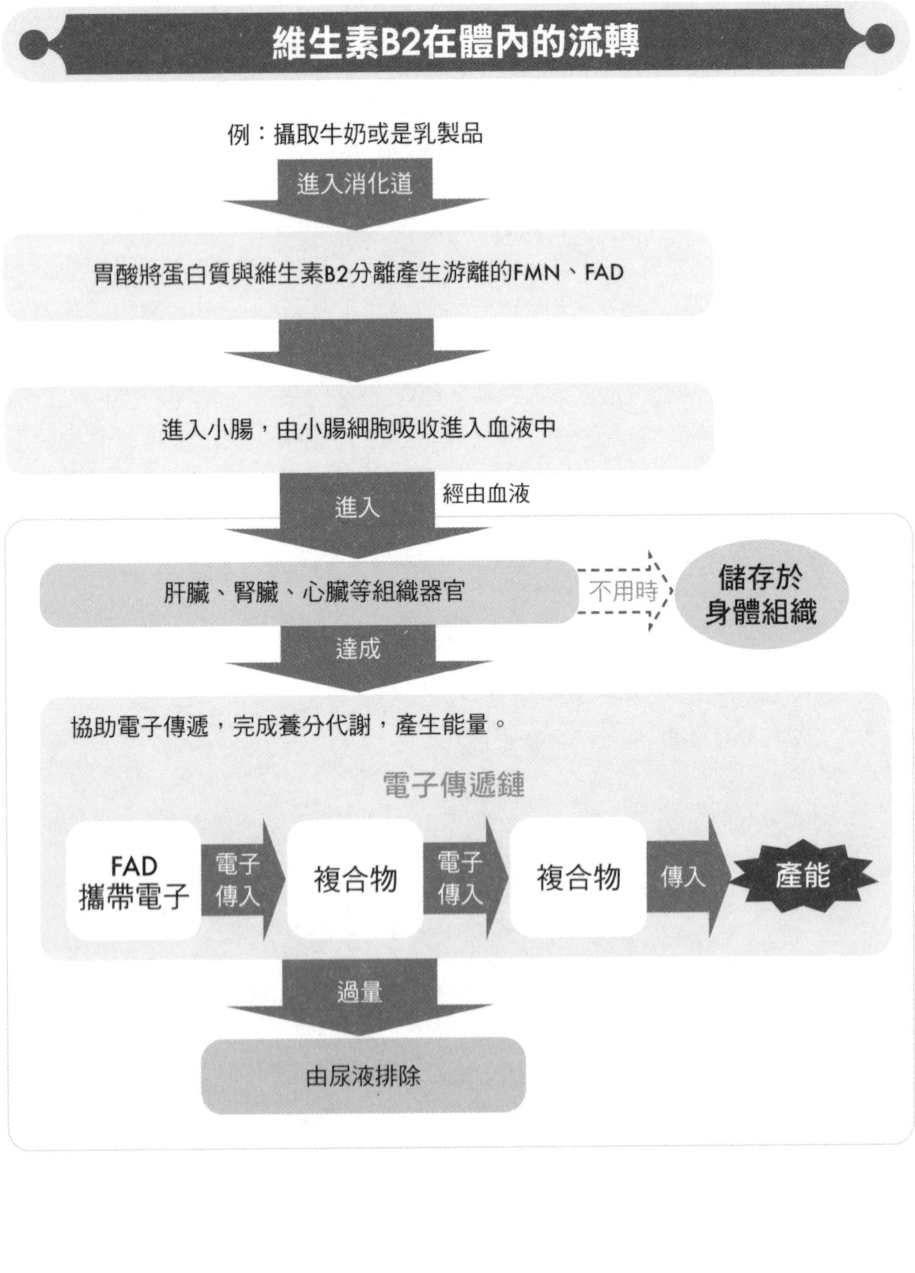

## 維生素B2在體內的流轉

例：攝取牛奶或是乳製品

**進入消化道**

胃酸將蛋白質與維生素B2分離產生游離的FMN、FAD

進入小腸，由小腸細胞吸收進入血液中

**進入** 經由血液

肝臟、腎臟、心臟等組織器官 —— 不用時 → **儲存於身體組織**

**達成**

協助電子傳遞，完成養分代謝，產生能量。

電子傳遞鏈

FAD 攜帶電子 → 電子傳入 → 複合物 → 電子傳入 → 複合物 → 傳入 → 產能

**過量**

由尿液排除

水溶性
維生素

維生素
B1

維生素
B2

菸鹼素

泛酸

維生素
B6

葉酸

生物素

維生素
B12

維生素
C

**人體的需求**

# 自乳品和豆類攝取維生素B2為佳

## ● 攝取原則

雖然依照人體不同的生長階段和狀態例如生物利用率、熱量需要量、身體活動量等因素，會對維生素B2有不同的需要量，但基本上一般人可依每一千大卡熱量需要0.55毫克的維生素B2，即0.55mg/1000kcal的基準，從每日的基本熱量需求，來決定維生素B2的攝取量。另外在特殊時期例如懷孕或哺乳期間，則需要額外補充0.2～0.4毫克，以供給胎兒及新生兒生長發育所需。

## ● 攝取來源

維生素B2主要存在動物性食品或是全穀堅果食品中。動物性的食物中，又以內臟類含量較高，例如100公克豬肝含有4.28毫克維生素B2，但不建議完全採用動物性食物做為維生素B2的來源，可能因此造成膽固醇攝取過量，反而成為身體的負擔，仍建議多食用乳品、豆類、蔬菜取代之。

## 100克食物中維生素B2的含量

| 食物名稱 | 含量（毫克） | 食物名稱 | 含量（毫克） |
|---|---|---|---|
| 豬肝 | 4.28 | 鴨肉 | 0.52 |
| 牛乳 | 3.63 | 鯖魚 | 0.47 |
| 雞肝 | 2.45 | 豬舌 | 0.44 |
| 雞心 | 2 | 小麥胚芽 | 0.34 |
| 松子 | 1.98 | 豬肝連 | 0.31 |
| 豬腎 | 1.74 | 羊肉 | 0.27 |
| 雞蛋豆腐 | 1.21 | 草菇 | 0.26 |
| 髮菜 | 1.07 | 黑芝麻 | 0.25 |
| 豬心 | 1.03 | 黃豆 | 0.25 |
| 甜豌豆 | 0.77 | 葵瓜子 | 0.22 |
| 乾昆布 | 0.73 | 牛腱 | 0.21 |

參考資料：行政院衛生署台灣地區食品營養成分資料庫

# 維生素B2的每日建議攝取量

| 年齡 | | 每日建議攝取量（毫克） | | 備註 |
|---|---|---|---|---|
| 0-5個月 | | AI=0.3 | | |
| 6-12個月 | | AI=0.4 | | |
| 1-3歲 | | 稍低0.6 | | |
| | | 適度0.7 | | |
| | | 男 | 女 | 因男生女生發育生長對熱量的需求不同，故對於維生素B2的攝取量亦有所不同。 |
| 4-6歲 | 稍低 | 0.8 | 0.7 | |
| | 適度 | 0.9 | 0.8 | |
| 7-9歲 | 稍低 | 1 | 0.9 | |
| | 適度 | 1.1 | 1 | |
| 10-12歲 | 稍低 | 1.1 | 1.1 | |
| | 適度 | 1.2 | 1.2 | |
| 13-15歲 | 稍低 | 1.2 | 1.1 | |
| | 適度 | 1.4 | 1.3 | |
| 16-18歲 | 低 | 1.1 | 0.9 | |
| | 稍低 | 1.3 | 1 | |
| | 適度 | 1.5 | 1.2 | |
| | 高 | 1.7 | 1.3 | |
| 19-30 | 低 | 1.1 | 0.9 | |
| | 稍低 | 1.2 | 1 | |
| | 適度 | 1.4 | 1.1 | |
| | 高 | 1.6 | 1.3 | |
| 31-50 | 低 | 1 | 0.9 | |
| | 稍低 | 1.2 | 1 | |
| | 適度 | 1.3 | 1.1 | 一般成人也因各階段所需的能量及熱量不同而有不同的攝取量 |
| | 高 | 1.5 | 1.3 | |
| 51-70 | 低 | 1 | 0.8 | |
| | 稍低 | 1.1 | 1 | |
| | 適度 | 1.3 | 1.1 | |
| | 高 | 1.4 | 1.3 | |
| 71以上 | 低 | 0.9 | 0.8 | |
| | 稍低 | 1 | 0.9 | |
| | 適度 | 1.2 | 1 | |
| 懷孕第二期 | | 增加0.2 | | 供給快速生長的胎兒發育器官所需。例如19～30歲間應適量攝取1.4毫克的維生素B2，此年齡間的孕婦，攝取量可再加上0.2毫克，即1.4+0.2=1.6毫克。 |
| 懷孕第三期 | | 增加0.2 | | |
| 哺乳期 | | 增加0.4 | | 供給製造乳汁及增加熱量的消耗，故必須增加維生素B2的攝取。例如19～30歲間應適量攝取1.4毫克的維生素B2，此期間正在哺乳的女性則應多攝取0.4毫克，即1.3+0.3=1.8毫克。 |

資料來源：行政院衛生署公告

Chapter **4** 維生素

水溶性
維生素

維生素 B1

維生素 B2

菸鹼素

泛酸

維生素 B6

葉酸

生物素

維生素 B12

維生素 C

運轉能量生產的酵素催化劑

# 菸鹼素

菸鹼素又可稱做維生素B3，在體內主要能以菸鹼醯胺腺嘌呤雙核苷酸（NAD）及菸鹼醯胺腺嘌呤雙核苷酸磷酸鹽（NADP）為作用形式，協助多項營養素代謝與合成機制的運作，是體內重要的輔助酵素。

## ● 菸鹼素對人體的重要性

　　菸鹼素廣泛存在動植物中，不易因受熱而破壞成分，相較其他水溶性維生素較不易在水中溶解，因此也較不容易受到外界因素的影響或破壞。動物性食物中以豬肝的含量最高，植物性食物包括堅果類或各式穀類等有較高的含量。

　　在動物體中菸鹼素以菸鹼醯胺腺嘌呤雙核苷酸（簡稱NAD）、菸鹼醯胺腺嘌呤雙核苷酸磷酸鹽（簡稱NADP）的形式存在，但在動物死亡後就會變成菸鹼醯胺，也就是我們從肉類食品中攝取到的菸鹼素形式。除此之外，人體內也可由一種胺基酸色胺酸來合成菸鹼素，因此不易缺乏。

　　NAD或NADP兩者可做為人體兩百種以上酵素的輔助因子，透過NAD或NADP的氧化還原作用可參與細胞產能路徑中的糖解作用、電子傳遞鏈、脂肪酸的合成、膽固醇的合成等重要的代謝機制。因此若缺乏菸鹼素將導致多項代謝失調，尤其引起稱為癩皮病的四大典型症狀（簡稱4D）：下痢（diarrhea），最先影響到消化系統，而有嚴重腹瀉；皮膚炎（dermatitis），再來是黏膜層受損，造成皮膚或是嘴部會有搔癢疼痛進而脫皮的現象；癡呆（dementia），更嚴重影響到神經系統，造成神經病變；死亡（death），最後極度缺乏及合併其他營養素的缺乏下可能造成死亡。然而，攝取過量也會有腸胃不適的問題，例如感覺噁心反胃、胃酸分泌過多等種不良現象。

| 主要功能 | ・參與酵素作用的輔助因子。<br>・參與產能的電子傳遞鏈、糖解作用、脂肪酸合成、膽固醇合成等代謝路徑。 |
| --- | --- |
| 過多 | ・長期攝取高劑量可能造成腸胃不適，胃酸分泌過多、噁心反胃等。 |
| 不足 | ・導致癩皮病，產生四個不同程度的缺乏症狀：下痢、皮膚炎、癡呆、死亡。 |

# 菸鹼素能協助人體多項產能機制

當攝取豬肝、花生等富含菸鹼酸的食物進入體內，會逐一由胃及小腸中的酵素分解出豬肝中所含的菸鹼酸或是菸鹼醯胺，直接由腸胃道吸收，並組成NAD，NAD會透過血液到達腎臟，經過腎臟的酵素催化釋放出菸鹼醯胺。菸鹼醯胺便隨著血液運送到需要的器官或組織再合成NAD來執行代謝功能，如負責與糖解作用後所形成丙酮酸作用，輔助形成乙醯輔酶A，來啟動TCA循環，NAD並接續參與產能的電子傳遞鏈，協助攜帶電子並將電子提供給承接的代謝物，維持產能路徑的運行，達成能量生成。至於暫時不用或過多的菸鹼醯胺也能先儲存在組織中，當其他器官組織需要且濃度低時，菸鹼醯胺再被運送到此處合成NAD而作用，或是藉由體內的胺基酸色胺酸，合成NAD一同進入標的器官作用。若是儲存量足夠，則多餘的菸鹼醯胺也會隨著尿液排出體外，免除身體的負擔。

## 菸鹼素在體內的流轉

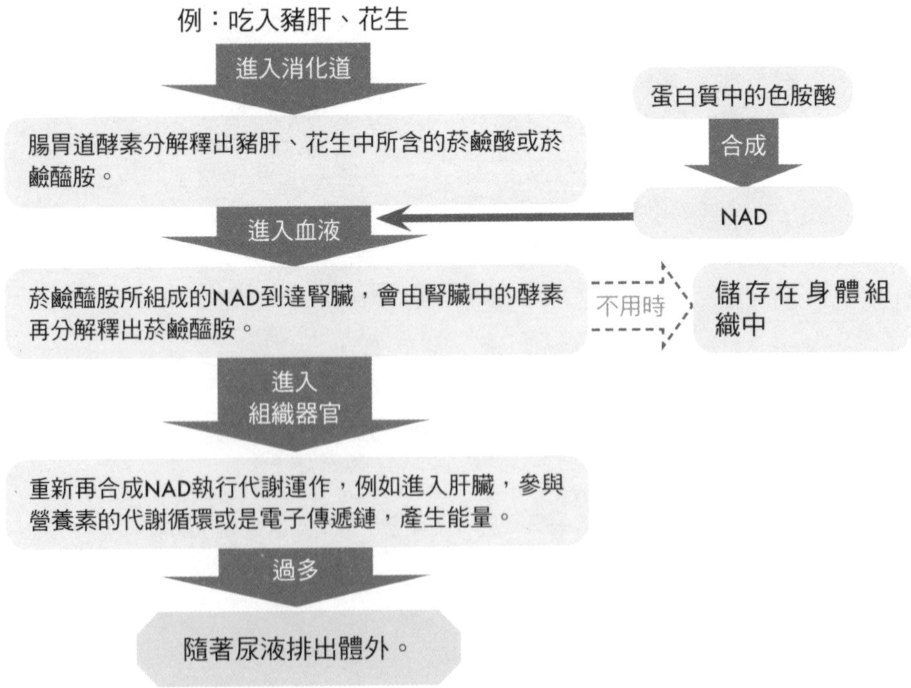

例：吃入豬肝、花生

進入消化道

腸胃道酵素分解釋出豬肝、花生中所含的菸鹼酸或菸鹼醯胺。

蛋白質中的色胺酸

合成

NAD

進入血液

菸鹼醯胺所組成的NAD到達腎臟，會由腎臟中的酵素再分解釋出菸鹼醯胺。

不用時 ⇢ 儲存在身體組織中

進入組織器官

重新再合成NAD執行代謝運作，例如進入肝臟，參與營養素的代謝循環或是電子傳遞鏈，產生能量。

過多

隨著尿液排出體外。

水溶性維生素

維生素B1
維生素B2
菸鹼素
泛酸
維生素B6
葉酸
生物素
維生素B12
維生素C

**人體的需求**

# 懷孕及哺乳中應提高菸鹼素的攝取

## ● 攝取原則

依照食物於人體的生物利用率可決定要攝取何種食物及多少食物，以取得足夠利用的菸鹼素，例如動物性的菸鹼素生物利用率高於植物因為植物與菸鹼素的鍵結較緊密，人體的利用率較低，在消化時容易被阻擋而不被吸收，因此攝取動物性食物來源相較於植物性食物來源佳。再者，因菸鹼素參與了營養素的代謝循環，所以人體對於菸鹼素的需求與每人每日所消耗的熱量、營養素有關，隨著不同的成長階段：嬰幼兒期、青春期、成人期甚至是老年期，所攝取的食物及所需的熱量、營養的改變，都會影響人體對菸鹼酸的需求。一般成年男性一天約需15～17毫克，成年女性一天則需13毫克，另外在懷孕中、後期間與哺乳期的婦女還需要額外增加攝取量，以供給胎兒與新生兒生長發育。

## ● 攝取來源

菸鹼素含量最高者為豬肝、其次是鮭魚幾乎是在動物性食品中的含量較高，但相對膽固醇以及油脂的負擔也是較高的，因此建議可以搭配含有菸鹼素的穀類、堅果一起使用，對於心血管的負擔較低又可安心補充維生素的需求。

## 100克食物中菸鹼素的含量

| 食物名稱 | 含量（mg NE） | 食物名稱 | 含量（mg NE） |
|---|---|---|---|
| 豬肝 | 12.6 | 豬心 | 5.6 |
| 鮭魚 | 11.7 | 黑芝麻 | 5.1 |
| 雞胸肉（土雞） | 9.9 | 豬後腿瘦肉 | 5.08 |
| 里肌肉（土雞） | 9.7 | 白芝麻 | 4.83 |
| 紅土花生 | 8.5 | 豬大排 | 4.5 |
| 里肌肉（肉雞） | 8.4 | 梅花肉 | 4.1 |
| 雞肝 | 8.3 | 昆布 | 3.9 |
| 雞胸肉（肉雞） | 8.2 | 香菇 | 3.6 |
| 黑糯米 | 8.13 | 松子 | 3.59 |
| 花生 | 6.8 | 洋菇 | 3.5 |
| 糙米 | 6.72 | 五花肉 | 3.5 |
| 金針菇 | 6.2 | 牛腿肉 | 3.47 |
| 豬里肌 | 6.1 | 棗子 | 3.3 |
| 豆漿 | 6.07 | 紫菜 | 3.2 |
| 鯖魚 | 6.05 | 髮菜 | 3.2 |

參考資料：行政院衛生署台灣地區食品營養成分資料庫

## 菸鹼素的每日建議攝取量及上限攝取量

| 年齡 | | 上限攝取量（mg NE） | | 每日建議攝取量（mg NE） |
|---|---|---|---|---|
| 0-2個月 | | AI=2 | | |
| 3-5個月 | | AI=3 | | |
| 6-9個月 | | AI=4 | | |
| 10-12個月 | | AI=5 | | |
| 1-3歲 | | 稍低7 | | 10 |
| | | 適度8 | | |
| | | 男 | 女 | |
| 4-6歲 | 稍低 | 10 | 9 | 15 |
| | 適度 | 11 | 10 | |
| 7-9歲 | 稍低 | 12 | 10 | 20 |
| | 適度 | 13 | 11 | |
| 10-12歲 | 稍低 | 13 | 13 | 25 |
| | 適度 | 14 | 14 | |
| 13-15歲 | 稍低 | 15 | 13 | 30 |
| | 適度 | 16 | 15 | |
| 16-18歲 | 低 | 13 | 11 | |
| | 稍低 | 16 | 12 | |
| | 適度 | 17 | 14 | |
| | 高 | 20 | 16 | |
| 19-30 | 低 | 13 | 11 | |
| | 稍低 | 15 | 12 | |
| | 適度 | 17 | 13 | |
| | 高 | 18 | 15 | |
| 31-50 | 低 | 12 | 10 | |
| | 稍低 | 14 | 12 | |
| | 適度 | 16 | 13 | |
| | 高 | 18 | 15 | 35 |
| 51-70 | 低 | 12 | 10 | |
| | 稍低 | 13 | 12 | |
| | 適度 | 15 | 13 | |
| | 高 | 17 | 15 | |
| 71以上 | 低 | 11 | 10 | |
| | 稍低 | 12 | 11 | |
| | 適度 | 14 | 12 | |
| 懷孕第一期 | | 增加0 | | |
| 懷孕第二期 | | 增加2 | | 35 |
| 懷孕第三期 | | 增加2 | | |
| 哺乳期 | | 增加4 | | 35 |

138　　AI：足夠攝取量。　資料來源：行政院衛生署公告

水溶性
維生素

維生素B1

維生素B2

菸鹼素

泛酸

維生素B6

葉酸

生物素

維生素B12

維生素C

## 運轉能量生產的酵素催化劑

# 泛酸

泛酸也稱做維生素B5，字面上即具有廣泛存在之意，從動植物中很容易取得，因此人體少有缺乏的情形。泛酸可組成輔酶A，做為體內營養素醣類、蛋白質、脂質的合成與代謝路徑中代謝物質的攜帶者，是人體必需的營養素。

### ● 泛酸的特性與功能

泛酸屬於水溶性維生素，對酸、鹼及熱不穩定，因此易受到外界環境影響而遭到破壞或變質。在人體中，泛酸主要的功能是成為輔酶A，輔酶A是糖解作用中重要的輔助因子，若缺乏輔酶A便會阻礙葡萄糖進入檸檬酸循環，而無法產生能量。

泛酸因廣泛存在，取得容易，不易有攝取不足的情形，除非是特殊環境下極度營養不良的個體，呈現有睡眠不良、消化道不適或運動神經失調等缺乏症狀；至於過量攝取目前則仍無研究指出有任何毒性反應產生，因泛酸容易與水分結合藉由尿液排出體外，故不易對身體產生毒性。

**主要功能** • 組成輔酶A，透過輔酶A將糖解反應的產物攜入產能路徑TCA循環。

**過多** • 泛酸屬於水溶性維生素，可藉由水分排出，無明顯中毒現象。

**不足** • 若是極度營養不良可能會有睡眠不良、消化道不適或運動神經失調的症狀。

### 消化吸收與代謝
### 泛酸能組成輔酶A，啟動TCA產能循環

泛酸在動植物中以輔酶A的形式存在，例如當我們吃下豬肉，經過胃和小腸的消化釋出輔酶A，輔酶A會與酵素持續作用在空腸處合成產生泛酸，並以泛酸的形式被吸收進入血液，透過血液運送進入泛酸濃度較低的組織（缺乏或需要泛酸的組織）後，再度將其組成輔酶A，透過輔酶A才能進入產能路徑TCA循環（參見P48），供給體內利用。

透過糖解作用將醣類分解形成葡萄糖，並轉化成丙酮酸，此時由泛酸所組成的輔酶A加入形成乙醯輔酶A後，才能啟動TCA循環。循環的過程會產生多個代謝產物，若醣類、蛋白質、脂質足夠，這幾個產物會一直產生跟循環，但只要有一個營養素或酵素缺乏這個循環就會停止，能量就停止產生，其中的酵素就是指維生素B群，由不同的維生素B鞏固自己要輔助的產物，讓循環順利進行。其中泛酸的功能就是組成輔酶A與其他維生素B一同協助攜帶乙醯輔酶A進入循環，首先開啟循環。最後攝取過剩的泛酸能透過尿液排出體外。

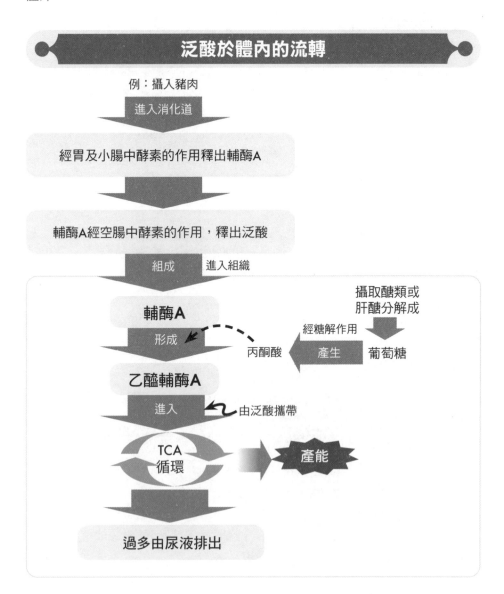

泛酸於體內的流轉

例：攝入豬肉

進入消化道

經胃及小腸中酵素的作用釋出輔酶A

輔酶A經空腸中酵素的作用，釋出泛酸

組成　　進入組織

輔酶A

形成

攝取醣類或肝醣分解成

經糖解作用

丙酮酸　　產生　　葡萄糖

乙醯輔酶A

進入　　由泛酸攜帶

TCA循環　　產能

過多由尿液排出

人體的需求

# 隨著吃的營養愈多，泛酸就需要更多

## ● 攝取原則

泛酸最主要與三大營養素的代謝有關，因此攝取原則會隨著營養素的攝取比例而提高。例如兒童與成人營養素攝取的比例不同，需要的能量也不同，需要的泛酸也會有不同。一般成人每日建議攝取5毫克泛酸，但在懷孕期需額外再補充1毫克以及哺乳期需要再額外補充2毫克，以供給胎兒及新生兒。若有酗酒及吸菸習慣者會干擾營養素的吸收也會降低泛酸的吸收，若可以搭配其他維生素B群一起食用，可改善其吸收效率。

## ● 攝取來源

泛酸以毫克為計量單位，廣泛存在各類食物當中，幾乎所有食物都含有泛酸。台灣的食品成分資料庫中沒有特別為泛酸做含量測定，依照美國的食品藥物管理局做的幾項高含量食物做分析，指出牛的肝臟含量是最高，4盎司牛肝含有7.43毫克；其次是蘑菇5盎司約含2.13毫克，顯示動物性內臟的含量高於植物性食物，但是植物性食物泛酸含量較廣泛，平時應趨向選擇多種蔬食攝取，既可取得豐富維生素與礦物質，也不易過量攝取脂肪與膽固醇。

## 食物的泛酸含量

| 食品 | 重量 | 含量（毫克） | 食品 | 重量 | 含量（毫克） |
|---|---|---|---|---|---|
| 牛肝 | 4盎司 | 7.43 | 甘藍菜 | 8盎司 | 0.52 |
| 蘑菇 | 5盎司 | 2.13 | 羽衣甘藍 | 8盎司 | 0.41 |
| 香菇 | 5盎司 | 2.13 | 蕪菁 | 8盎司 | 0.39 |
| 鱷梨 | 8盎司 | 2.03 | 蘆筍 | 8盎司 | 0.37 |
| 優格 | 8盎司 | 1.45 | 青椒 | 8盎司 | 0.29 |
| 玉米 | 8盎司 | 1.18 | 瑞士甜菜 | 8盎司 | 0.29 |
| 紅薯 | 8盎司 | 1.01 | 胡瓜 | 8盎司 | 0.27 |
| 花椰菜 | 8盎司 | 0.71 | 芹菜 | 8盎司 | 0.25 |
| 雞蛋 | 1個 | 0.70 | | | |

參考資料：美國食品和藥物管理局

維生素B1

維生素B2

菸鹼素

泛酸

維生素B6

葉酸

生物素

維生素B12

維生素C

## 泛酸的每日建議攝取量

| 年齡 | 每日建議攝取量（毫克） | 備註 |
|---|---|---|
| 0-5個月 | 1.8 | 泛酸與營養素代謝有關，因此攝取量隨成長階段的營養素需求而提高 |
| 6-12個月 | 1.9 | |
| 1-3歲 | 2 | |
| 4-6歲 | 2.5 | |
| 7-9歲 | 3 | |
| 10-12歲 | 4 | |
| 13-15 | 4.5 | |
| 16歲以上 | 5 | 維持正常成人需求 |
| 懷孕第一期 | 增加1 | 懷孕期提供胎兒需要<br>例如18歲以上應適量攝取5毫克的泛酸，此年齡間的孕婦，攝取量可再加上1毫克，即5+1=6毫克。 |
| 懷孕第二期 | 增加1 | |
| 懷孕第三期 | 增加1 | |
| 哺乳期 | 增加2 | 提供新生兒發育所需。<br>例如18歲以上應適量攝取5毫克的泛酸，此期間正在哺乳的女性則應多攝取2毫克，即5+2=7微克。 |

資料來源：行政院衛生署公告

### 分解蛋白質的關鍵成分

# 維生素B6

維生素B6在人體內主要形式為磷酸吡哆醛（PLP），磷酸吡哆醛參與了重要的蛋白質代謝過程，人體一旦缺乏維生素B6，會使蛋白質無法正常分解，也就無法正常合成細胞、組織、以及器官所需的蛋白質，更甚至影響正常紅血球的生成而造成貧血。

## ● 維生素B6對人體的重要性

維生素B6為水溶性維生素，廣泛存在動植物中以穀類的糠或是胚芽中含量最高，加上不受熱及酸鹼的影響，能穩定存在食物中。維生素B6具有多種形式，植物中主要是吡哆醇，動物中主要以吡哆醛和吡哆胺形式存在。植物吡哆醇會在人體內轉變為吡哆醛和吡哆胺，與磷酸結合之後變成磷酸吡哆醛和磷酸吡哆胺，此兩項所合成的分子是胺基酸代謝的重要輔助酵素。維生素B6在人體中的主要功能便是參與胺基酸的代謝作用及肝醣的分解作用；並做為色胺酸合成菸鹼素的輔助酵素；也是血液中血紅素的組成分之一血紫質的合成，因此若是維生素B6缺乏時，最先影響的即是胺基酸的代謝，由於胺基酸是體內酵素的主要成分，一旦胺基酸代謝不全而失去功能，便可能造成其他營養素的代謝障礙。再者也會因此導致血紫質的缺乏，造成低血色素小球型貧血。至於過量攝取維生素B6雖然一般可由尿液排至體外，但若是長期攝取過量也可能造成周邊神經病變等問題。

| 主要功能 | • 做為胺基酸代謝的輔助酵素。<br>• 參與體內菸鹼素、血紫質的合成、以及肝醣分解過程。 |
|---|---|
| 過多 | • 長期攝取過量補充劑會有周邊神經病變症狀。 |
| 不足 | • 影響胺基酸的代謝、其他營養素的代謝或是貧血的情形。 |

維生素B1

維生素B2

菸鹼素

泛酸

維生素B6

葉酸

生物素

維生素B12

維生素C

# 維生素B6不僅協助產能，也協助造血

當吃下含維生素B6的食物如小米粥及豬肝進入消化道後，腸胃中的酵素會將其分解後釋出維生素B6中的吡哆醇、吡哆醛、吡哆胺等自然界中存在的形式，並可直接由腸道吸收，進入血液。但這些成分進入人體後，易與磷酸結合形成磷酸吡哆醇、磷酸吡哆醛和磷酸吡哆胺，即為帶有磷酸形式的維生素B6。不過進入人體後的維生素B6必須先透過腸道酵素脫去磷酸，還原為吡哆醇、吡哆醛、吡哆胺後才可被腸道吸收。

吡哆醇、吡哆醛、吡哆胺經由血液運送到肝臟，會在肝臟中加上磷酸變成磷酸吡哆醇、磷酸吡哆醛、磷酸吡哆胺，而磷酸吡哆醇、磷酸吡哆胺皆會再進一步氧化變成磷酸吡哆醛（PLP），最後皆以磷酸吡哆醛的形式在人體內扮演輔酶的角色，協助代謝路徑的完成。多餘的磷酸吡哆醛會被肝臟酵素去除磷酸根後，變成吡哆醛，再進一步氧化變成吡哆酸由尿液排出體外。

磷酸吡哆醛最主要存在於肝臟當中，由肝臟指揮做分發，並藉由在血液中與蛋白質結合運送至作用器官或組織，發揮作用，包括幫助代謝蛋白質，將其分解形成的小分子胺基酸帶入TCA循環，達成代謝產能；此外，磷酸吡哆醛亦可做為肝醣分解成為葡萄糖時的穩定劑，幫助肝醣正確分解。而在血液中，部份的磷酸吡哆醛能用以合成血紫質，血紫質為紅血球的組成成分，可使紅血球能攜帶氧分子，將氧氣運送到需要的組織。

# 吃愈多蛋白質，就需要補充更多維生素B6

## ● 攝取原則

因維生素B6負責蛋白質（胺基酸）的代謝，其攝取量便會隨著蛋白質的攝取多寡而有不同的需求。也因不同年齡層對蛋白質需求量的差異，維生素B6的需要量也會有所不同，例如一般成人每日所需維生素B6為1.5毫克，若是當日攝取較多蛋白質者可視情況增加維生素B6的攝取量，最多請勿超過80毫克；在快速生長的幼兒或是青春時期，欲快速的合成體組織，則相對需要較多的維生素B6以幫助代謝；在懷孕期及哺乳期每日需額外補充0.4毫克以提供胎兒及新生兒生長發育所需。

## 攝取來源

維生素B6主要存在於堅果類或穀物中,特別是未精製過的穀物(維生素B6易受精製過程而流失),例如每100公克小麥胚芽中含有1.52毫克的維生素B6。攝取維生素B6的大原則與方向可以從多樣化的植物與穀類或是豆類中攝取,例如現在推崇的五穀米、糙米等,以及現在推廣的每日油脂攝取可改由堅果替代僅單純攝取油脂,如此一來既可健康攝取維生素B6又可避免掉攝取過多動物性食物,減低身體的負擔。

## 維生素B6在體內的流轉

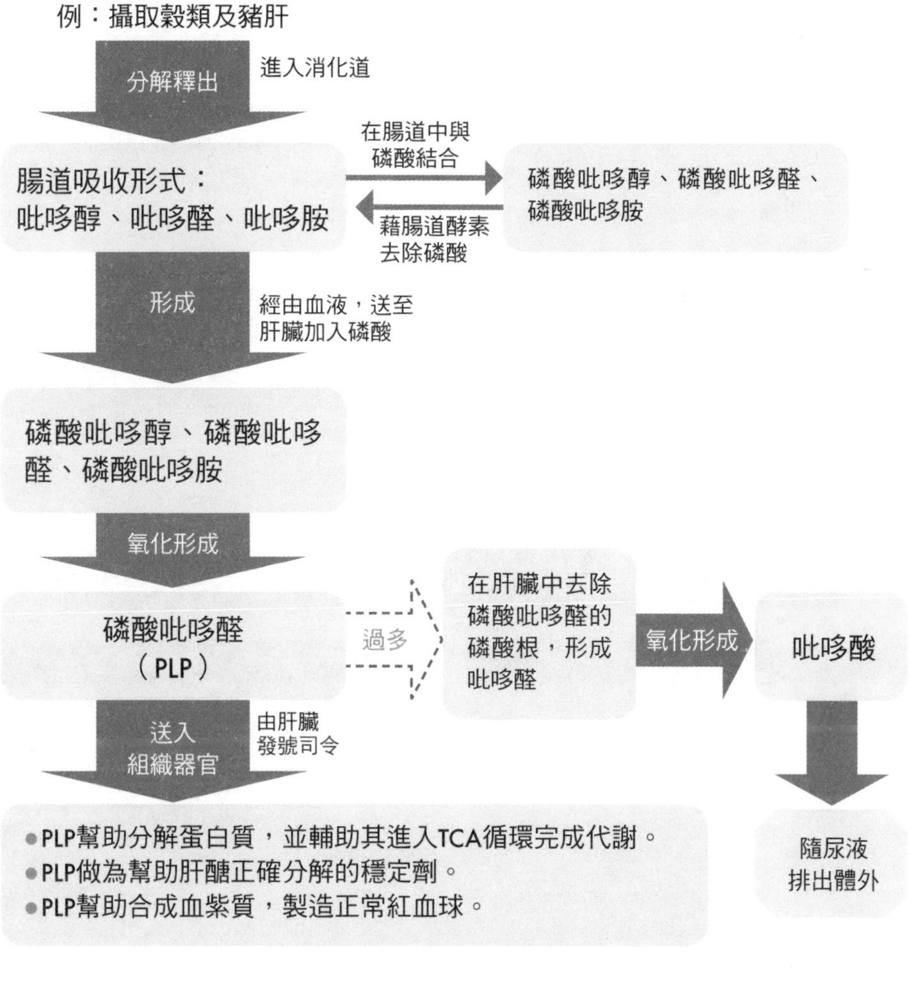

例:攝取穀類及豬肝

分解釋出 進入消化道

腸道吸收形式:
吡哆醇、吡哆醛、吡哆胺

在腸道中與磷酸結合 → 磷酸吡哆醇、磷酸吡哆醛、磷酸吡哆胺
← 藉腸道酵素去除磷酸

形成 經由血液,送至肝臟加入磷酸

磷酸吡哆醇、磷酸吡哆醛、磷酸吡哆胺

氧化形成

磷酸吡哆醛（PLP）

過多 → 在肝臟中去除磷酸吡哆醛的磷酸根,形成吡哆醛 → 氧化形成 → 吡哆酸

送入組織器官 由肝臟發號司令

- PLP幫助分解蛋白質,並輔助其進入TCA循環完成代謝。
- PLP做為幫助肝醣正確分解的穩定劑。
- PLP幫助合成血紫質,製造正常紅血球。

隨尿液排出體外

145

## 維生素B6的每日建議攝取量及上限攝取量

| 年齡 | 每日建議攝取量（毫克） | 上限攝取量（毫克） | 備註 |
|---|---|---|---|
| 0-6個月 | AI=0.1 | | 依照各階段生長發育所需。 |
| 7-12個月 | AI=0.3 | | |
| 1-3歲 | 0.5 | 30 | |
| 4-6歲 | 0.7 | 40 | |
| 7-9歲 | 0.9 | | |
| 10-12歲 | 1.1 | 60 | |
| 13-15歲 | 1.3 | | |
| 16-18歲 | 1.4 | | |
| 19-50歲 | 1.5 | 80 | 成年人維持穩定攝取。 |
| 51以上 | 1.6 | | |
| 懷孕一～三期 | 增加0.4 | 80 | 供給快速生長的胎兒發育器官所需。例如19～30歲間應適量攝取1.5毫克的維生素B6，此年齡間的孕婦，攝取量可再加上0.4毫克，即1.5+0.4=1.9毫克。 |
| 哺乳期 | 增加0.4 | 80 | 供給新生兒所需。例如19～30歲間應適量攝取1.5毫克的維生素B6，此期間正在哺乳的女性則應多攝取0.4毫克，即1.5+0.4=1.9毫克。 |

AI：足夠攝取量。　資料來源：行政院衛生署公告

## 100克食物中維生素B6的含量

| 食物名稱 | 含量（毫克） | 食物名稱 | 含量（毫克） |
|---|---|---|---|
| 蕗蕎 | 7.3 | 雞里肌 | 1.29 |
| 髮菜 | 1.76 | 糙米麩 | 1.25 |
| 黑豆 | 1.54 | 倒吊魚 | 1.05 |
| 開心果 | 1.53 | 豬頰肉 | 0.94 |
| 小麥胚芽 | 1.52 | 豬里肌 | 0.85 |
| 腰果 | 1.51 | 黃豆 | 0.72 |
| 豬肝 | 1.32 | | |

參考資料：行政院衛生署台灣地區食品營養成分資料庫

水溶性
維生素

維生素B1

維生素B2

菸鹼素

泛酸

維生素B6

葉酸

生物素

維生素B12

維生素C

## 促進胎兒神經管發育的重要因子

# 葉酸

葉酸又稱維生素B9，是一結構較為複雜的維生素，可幫助胺基酸代謝與細胞分化，例如神經管細胞、血球、小腸細胞的分化等，對發育中的胎兒影響尤其大，是懷孕的婦女必須補充的重要營養素。

### ● 葉酸對人體的重要性

葉酸（維生素B9）也是B群的一員，屬水溶性維生素，首次在波菜葉中被發現而命名。葉酸容易因加熱、氧化或是紫外線破壞而失去活性，但因維生素C能抗氧化，做為抵抗外在傷害的第一道防護，若與維生素C共同存在，便可減少葉酸受到破壞的機會。葉酸的結構主要由三個部分組成，其中兩個分子為固定構造，第三個分子為麩胺酸，由3～10個不等長度的分子組成，因此使得葉酸具有多變形式，提供人體不同的代謝功能所需。

葉酸的主要功能是攜帶碳分子團，以供應碳基團給胺基酸做合成或分解，因此葉酸在胺基酸的代謝中扮演重要角色，葉酸不足便造成胺基酸轉換異常可能導致某些胺基酸缺乏的情形。葉酸也與細胞分裂有關，許多重要的細胞例如腸細胞、神經細胞、血液細胞等其分裂過程都需要葉酸的輔助，因此會建議懷孕中的孕婦在胎兒生長前期，也就是神經管發育的重要時期補充更多的葉酸，若是不足則容易造成胎兒神經管缺陷。又如血液細胞也是需快速分裂且數量多的細胞，一旦缺乏葉酸便容易導致巨球性貧血症，也就是紅血球無法正常分裂而造成的貧血。

**主要功能**
- 幫助胺基酸代謝與合成。
- 幫助細胞分化，例如紅血球的分裂、神經管細胞的分裂、小腸細胞的分裂等。

**過多**
- 目前並無研究指出過量有毒性的問題。

**不足**
- 缺乏容易造成胺基酸代謝阻礙、巨球性貧血、神經管發育缺陷或是周邊神經病變。

# 葉酸能協助體內多項重要代謝機制

食物中攝取到的葉酸經過腸道酵素的分解，將葉酸中多分子的麩胺酸構造分解成單分子，形成體內吸收葉酸的主要形式。再經由腸道吸收進入血液後，送至需要的細胞內，才又進一步合成具多分子麩胺酸形式的葉酸，進入體內代謝利用。而部分暫時不需要的葉酸會與蛋白質結合後儲存在細胞中，體內有50％以上的葉酸會儲存在肝細胞中，待其他器官需要時會再轉換分解成具單分子麩胺酸的葉酸，透過血液運送，供應所需。在儲存量也足夠的情形下，過多的葉酸則可藉由尿液或是糞便排出。

葉酸進入細胞後，能協助體內多項重要代謝機制，例如葉酸將自身所攜帶的碳基團供應給胺基酸，例如提供甲基團將同半胱胺酸轉換成甲硫胺酸，達成胺基酸的合成。又如參與細胞分裂的過程，在細胞欲分裂時，提供碳基團做為細胞DNA複製的原料，使得細胞能快速分裂，協助體內細胞的更新和生成。

# 葉酸影響胎兒神經管及血球發育，孕婦一定要足夠攝取

## ● 攝取原則

葉酸的需要量會隨著年齡增長細胞數量越多分裂次數越快而有持續補充的需求，一般成年民眾的需要量只要維持400微克，但特別注意是在女性懷孕時，為提供胎兒神經管的正常發育與血球的製造，特別需要補充更多的葉酸，除了原本成人所需的400微克外，孕婦還須額外多補充200微克。此外，在國民營養調查中，成年女性普遍多有葉酸攝取不足的情形，這可能會使已懷孕但還未知的情況下，因體內缺乏葉酸而影響胎兒生長，建議有懷孕考慮的女性在平常就要維持正常的葉酸攝取量。

## ● 攝取來源

葉酸主要存在於綠色植物中例如菠菜、芥菜、青椒等，以菠菜的含量最為豐富也最容易攝取。另外因葉酸多儲存於動物肝臟中，也可透過攝取豬肝等動物肝臟來補充葉酸，但顧及脂肪或膽固醇的過量攝取，仍建議從蔬菜或豆類中攝取是較為健康的選擇。

## 葉酸在體內的流轉

例：攝入菠菜

進入消化道

腸道酵素將葉酸分解，將多分子麩胺酸葉酸水解成單分子麩胺酸葉酸

由小腸吸收單分子麩胺酸葉酸

暫時不用 → 運送至儲存細胞或儲存組織

進入 經由血液 ← 需要時

### 需要的細胞或器官

將單分子麩胺酸葉酸轉換成多分子麩胺酸葉酸

執行

- 幫助胺基酸代謝。
- 幫助細胞分裂，包括紅血球、神經管細胞分裂、小腸細胞分裂等。

過多

由尿液或糞便排出體外

維生素B1

維生素B2

菸鹼素

泛酸

維生素B6

葉酸

生物素

維生素B12

維生素C

## 葉酸的每日建議攝取量及上限攝取量

| 年齡 | 每日建議攝取量（微克） | 上限攝取量（微克） | 備註 |
|---|---|---|---|
| 0-2個月 | AI=65 | | 依照各階段所需。 |
| 3-5個月 | AI=70 | | |
| 6-8個月 | AI=75 | | |
| 9-12個月 | AI=80 | | |
| 1-3歲 | 150 | 300 | |
| 4-6歲 | 200 | 400 | |
| 7-9歲 | 250 | 500 | |
| 10-12歲 | 300 | 700 | |
| 13-15歲 | 400 | 800 | |
| 16-18歲 | 400 | 900 | |
| 19歲以上 | 400 | 1000 | 成年人維持穩定攝取。 |
| 懷孕 | 增加200 | 1000 | 供生長的胎兒神經管發育所需。<br>例如19歲以上應適量攝取400毫克的葉酸，此年齡間的孕婦，攝取量可再加上200毫克，即400+200=600毫克。 |
| 哺乳期 | 增加100 | 1000 | 供給新生兒所需。<br>例如19歲以上應適量攝取400毫克的葉酸，此期間正在哺乳的女性則應多攝取100毫克，即400+100=500毫克。 |

AI：足夠攝取量。　資料來源：行政院衛生署公告

# 食物中葉酸的含量

| 食品 | 份量 | 含量（微克） | 食品 | 份量 | 含量（微克） |
|---|---|---|---|---|---|
| 牛肝 | 4盎司 | 375.35 | 芹菜 | 1杯 | 36.36 |
| 扁豆 | 1杯 | 358.38 | 草莓 | 1杯 | 34.56 |
| 菠菜 | 1杯 | 262.80 | 哈密瓜 | 1杯 | 33.60 |
| 黑豆 | 1杯 | 256.28 | 綠豆 | 1杯 | 33.00 |
| 甜菜 | 1杯 | 148.24 | 蔥 | 1杯 | 30.40 |
| 萵苣 | 2杯 | 127.84 | 甘藍菜 | 1杯 | 30.10 |
| 木瓜 | 1個 | 115.52 | 鳳梨 | 1杯 | 29.70 |
| 芥菜 | 1杯 | 102.20 | 蕃茄 | 1杯 | 27.00 |
| 花生 | 0.25杯 | 87.60 | 覆盆子 | 1杯 | 25.83 |
| 青豆 | 1杯 | 86.78 | 茴香 | 1杯 | 23.49 |
| 蘆筍 | 1杯 | 69.68 | 紅蘿蔔 | 1杯 | 23.18 |
| 花椰菜 | 1杯 | 60.99 | 蘑菇 | 5盎司 | 19.84 |
| 球花甘藍 | 1杯 | 57.33 | 茄子 | 1杯 | 18.04 |
| 韭菜 | 1杯 | 56.96 | 甜菜 | 1杯 | 15.75 |
| 青椒 | 1杯 | 42.32 | 香菜 | 2湯匙 | 11.55 |
| 橙子 | 1個 | 39.30 | | | |

參考資料：美國食品和藥物管理局

# 運轉能量生產的酵素催化劑

# 生物素

生物素顧名思義是生物不可缺乏的營養素，又稱維生素H，能輔助代謝細胞生長所需的營養素胺基酸、脂肪酸等，並產出人體所需的能量，因此一旦缺乏就會造成代謝終止，能量無法產生，引發疾病，出現皮膚炎或是舌炎等多種症狀。

## ● 生物素對人體的重要性

生物素為水溶性維生素，也是維生素B群之一。主要功能為攜帶二氧化碳做為胺基酸、醣類或脂肪酸代謝合成所需的輔助酵素，在代謝的TCA循環中，生物素可輔助將二氧化碳轉移至丙酮酸，輔助代謝形成下一個產物草醯乙酸，使產能循環得以繼續進行。因此當生物素缺乏時，胺基酸、脂肪酸還有醣類皆無法順利進行代謝或合成，嚴重缺乏可能造成皮膚炎、舌炎或是厭食症狀。多種食物中如動物內臟、堅果或豆類均含有生物素，且小腸中的腸道菌也能藉由分解纖維素製造出生物素，因此體內不易缺乏生物素，缺乏的原因可能是因為生食蛋白，生蛋白中有一成分為抗生物素，會與生物素結合，阻礙人體對生物素的吸收，導致吸收不良，但蛋白只要經過加熱煮熟，就不會干擾生物素的吸收。雖然過量攝取生物素目前並無研究顯示有毒性產生，但適量攝取仍較安全無虞。

| 主要功能 | • 攜帶二氧化碳，輔助胺基酸、脂肪酸的代謝與合成。 |
|---|---|
| 過多 | • 目前無研究顯示過量有毒性。 |
| 不足 | • 若攝入生蛋白恐導致生物素無法被人體吸收，缺乏的症狀為皮膚炎、舌炎或產生厭食的情形。 |

## 消化吸收與代謝

## 生物素與蛋白質結合的效用

在食物中生物素是與蛋白質結合在一起，當攝入體內後，胃中的蛋白質分解酵素會將生物素與蛋白質分離，而釋出的生物素便游離在小腸中被吸收進入血液。這些在血液中游離的生物素會先與體內的蛋白質結合，形成可供

組織或器官代謝利用的輔酶，進入產能循環利用。過多的輔酶則儲存在肝臟或是肌肉中，待需要時再釋出。

　　生物素與蛋白質結合形成的輔酶，會進入細胞中協助TCA循環的完成，代謝醣類、脂肪酸及胺基酸以產生能量。而TCA循環必須透過輔酶的協助，接連形成不同的產物，才能讓循環得以持續，達成產能目的。因此其中若有一成分不足或是一輔助酵素不足都可能造成循環暫停無法繼續，導致營養素代謝異常。生物素即是能將TCA循環中產生的二氧化碳結合在自己的結構上，帶離開循環，以幫助循環的中間產物丙酮酸能代謝成為草醯乙酸，使其做為循環中的其中一項產物，再接連形成下一個產物，而不間斷循環。因此當丙酮酸因原先的輔助酵素缺乏，而無法進入TCA循環時，可藉由生物素的幫助代謝產生檸檬酸循環中的一產物讓循環順利進行。

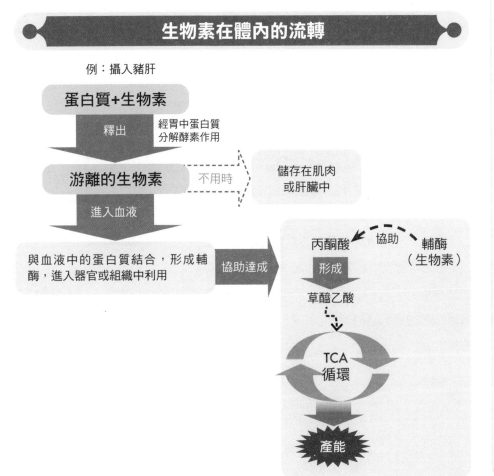

生物素在體內的流轉

例：攝入豬肝

蛋白質+生物素

釋出　　經胃中蛋白質
　　　　分解酵素作用

游離的生物素　不用時　儲存在肌肉
　　　　　　　　　　　或肝臟中

進入血液

與血液中的蛋白質結合，形成輔酶，進入器官或組織中利用　協助達成

丙酮酸　協助　輔酶（生物素）

形成

草醯乙酸

TCA循環

產能

水溶性維生素

維生素B1

維生素B2

菸鹼素

泛酸

維生素B6

葉酸

生物素

維生素B12

維生素C

# 避免食用生蛋白，影響生物素吸收

## ● 攝取原則

　　一般正常成人一日所需量僅為30微克，在平常的飲食攝取下就能滿足此需求，因此很少有生物素缺乏的問題。而因生物素在胺基酸、脂肪酸與醣類等分子的代謝上扮演重要角色，因此隨著年紀增長所攝入的營養素愈多，人體對生物素的需求量也會相對提高，應提高生物素的攝取。

## ● 攝取來源

　　生物素主要來自動物性食物特別是內臟類食物，而植物類食物包括豆類或是堅果類也含有豐富來源，加上正常人體腸道菌也會透過分解纖維素製造生物素，因此不需額外補充，鮮少有缺乏問題。除非是經常食用生蛋白者或是使用抗生素者才需特別注意生物素的補充。

## 食物中生物素的含量

| 食物來源 | 重量 | 含量（微克） | 食物來源 | 重量 | 含量（微克） |
|---|---|---|---|---|---|
| 牛肝 | 3盎司 | 35.7 | 杏仁 | 1盎司 | 1.2 |
| 雞蛋 | 1個 | 10 | 甘藍菜 | 1杯 | 0.8 |
| 鮭魚 | 3盎司 | 5 | 起司 | 1盎司 | 0.4 |
| 花生 | 1盎司 | 5 | 酪梨 | 1盎司 | 0.3 |
| 地瓜 | 1杯 | 2.8 | 低脂牛奶 | 1杯 | 0.3 |

資料來源：美國食品暨藥物管理局

## 生物素的每日建議攝取量

| 年齡 | 每日建議攝取量<br>（微克） | 備註 |
|---|---|---|
| 0-2個月 | 5 | |
| 3-5個月 | 5 | 生物素與營養素代謝有關，因此攝取量隨成長的營養素需求增加而提高。 |
| 6-8個月 | 6.5 | |
| 9-12個月 | 7 | |
| 1-3歲 | 8.5 | |
| 4-6歲 | 12 | |
| 7-9歲 | 15 | |
| 10-12歲 | 20 | |
| 13-15 | 25 | |
| 16歲以上 | 30 | 維持正常成人需求。 |
| 哺乳期 | 增加5 | 提供新生兒發育所需。<br>例如18歲以上應適量攝取30微克的生物素，此期間正在哺乳的女性則應多攝取5微克，即30+5=35微克。 |

資料來源：行政院衛生署公告

水溶性
維生素

維生素B1

維生素B2

菸鹼素

泛酸

維生素B6

葉酸

生物素

維生素B12

維生素C

# 防治貧血不可少的營養成分
# 維生素B12

維生素B12是維生素中構造最複雜且唯一帶有礦物離子的維生素，主要與葉酸的代謝有關，而影響紅血球的製造，因此缺乏時可能會引發貧血。此外，也因參與胺基酸和脂肪酸的代謝與合成，缺乏時便會產生舌頭酸痛、脹氣或便祕，甚至胃功能失調等症狀。

## ● 維生素B12對人體的重要性

維生素B12是唯一帶有礦物質的維生素，含有鈷原子，因此也稱鈷胺，化學結構相較於其他維生素複雜，在光、熱及酸鹼中都能穩定存在，但只存在於動物性食物中。在人體中，維生素B12與其他維生素B一樣，主要做為多種營養素代謝的輔助酵素，尤其是葉酸的代謝，因此若缺乏時，便容易造成葉酸代謝的阻礙，引起貧血症狀，而此因維生素B12缺乏造成的貧血稱做惡性貧血。另外，維生素B12與葉酸的作用也與神經傳導物質膽素的合成有關，因此若缺乏維生素B12也會造成膽素合成下降，出現神經炎的症狀；其次胺基酸與脂肪酸的分解代謝也以維生素B12做為輔助酵素，若缺乏的話可能會出現如舌頭痠痛、脹氣或便祕甚至有胃功能失調等症狀。

| 主要功能 | • 做為葉酸代謝、胺基酸與脂肪酸分解代謝的輔助酵素。 |
| --- | --- |
| 過多 | • 過量攝取雖無毒性產生，但仍建議適量即可。 |
| 不足 | • 不足時會影響葉酸代謝，導致惡性貧血。<br>• 不足時會造成膽素生成下降、胺基酸和脂肪酸代謝異常等，而引發神經炎及舌頭痠痛、腸胃道不適等可能症狀。 |

### 消化吸收與代謝

## 維生素B12能幫助葉酸，共同代謝胺基酸

維生素B12會與蛋白質結合存在食物中，當吃下食物，胃中的水解酵素會將蛋白質與維生素B12分離，而釋出的維生素B12會與胃中的一種內在因子與蛋白質的結合物（IF-R）結合形成B12-IF-R後，才能被胃壁細胞吸收進

入小腸中。而進入小腸的B12-IF-R會再由小腸中的酵素除去蛋白質，僅剩下B12-IF進入迴腸中，透過鈣離子的幫助吸收進入血液中，並透過血液中稱為轉鈷胺（TC）的分子做為維生素B12的攜帶者，將維生素B12運送到所需的組織中加以利用或是儲存起來，至於過多的維生素B12則可藉由尿液或糞便排出體外。

維生素B12以「轉鈷胺（TC）」的形式在體內組織進行各種作用，主要是幫助葉酸的代謝能順利進行，發揮協助胺基酸代謝的功能；以及在檸檬酸循環中幫助脂肪酸及胺基酸可以代謝成為檸檬酸循環的中間產物之一琥珀酸輔酶A，讓循環可順利進行，達成產能目的。

## Info 什麼是「內在因子」？

內在因子是由胃製造及分泌，是唯一在胃中可以攜帶維生素B12且不被蛋白質分解酵素分解的分子，消化道會辨識內在因子，才讓維生素B12進入小腸中消化吸收，進入血液中，因此若是沒有內在因子的攜帶，維生素B12無法被辨識也就無法被吸收。

### 人體的需求

## 和鈣一起吃，維生素B12更好吸收

### ● 攝取原則

維生素B12為營養素代謝的輔助酵素，因此隨著每個生命階段對營養素的需要量提高而提高其攝取量。一般成人每日應攝取2.4微克，懷孕及哺乳中的婦女為提供胎兒及嬰幼兒生長和發育所需，應提高其攝取量。由於維生素B12的吸收與胃中的酵素有關，若胃出現問題例如胃酸強度減弱、胃功能失常、結合蛋白出現異常等都會影響維生素B12的吸收，因此除了適度補充維生素B12外，也應注重胃的健康，才能讓吃進體內的維生素B12真正地被吸收，對人體產生效用。此外，人體內的鈣能協助維生素B12的吸收，因此在補充維生素B12的同時，可搭配鈣一起食用以更具吸收效益。

### ● 攝取來源

維生素B12只存在動物性食品中，包括海鮮、內臟、蛋類等，其中又以文蜆的含量最高。因此長期素食者更須注意維生素B12的補充，蛋奶素者可適量由奶類食物中獲得，而純素者也可嘗試透過營養保健品來補充攝取。

# B12在人體內的流轉

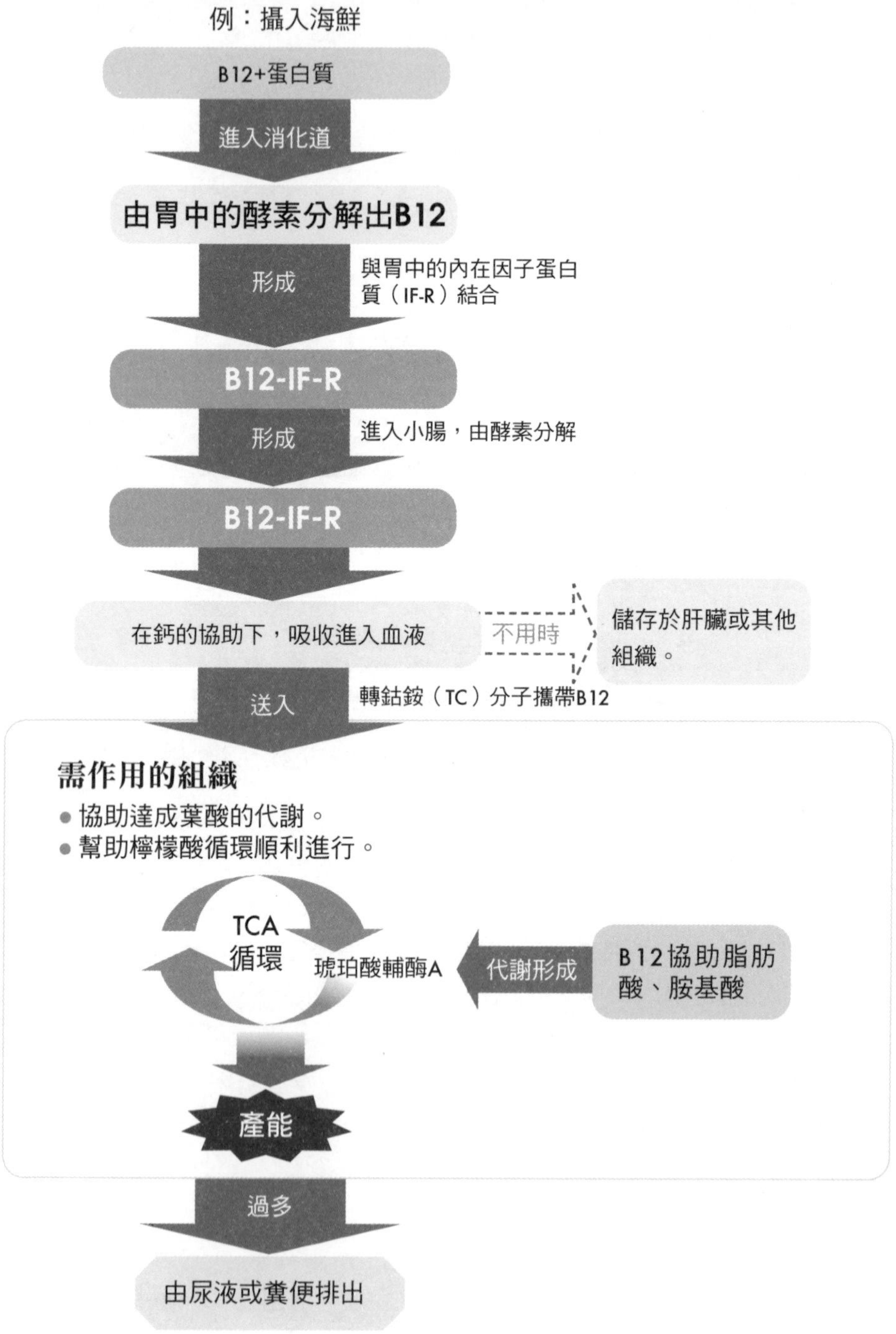

例：攝入海鮮

B12+蛋白質

↓ 進入消化道

## 由胃中的酵素分解出B12

形成　　與胃中的內在因子蛋白
　　　　質（IF-R）結合

### B12-IF-R

形成　　進入小腸，由酵素分解

### B12-IF-R

在鈣的協助下，吸收進入血液 ┄┄ 不用時 ┄┄ 儲存於肝臟或其他組織。

送入　　轉鈷銨（TC）分子攜帶B12

## 需作用的組織

- 協助達成葉酸的代謝。
- 幫助檸檬酸循環順利進行。

TCA
循環　　琥珀酸輔酶A ← 代謝形成 ← B12協助脂肪酸、胺基酸

### 產能

↓ 過多

由尿液或糞便排出

## 維生素B12的每日建議攝取量

| 年齡 | 每日建議攝取量（微克） | 備註 |
|---|---|---|
| 0-2個月 | AI=0.3 | 依照各階段所需。 |
| 3-5個月 | AI=0.4 | |
| 6-8個月 | AI=0.5 | |
| 9-12個月 | AI=0.6 | |
| 1-3歲 | 0.9 | |
| 4-6歲 | 1.2 | |
| 7-9歲 | 1.5 | |
| 10-12歲 | 2 | |
| 13歲以上 | 2.4 | 維持穩定攝取。 |
| 懷孕<br>一～三期 | 增加0.2 | 供生長的胎兒發育所需。<br>例如18歲以上應適量攝取2.4微克的維生素B12，此年齡間的孕婦，攝取量可再加上0.2微克，即2.4+0.2=2.6微克。 |
| 哺乳期 | 增加0.4 | 供給新生兒所需。<br>例如18歲以上應適量攝取2.4微克的維生素B12，此年齡間的孕婦，攝取量必須再加上0.4微克，即2.4+0.4=2.8微克。 |

AI：足夠攝取量。　資料來源：行政院衛生署公告

## 100克食物中維生素B12的含量

| 食物名稱 | 含量（毫克） | 食物名稱 | 含量（毫克） |
|---|---|---|---|
| 文蜆 | 84.16 | 牛腱 | 1.83 |
| 文蛤 | 74.7 | 生鹹蛋 | 1.8 |
| 小魚乾 | 54.2 | 豬前腿瘦肉 | 1.21 |
| 牡蠣（蚵仔） | 40 | 牛腩 | 1.17 |
| 豬肝 | 25.6 | 豬前腿肉 | 1.16 |
| 鮭魚 | 10.62 | 皮蛋 | 0.93 |
| 鴨蛋黃 | 8.56 | 五花肉（豬） | 0.88 |
| 秋刀魚 | 7.44 | 梅花肉（豬） | 0.84 |
| 鹹鴨蛋黃 | 4.81 | 大里肌（豬） | 0.82 |
| 鹹鴨蛋 | 3.3 | 小排（豬） | 0.82 |
| 豬心 | 2.21 | 大排（豬） | 0.78 |
| 雞蛋 | 2.02 | 鴨蛋白 | 0.63 |
| 牛小排 | 1.91 | | |

資料來源：行政院衛生署台灣地區食品營養成分資料庫

# 抗氧化、抗發炎的多功效營養素
# 維生素C

維生素C是廣為人知的抗氧化劑，不僅可以消炎、提高免疫力、甚至美白都因它的抗氧化力，除此之外還可以幫助膠原蛋白的合成、胺基酸的代謝以及神經傳導物值的合成，因此是人體極為重要的營養素。

## ● 維生素C對人體的重要性

維生素C為水溶性維生素，極易氧化，只對弱酸性的環境穩定，在熱、鹼、光和金屬環境下均容易受影響而被破壞，但若保持其乾燥狀態也可較為穩定保存。主要存在於蔬菜及水果中，特別是枸橼類水果，例如柳橙、柚子、檸檬等和深綠色蔬菜中。

維生素C能參與人體多項生理運作，因此在人體中扮演非常重要的角色。它主要能做為第一線的抗氧化分子，當自由基產生時，能直接與其結合而消除，因此能防止細胞受到自由基的攻擊（搶奪電子），保持細胞膜正常，對抗氧化產生，防止細胞提早凋亡或老化問題，並且還能還原白天受到光線照射破壞或氧化的細胞分子進行修護，也就是還原受損，因此具有美白的功效。另外，也能扮演輔酶的角色，提供其結構上的氫氧基（OH⁻），參與膠原蛋白的合成及胺基酸的代謝過程；並且幫助一種能量傳遞物質肉鹼的合成過程，使體內的能量能正常供應至所需的代謝機制中；還有兒茶酚胺和血清素兩種神經傳導物質的合成都需要維生素C的參與，除了調節神經訊息的正常傳遞，也能透過調控血清素的濃度穩定情緒精神。再加上近年來的研究更顯示維生素C可有效與致癌物結合，降低癌化過程或是抑制腫瘤生長，幫助免疫細胞一起對外抵抗不正常細胞，因此整體而言能提升免疫的功能，更顯維生素C對人體的重要性。

外在環境或內在壓力皆會產生自由基，例如陽光中的紫外線、髒空氣、不潔的食物等；或是長時間憋尿、焦慮、感到壓力這些情況皆會產生自由基。正常細胞有固定的生命週期與凋亡時間，若是受到自由基的攻擊，細胞的生命週期會提早結束，造成細胞凋亡，因此人體內若缺乏維生素C，體內的抗氧化力較低，細胞容易快速老化；維生素C也影響兒茶酚胺和血清素兩種神經傳導物質的合成，因此不足時易造成神經傳導失調，此外，維生素C可與引發細胞發炎的物質結合因而降低了發炎反應產生，故維生素C可消炎或抑制發炎。

維生素C不足時，將造成壞血病，因此維生素C也稱之為抗壞血酸，主

要症狀有牙齦出血、皮下微血管出血而產生斑點、傷口不易癒合，更嚴重會出現肋骨與肋軟骨連結處腫大，猶如串珠的症狀，稱為壞血病型串珠，主要會有四個病徵：牙齦出血、過度毛囊角化、血液凝固不良，傷口無法修護以及疑病現象。另外，也因維生素C能調控控制情緒的血清素濃度，若缺乏或過低的維生素C便易導致憂鬱症的情況發生。雖然過量的維生素C能隨尿液排出，但是也可能引發胃腸不適、腹瀉等症狀，因此在維生素C的攝取上仍須注意其用量。

| 主要功能 | • 對抗自由基、抗氧化，預防老化。<br>• 做為營養素代謝過程的輔酶，達成代謝目的，並促進膠原蛋白的合成。<br>• 參與神經傳導物質的合成，維持神經訊息的傳達。<br>• 中和致癌物質，減少癌化發生。 |

| 過多 | • 過量攝取可能引起腹瀉等症狀。 |

| 不足 | • 缺乏時，細胞較為脆弱容易破裂，而導致牙齦出血、皮下微血管出血而產生斑點、傷口不易癒合，更嚴重會出現肋骨串珠的現象，稱為壞血病型串珠。 |

## 消化吸收與代謝

# 抗氧化，維生素C扮演了重要角色

當吃下柳橙、橘子等富含維生素C的食物，進入體內後，消化道中的酵素會將其分解，釋出其中的維生素C進入小腸中，再由迴腸（小腸下段）處吸收進入血液，運送至需要的組織器官，或是暫時儲存在腎上腺或是腦下垂體，待需要時再供應。但是當人體內的維生素C濃度較高時，其吸收量會隨之下降，而那些在儲存量足夠下過多的維生素C，便會隨著尿液排出體外。

人體吸收維生素C後，維生素C會在血液中將自由基分子還原成不具破壞力的分子，避免其破壞體內正常的分子。人體因受外在（如紫外線等）或內在（如體內代謝產生）因素影響，會不斷形成僅具有單電子（獨立電子）的其分子，這些分子極度不安定會侵占穩定細胞中的電子來讓自己穩定，此舉會使原本正常的細胞遭到破壞而凋亡，而維生素C則可在單電子分子搶奪細胞中的穩定分子前就先與之結合，來保護細胞。例如體內耗用後的維生素E也會形成為自由基，雖然不同於其他自由基具破壞力，但卻失去原有的功效。透過維生素C便能將維生素E自由基還原，使其恢復原有的抗氧化功效。此外，維生素C也會進入其他組織中扮演輔酶的角色，提供氫氧基團給需要代謝的分子，例如膠原蛋白、肉鹼、胺基酸等，促進合成代謝的進行。

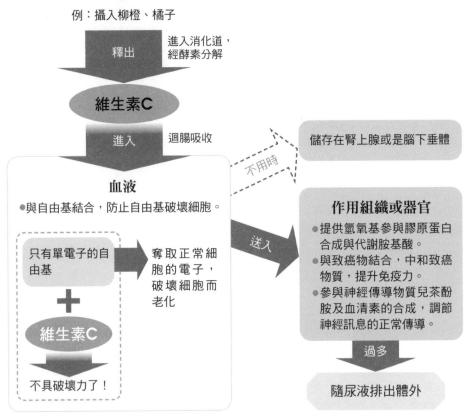

## 維生素C在人體內的流轉

例：攝入柳橙、橘子

釋出 → 進入消化道，經酵素分解

**維生素C**

進入 → 迴腸吸收

不用時 ⟶ 儲存在腎上腺或是腦下垂體

**血液**
- 與自由基結合，防止自由基破壞細胞。

只有單電子的自由基 → 奪取正常細胞的電子，破壞細胞而老化

**+**

維生素C

不具破壞力了！

送入 ⟶ **作用組織或器官**
- 提供氫氧基參與膠原蛋白合成與代謝胺基酸。
- 與致癌物結合，中和致癌物質，提升免疫力。
- 參與神經傳導物質兒茶酚胺及血清素的合成，調節神經訊息的正常傳導。

過多 → 隨尿液排出體外

---

## 維生素C與維生素E一起吃，強化抗氧化力

### ●攝取原則

　　人體就連呼吸也會產生自由基，又加上外界環境壓力、生活上的習慣如飲酒、抽煙及從事劇烈運動等都不斷使體內累積更多的自由基，因此持續需要維生素C等抗氧化物質的協助清除，加上體內多項合成代謝的需求，平時應持續攝取一定量的維生素C，以維持其對人體的功效，使代謝正常。一般成人每日攝取100毫克即可，若是在感冒、生病等抵抗力較差的情況下，需要維生素C幫助結合發炎因子，降低發炎因子的濃度、增加細胞抗氧化力提升對抗細菌或病毒的防禦力，因此可增加維生素C的攝取量，但最多仍不

## 維生素C的每日建議攝取量

| 單位年齡 | 每日建議攝取量（毫克） | 上限攝取量（毫克） | 備註 |
|---|---|---|---|
| 0-2個月 | AI=40 | | |
| 3-5個月 | AI=40 | | |
| 6-8個月 | AI=50 | | |
| 9-12個月 | AI=50 | | |
| 1-3歲 | 40 | 400 | 依照各階段所需。 |
| 4-6歲 | 50 | 650 | |
| 7-9歲 | 60 | 650 | |
| 10-12歲 | 80 | 1200 | |
| 13-15歲 | 90 | 1800 | |
| 16-18歲 | 100 | 1800 | 成年人維持穩定攝取。 |
| 19歲以上 | 100 | 3000 | |
| 懷孕一～三期 | 增加10 | 3000 | 供生長的胎兒發育所需。例如19歲以上應適量攝取100毫克的維生素C，此年齡間的孕婦，攝取量可再加上10毫克，即100+10=110毫克。 |
| 哺乳期 | 增加40 | 3000 | 供給新生兒所需。例如19歲以上歲應適量攝取100毫克的維生素C，此期間正在哺乳的女性則應多攝取40毫克，即100+40=140毫克。 |

AI：足夠攝取量。 資料來源：行政院衛生署公告

維生素B1
維生素B2
菸鹼素
泛酸
維生素B6
葉酸
生物素
維生素B12
維生素C

可超過上限攝取量，以免引發腹瀉等症狀。若已攝取高含量的維生素C一段時間要恢復正常使用量時，必須採階段式減量的方式，例如維持一周使用1000mg，則每日調降200mg的攝取量直到建議攝取量為止，以免體內維生素C的濃度落差太多，體內機制會以為是缺乏維生素C，反而產生維生素C的缺乏症狀。不過因過量的維生素C能透過尿液排除，當使用較高含量的維生素C時，建議可多喝些水以助循環排出體外。

維生素C容易受到光與熱的破壞，因此取用的食物應採新鮮現吃，不應削皮、切片處理後久置或暴露在空氣當中，使維生素C氧化而失去功能。若有避免不了的應酬或聚會時需食用煎煮、油炸或燒烤物前，可先補充維生素C幫助對抗接下來要接觸的高度氧化物質，中和自由基濃度降低細胞傷害。維生素C最好的吸收環境便是與新鮮蔬果同時食用效果最佳，最好的來源也是天然的新鮮蔬果。

## 100克食物中維生素C的含量

| 食物名稱 | 含量（毫克） | 食物名稱 | 含量（毫克） |
|---|---|---|---|
| 釋迦 | 99 | 棗子 | 45 |
| 香吉士 | 92 | 金棗 | 39 |
| 龍眼 | 88 | 人蔘果 | 39 |
| 奇異果 | 87 | 仙桃 | 39 |
| 泰國芭樂 | 81 | 柳丁 | 38 |
| 土芭樂 | 80.7 | 桔子 | 38 |
| 甜柿 | 79 | 葡萄柚 | 38 |
| 木瓜 | 74 | 文旦 | 32 |
| 聖女蕃茄 | 67 | 百香果 | 32 |
| 榴槤 | 66 | 柑橘 | 31 |
| 草莓 | 66 | 新疆哈蜜瓜 | 31 |
| 白柚 | 52 | 檸檬 | 27 |
| 荔枝 | 51 | 土芒果 | 26 |
| 海梨 | 48 | 楊桃 | 26 |
| 柿子 | 46 | 愛文芒果 | 21 |
|  |  | 哈蜜瓜 | 20 |

| 食物名稱 | 含量（毫克） | 食物名稱 | 含量（毫克） |
|---|---|---|---|
| 香椿 | 255 | 紫甘藍 | 41 |
| 綠豆芽 | 183.6 | 青蒜 | 40 |
| 辣椒 | 141 | 小白菜 | 40 |
| 食茱萸 | 116.8 | 黑甜菜 | 35 |
| 甜椒 | 94 | 絲瓜花 | 35 |
| 油菜花 | 93 | 芥菜 | 34 |
| 荷蘭豆菜心 | 92 | 甘藍 | 33 |
| 球莖甘藍 | 89 | 高麗菜 | 33 |
| 野苦瓜 | 87 | 青江菜 | 32 |
| 野苦瓜嫩梢 | 86.2 | 龍延草 | 30.1 |
| 美國空心菜 | 78 | 半天筍 | 30 |
| 花椰菜 | 73 | 川七 | 29 |
| 高麗菜芽 | 72.6 | 雪裡紅 | 29 |
| 青花菜 | 69 | 金針菜 | 28 |
| 皇冠菜 | 67 | 冬瓜 | 25 |
| 薄荷 | 63.9 | 白鳳菜 | 24.5 |
| 芫荽 | 63 | 葫蘆瓜 | 22 |
| 香芫荽 | 54 | 油菜 | 21 |
| 豆瓣菜 | 43.7 | 紅莧菜 | 21 |
| 蓮藕 | 42 | 蕃茄 | 21 |
| 魚腥草 | 41.5 | 藤三七 | 20.1 |

資料來源：行政院衛生署台灣地區食品營養成分資料庫

## ● 攝取來源

維生素C主要來源為新鮮天然的蔬菜與水果，特別是枸櫞類水果，例如柳橙、柚子、檸檬等和深綠色蔬菜中。因維生素C易受酸鹼、加熱或光照等因素破壞，因此建議水果調理後應馬上食用、蔬菜盡量不採加熱方式，若要加熱，也盡可能縮短烹調時間，以減少維生素C的流失。

維生素C的保健食品通常會一同添加B群或是維生素E，以提升產品的營養價值，強化代謝和抗氧化的效能。加上維生素C也可幫助維生素E還原，還原後的維生素E可繼續幫助對抗自由基，使抗氧化力生生不息。維生素C保健食品依照製造的濃度與含量，以及加入的其他維生素種類，有液狀、粉狀、碇狀或是膠囊等不同的產品型式，不論形式為何，維生素C的含量多寡才是選擇的重點，保健品的形式只要選擇方便食用補充即可。

## Chapter 5

# 礦物質

礦物質為除了碳、氫、氧、氮這四種元素之外,存在於人體中其他元素的總稱。人體所需礦物質包含七種巨量礦物質與十種微量礦物質,雖然需求量較三大營養素來得低,但每種礦物質都能在體內發揮不同的效應與功能,同樣是維持人體生命不可或缺的物質。此外,礦物質元素之間存在協同與拮抗效應,且每種食品中的礦物質種類與含量均有差異,因此除了均衡飲食,如何搭配食物或避開相剋營養素的同時攝取,提升吸收效益,也是礦物質補充前的重要觀念。

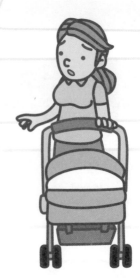

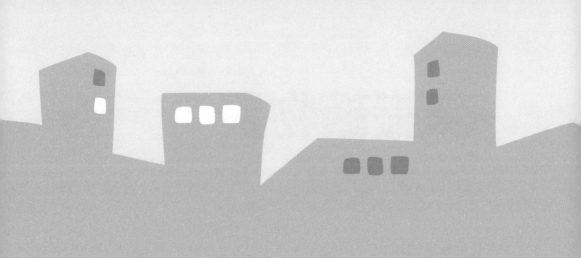

## 本篇教你

1. 礦物質的生理功能。
2. 礦物質的消化吸收方式。
3. 礦物質的代謝路徑。
4. 礦物質攝取過量和不足的影響。
5. 礦物質攝取來源與攝取原則。

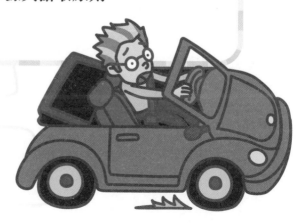

# 認識礦物質

礦物質是維持生命所需的無機物質，雖然在人體中僅微量存在，但對調節生理功能卻具有舉足輕重的重要性。任何一種礦物質攝取過量或不足，都會彼此交互影響破壞平衡，導致疾病的產生。因此學會適量攝取礦物質，才能讓吃進體內的礦物質成為「營養」，不傷身。

## ● 什麼是礦物質

　　礦物質又稱無機鹽，是除了碳、氫、氧、氮之外，構成人體生理架構、運作的必需元素，以無機態如氯化鈉、磷酸氫鈣，或有機態如蛋白質、DNA形式廣泛存在於人體中，主要儲存部位為骨骼牙齒（鈣、鎂、磷、氟等），而肝臟含的礦物質種類最豐富，有鉻、鈷、銅、鐵、錳、鉬、硒等。雖然礦物質總共僅占人體重量的4%，但對維持正常人體新陳代謝貢獻甚鉅，缺一不可。依照每日建議攝取量的多寡，可將礦物質分成巨量礦物質（major mineral）和微量礦物質（trace mineral）兩大類。每日建議攝取量大於200毫克，即稱為巨量礦物質包含有：鈣（calcium，Ca）、氯（chlorine，Cl）、鎂（magnesium，Mg）、磷（phosphorus，P）、鉀（potassium，K）、鈉（sodium，Na）、硫（sulfur，S）；而每日建議攝取量小於200毫克者為微量礦物質則包含有：鉻（chromium，Cr）、鈷（cobalt，Co）、銅（copper，Cu）、氟（fluorine，F）、碘（iodine，I）、鐵（iron，Fe）、錳（manganese，Mn）、鉬（molybdenum，Mo）、硒（selenium，Se）、鋅（zinc，Zn）等。

　　礦物質在人體內主要具有構成細胞組織的原料，以及調節人體各種生理反應這兩大功能。例如鈣、磷、鎂、氟是構成骨骼與牙齒所需的礦物質原料，而硫是蛋白質組成過程中必需的礦物質。許多礦物質也是酵素與激素組成的一部分，例如在肝臟中負責將酒精分解成乙醛的酒精去氫酵素（alcohol dehydrogenase）中即含有鋅，還有甲狀腺素的組成中就含有碘。礦物質也可做為輔助酵素反應的物質，例如鎂、鈷、銅、鉬等能協助酵素催化產能反應的進行，因此礦物質具有調節各種生化反應的機能。此外，如鈉、鉀等礦物質也能藉由進出細胞，改變細胞內外溶質濃度，達到調節細胞酸鹼值和滲透壓，當其溶於水中呈離子狀態時帶有電荷，可引發電位變化，因而能協助神經訊息的傳導和達成肌肉收縮和活動的目的。

## ● 礦物質的攝取原則

　　食物中的礦物質進入消化道後，大部分由小腸、少部分由胃和大腸吸收，排泄則可經由消化道、腎臟、皮膚三種途徑。食物中的礦物質種類與型態會影響吸收率，例如鈣在乳酸存在的情況下吸收率最好，因此乳製品所含的鈣最容易被人體吸收；若是同時攝取含大量磷或鎂的食物，則會抑制鈣的吸收。又如食物中無機態的硫和鉻無法被人體利用，只有與有機物形成附合物的有機態硫和鉻才能被人體吸收利用。

　　由於人體無法自行合成礦物質，因此必須藉由攝取的食物中獲得。每種食物中的礦物質種類與含量皆不同，例如紫菜含有大量鈉、鉀、鎂、磷、鐵、碘，而動物內臟則是富含磷、鉻、鈷、銅、鐵、鉬、鋅。礦物質雖然是人體必需營養素，但並非攝取愈多愈好，一些微量礦物質，例如鉻、鈷、銅、氟、錳、硒、鋅等對人體有毒性，攝取過量會造成中毒，其他無毒性的礦物質攝取過多也可能影響其他礦物質的吸收，例如鈣會影響人體對鎂的吸收，攝取過多的鈣，人體便容易缺乏鎂。因此攝取礦物質應適量即可。只有特殊時期可按規定增加量，提高攝取如發育中的青少年要多補充構成骨骼的鈣、鎂、磷這三種礦物質，以促進骨骼發育；懷孕婦女為供應胎兒營養所需，應多補充鈣、鎂、磷、鐵等礦物質；而停經婦女、老年人、洗腎病人，因體內鈣質流失較多，也應注意補充，以防止骨質疏鬆症。

## 礦物質的分類

**礦物質**

除了碳、氫、氧、氮之外，人體所必需的元素

**巨量礦物質**

每日建議攝取量大於200毫克的礦物質。

包括：鈣（Ca）、氯（Cl）、鎂（Mg）、磷（P）、鉀（K）、鈉（Na）、硫（S）。

**微量礦物質**

每日建議攝取量小於200毫克的礦物質。

包括：鉻（Cr）、鈷（Co）、銅（Cu）、氟（F）、碘（I）、鐵（Fe）、錳（Mn）、鉬（Mo）、硒（Se）、鋅（Zn）等。

# 組成骨骼的重要成分

# 鈣

鈣是人體含量最多也是最受關注的礦物質，它不但與人體骨骼發育息息相關，也在細胞間訊息傳遞、肌肉收縮、神經傳導、凝血作用中扮演重要角色。雖然普遍觀念認為多補充鈣質可以防止骨質疏鬆症，但攝取過量會使過多的鈣在人體組織中囤積，導致結石，因此仍應以適量補充為原則。

## ● 鈣對人體的重要性

鈣占成人體重的1.5～2.0%，為人體含量最多的礦物質，約占總礦物質的35%。人體有99%的鈣與磷酸根結合存在於骨骼與牙齒，稱為骨鈣，剩餘的1%分布在體液與組織器官中，稱為血鈣，骨鈣與血鈣可以互換以維持血鈣濃度。血液中總血鈣含量正常參考值為2.0～2.5 mmol/L，血鈣有三種型式：50%為游離鈣、40%與蛋白質結合、10%與碳酸或檸檬酸抑或是磷酸結合形成複合物，而真正具有生理功能的僅有游離鈣。

鈣在人體中最重要的功能為構成骨骼與牙齒。骨鈣是人體鈣質的儲藏庫，對維持血鈣（血中的鈣離子）的濃度極具重要性。骨骼中的造骨細胞（osteoblast）會負責分泌膠原蛋白並形成網狀結構，使鈣質附著在上面構成骨鈣。而當鈣攝取不足導致血鈣濃度降低時，骨骼中的噬骨細胞（osteoclast）會分泌酸性物質與酵素分解骨鈣，提高血鈣濃度。

除了參與骨骼與牙齒的形成外，鈣也在人體許多生理反應中扮演極重要角色。在細胞中鈣為負責傳遞細胞訊號的第二傳訊者，一些無法通過細胞膜的水溶性激素（又稱第一傳訊者，如甲狀腺素、胰島素等），必須透過鈣等第二傳訊者才能將訊號傳入細胞內。藉由鈣活化蛋白質激酶（protein kinase）與磷酸酶（phosphatase）等酵素，再進一步引發細胞一系列的反應使其具有活性，進一步調節細胞的代謝、生長及分化。

在肌肉與神經組織中，鈣、鎂、鉀與鈉會保持適當比例，來控制神經的感應與肌肉的收縮。另外，鈣也可在血液凝固的過程中扮演凝血因子的角色，用來輔助其他凝血因子與磷脂質結合，促使傷口上的血液凝固。

因神經與肌肉組織對鈣離子濃度相當敏感，當鈣質攝取不足，血鈣濃度低於2.0mmol/L則稱為低血鈣症（hypocalcemia），會引起肌肉抽搐與心律不整等症狀，嚴重者甚至死亡。且若長期鈣攝取不足，會導致骨質疏鬆症、蛀牙、神經緊張、失眠、女性生理期經痛等症狀。然而過量攝取鈣也會造成血鈣濃度過高，使過多的鈣囤積在動脈、軟骨、心臟瓣膜，造成組織鈣化，

並增加罹患腎結石的機率。當血鈣濃度高於2.6 mmol/L，則會引發高血鈣症（hypercalcemia），使腎臟無法回收水分而多尿，以致身體脫水，出現口乾、便祕、腹痛、腸阻塞等症狀，嚴重者甚至昏迷、死亡。

**主要功能**
- 構成骨骼與牙齒的原料。
- 做為第二傳訊者，傳遞細胞訊息，活化酵素，促進代謝進行。
- 鈣與鎂、鈉、鉀藉由進出細胞而產生電位差，維持神經的傳導和肌肉收縮等功能。
- 扮演凝血因子，促進血液凝集。

**過多**
- 鈣攝取過量會引起高血鈣症，使過多的鈣囤積在人體各組織中，造成組織鈣化與結石。

**不足**
- 鈣攝取不足會導致骨質疏鬆症與低血鈣症，血鈣濃度過低容易引起肌肉抽搐與心律不整，嚴重者會死亡。

## 消化吸收與代謝

# 維生素D可促進鈣的吸收

　　當喝下牛奶或吃小魚乾等含鈣豐富的食物，會由胃中的胃酸將食物中的鈣解離成鈣離子，才能被小腸吸收，若加上維生素D就能刺激鈣運輸蛋白的製造，更提升鈣的吸收率。鈣離子經由小腸的吸收進入血液，骨骼中的造骨細胞會分泌網狀結構的膠原蛋白，使鈣質能附著在上面成為骨鈣，共同建立起一個具有韌性和硬度的骨骼結構。雖然人體中的血鈣量遠低於骨鈣，但是血鈣濃度影響眾多生理反應，因此人體會優先維持血鈣的濃度平衡，主要由副甲狀腺素（parathyroid hormone）、維生素D、降血鈣素（calcitonin）三者調控，調控方式包括影響小腸對鈣的吸收能力、骨鈣轉換成血鈣的量、腎臟對鈣的排泄量。例如當血鈣濃度過低會刺激副甲狀腺素的分泌，副甲狀腺素會促使骨鈣釋出、增加小腸對鈣的吸收率以及腎臟對鈣的回收率，使血鈣濃度上升。

　　鈣進入細胞中，能做第二傳訊者，將細胞外第一傳訊者激素的訊息傳到細胞內，藉以活化細胞內酵素，達成細胞生理運作的目的。並且進入肌肉組織中，協助肌肉收縮訊息的傳導，以及在神經系統中協助訊息的傳遞，例如透過神經細胞膜上鈣離子通道，使鈣進入細胞中而活化鈣敏感性蛋白（calcium sensitive protein），進而引發神經傳導物質的釋放，使肌肉組織中的肌動蛋白或肌球蛋白活化，觸發肌肉的收縮，使個體活動。最後人體中多餘的鈣大多隨糞便排出體外，少部分才經由尿液及汗液排出。

# 鈣在人體內的流轉

例：攝入牛奶、小魚乾

**進入 消化道**

胃中的酵素分解釋出鈣離子

**進入**

## 小腸
以鈣離子的形式吸收進入血液

**執行**

- 鈣與網狀膠原蛋白結合成為骨鈣，共同組成骨骼。

**鈣** 附著 → 骨骼造骨細胞分泌網狀膠原蛋白

**形成**

### 骨頭

- 進入細胞，做為第二傳訊者用，傳遞來自第一傳訊者的訊息，以活化酵素，達成生理作用。

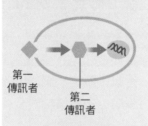

第一傳訊者　　第二傳訊者

- 鈣促使細胞釋放神經傳導物質，以活化肌肉蛋白，觸發肌肉收縮，使個體活動。

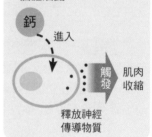

**鈣** 進入

觸發 肌肉收縮

釋放神經傳導物質

**過多**

大部分由糞便排除，少部分由尿液和汗液排除。

## 隨年紀增長，提高攝取

　　鈣的吸收率隨著年紀的增長而降低，嬰兒時期約60%，兒童約34%，到成人僅剩約25%。尤以女性的鈣質吸收率又同時受到雌性激素與月經週期的影響，因此停經婦女在鈣的吸收效率上會有快速下降的趨勢。

　　成人每日建議鈣的攝取量為1000毫克，13～18歲發育中的青少年需要增加到1200毫克，以供骨骼快速成長所需。懷孕婦女為提供胎兒骨骼發育所需的鈣質，每日攝取量須提升到1100毫克。此外，停經婦女、老年人及洗腎病患，由於體內鈣質流失較多，更應多注意補充。

## 與維生素D一起吃，更好吸收

　　天然食物是鈣質的最佳來源，包括乳品、帶骨的小魚、蝦米、髮菜、黑芝麻、山粉圓等，尤其鈣在乳酸存在的環境下吸收率最好，因此以牛奶及其加工製品所含的鈣質為最佳選擇。國人因為飲食偏好經常也會仰賴鈣片等保健食品來補充鈣質，為了滿足廣大消費者的需求，市售的鈣片種類繁多，但大致可分成天然及合成兩類。天然鈣片由雞骨、牛骨、珠貝、牡蠣等提煉，主要成分為碳酸鈣；合成鈣片可分成碳酸鈣（calcium carbonate）、檸檬酸鈣（calcium citrate）、乳酸鈣（calcium lactate）、葡萄糖酸鈣（calcium gluconate）等。由於目前環境污染嚴重，天然鈣片的來源是否有遭受污染不得而知，因此人工合成鈣片組成分較穩定也較令人安心服用。這些鈣在人體中的吸收率亦不相同，最高為檸檬酸鈣的35%，其次為乳酸鈣29%、碳酸鈣27%、磷酸鈣25%。不同成分的鈣服用時機也有所不同，例如碳酸鈣與葡萄糖酸鈣需要經由胃酸的分解才能釋放出鈣離子，必須在飯後服用；乳酸鈣與檸檬酸鈣不需要胃酸分解即可被小腸吸收，因此任何時間都可服用。此外維生素D可以促進鈣質的吸收，而鎂與鈣在生理活性上有密切關係，因此近年來新研發的鈣片常含有這三種成分，通稱為鈣鎂D錠，鈣鎂的比例為2：1以達到最高吸收效果。

　　服用鈣片時也應避免同時食用茶等高草酸含量的食物，以免形成草酸鈣，抑制鈣的吸收並導致結石。且鈣片並非劑量愈高愈好，人體對鈣質單次最大吸收量約500毫克，如果每天必須補充500毫克以上則需要分次服用，以免劑量過高無法吸收，而增加腎臟負擔。此外鈣片比天然食物中的鈣含量高出許多，結石與心血管疾病患者要注意服用劑量，以免加重病情。

## 鈣的每日建議攝取量

| 單位年齡 | 每日建議攝取量（毫克） | 單位年齡 | 每日建議攝取量（毫克） |
|---|---|---|---|
| 0-6個月 | 300 | 10-12歲 | 1000 |
| 7-12個月 | 400 | 13-18歲 | 1200 |
| 1-3歲 | 500 | 19歲以上 | 1000 |
| 4-6歲 | 600 | 懷孕婦女 | 1100 |
| 7-9歲 | 800 | | |

資料來源：2011年台灣衛生署報告

## 每100公克食品的鈣含量

| 食物名稱 | 含量（毫克） | 食物名稱 | 含量（毫克） |
|---|---|---|---|
| 小魚干 | 2213 | 空心菜 | 78 |
| 黑芝麻 | 1456 | 蠶豆 | 58 |
| 奶粉 | 1411 | 檸檬 | 33 |
| 髮菜 | 1263 | 雞蛋 | 30 |
| 蝦米 | 1075 | 蓮藕 | 20 |
| 山粉圓 | 1073 | 文旦 | 11 |
| 愛玉子 | 714 | 竹筍 | 7 |
| 乳酪 | 574 | 牛小排 | 6 |
| 臭豆腐 | 184 | 稻米 | 6 |
| 黃豆 | 171 | 百香果 | 5 |
| 豆腐 | 140 | | |

資料來源：行政院衛生署藥物食品檢驗局

# 有助葡萄糖吸收的礦物質

# 鈉

鈉為細胞外液主要的礦物質，不僅可調節細胞的酸鹼值與滲透壓，更可造成細胞內外的電位差，用以傳遞神經訊息和促進肌肉收縮，在小腸細胞中還可促進葡萄糖的吸收，協助養分的供應。

## ● 鈉對人體的重要性

鈉約占人體體重的0.15%，主要存在於細胞外液，約占其中所含的正電荷礦物質的90%，濃度約140 mmol/L，與細胞內液的鉀在生理作用上互相拮抗。在血液中，鈉的正常參考值為135～145 mmol/L，此外，人體的汗液、淚液，以及膽汁、胰液、腸液等消化液中也含有鈉。

透過細胞膜上各式的蛋白質通道，使鈉能進出細胞，調節內外環境。例如利用細胞膜上鈉離子通道進出細胞，調節細胞內外的電位差，藉此傳遞神經訊息以及促進肌肉收縮；透過鈉氫交換體（sodium–hydrogen exchanger），進行細胞內外鈉與氫離子的交換，來調節酸鹼值，維持細胞中合適的化學作用環境；以及透過鈉鉀幫浦將三個鈉運出細胞外，同時運入兩個鉀，讓細胞外的溶質濃度高於細胞內，使細胞內過多的水分可以排出，以維持水分的平衡；在小腸細胞膜上的鈉葡萄糖運輸蛋白因可以一併與鈉和葡萄糖結合，而能在運送一個鈉分子的同時也將一個葡萄糖分子送入細胞內，藉此協助葡萄糖的吸收。另外，尿液形成過程中，當腎臟細胞將可用的鈉吸收回血液時，因為溶液中的鈉帶有正電荷，而能吸引帶負電荷的氯一起通過細胞膜，因此腎臟對鈉的吸收也能促進氯的吸收。

鈉的濃度與血液體積呈現正比關係，攝取過量的鈉會使血液體積增加，容易引起高血壓與心臟病。當血鈉濃度高於145 mmol/L時，則會產生高血鈉症（hypernatremia），造成心肌收縮力降低、肌肉痙攣、昏迷，死亡率高達60～70％。相反的若長期鈉攝取不足，使血鈉濃度低於135 mmol/L，就會導致低血鈉症（hyponatremia），使細胞滲透壓降低，造成細胞水腫，其中又以腦細胞對這種腫脹的適應能力最低，症狀也最明顯，大腦水腫會造成嘔吐、肌肉抽搐、昏迷，嚴重甚至死亡。

| | |
|---|---|
| 主要功能 | • 進出細胞內外，調節酸鹼值。<br>• 進出細胞內外，調節水分進出，維持細胞內外滲透壓平衡。<br>• 進出細胞內外，形成細胞內外的電位差，傳遞神經訊息，並促進肌肉收縮。<br>• 透過將鈉送入細胞的同時，使葡萄糖一併進入細胞中，促進小腸吸收葡萄糖。<br>• 鈉帶有的正電荷能與氯所帶的負電荷結合，使腎臟吸收鈉的同時也吸收了氯，再回到血液中利用。 |
| 過多 | • 過多的鈉會使血液體積增加，引起高血壓與心臟病，並使血鈉濃度過高導致高血鈉症，症狀有心肌收縮力降低、肌肉痙攣、昏迷，60～70%的病患會死亡。 |
| 不足 | • 低血鈉症會導致大腦細胞水腫，造成嘔吐、肌肉抽搐、昏迷，嚴重甚至死亡。 |

## 消化吸收與代謝

# 鈉能幫助葡萄糖的吸收

　　當吃下海帶、鹽等含鈉的食物後，透過胃中的消化液將食物分解，釋出其中的鈉溶於胃中的水分形成鈉離子進入小腸，主要由小腸的中下段空腸與迴腸吸收。吸收進入血液中的鈉離子，則隨血液循流，進出於所需的細胞內外，調節酸鹼值及水分的滲透壓，並且能引發細胞內外的電位差，協助神經訊息的傳遞及肌肉的運動。透過小腸吸收鈉的同時，細胞膜上的鈉葡萄糖蛋白便能一併將葡萄糖運入細胞中，幫助葡萄糖的吸收。

　　鈉離子順著血液進入腎臟時，腎臟會決定鈉的回收或排泄，來調節體內的鈉含量，當細胞外液的鈉濃度降低時，會刺激腎上腺皮質分泌醛固酮（aldosterone）激素，促進腎臟將鈉回收至血液中，供身體再利用。若細胞外液的鈉濃度升高，醛固酮就會停止分泌，讓多餘的鈉隨尿液排出體外，因此腎臟為調節人體鈉含量的重要器官。不過由於小腸對鈉的吸收率高達95～100%，所以通常僅約有5%的鈉由糞便排出；汗液也會排出一小部分，只有當大量流汗時，才會透過皮膚排出較多的鈉。

## 攝取原則

# 少吃比多吃好

　　一般來說，成人每日建議的鈉攝取量為1500毫克，當大量流汗與嘔吐腹瀉而造成體內的鈉大量流失，更要注意鈉的補充。成人每日的鈉攝取上限為2300毫克，過量攝取容易影響血壓，導致心臟方面的疾病，另外，食物中可能隱藏含量高的鈉，例如大多的醬料、加工製成的火鍋料等多含有較高的鈉，民眾在攝取上仍應謹慎適量。

# 鈉在人體內的流轉

巨量
元素

鈣

鈉

例：攝入海帶、鹽

↓ 進入
消化道

由胃中的酵素將鈉解離為鈉離子

↓ 進入

## 小腸
吸收鈉離子進入血液

↓ 執行

透過細胞膜上運輸蛋白，進出細胞內外：

- 過「鈉鉀幫浦」，排出三個鈉，送入兩個鉀，使細胞內多餘的水分排出，平衡細胞滲透壓。

- 透過「鈉離子通道」，使鈉能進出細胞內外，調節電位差，以傳遞訊息，致使肌肉收縮，產生反應。

- 透過「鈉氫交換體」，運送鈉離子進出細胞，調節細胞所需的酸鹼環境。

- 透過「鈉葡萄糖運輸蛋白」，將一分子的鈉送入細胞的同時，也會將一分子的葡萄糖送入細胞中，協助葡萄糖的吸收。

↓ 過多

大部分由尿液排出，少部分由糞便、汗液排出。

# 每天吃的鹽 含鈉量超高

　　鈉的主要食物來源為食鹽、以及醃製脆瓜、醃製魚肉等鈉含量比天然食物高出非常多倍的罐頭類食品。目前市售的食用鹽種類繁多，粗鹽是指海水、鹽井、鹽池、鹽泉中的鹽水經煎曬而產生的天然鹽結晶，顆粒較大且粗糙，其中氯化鈉含量約93%，並含有鈣、鉀、鎂、鐵、鋅、銅、錳、硒等雜質，主要用來醃製食品。海鹽則是以潔淨海水為原料，使用天然日曬法獲得，顆粒較粗且含有鈣、鎂等海水礦物質。台灣的精鹽則是以海鹽為原料，經過多項處理去除重金屬等有害人體物質後，將氯化鈉含量提升到99.5%。

　　大部分國家為了防止碘缺乏症，會在精鹽中添加碘酸鉀或碘化鉀（以每公斤精鹽含20毫克碘的比例添加），稱為碘鹽，這也是台灣市售最常見的食用鹽。但甲狀腺機能亢進患者不宜食用含碘的食用鹽及食物，因此必須改用無碘鹽。另外，近來流行的低鈉鹽，則是在食鹽中添加25～50%氯化鉀以取代氯化鈉，因為鉀與鈉生理作用相反，有降血壓功能，對高血壓患者而言，低鈉鹽是一個不錯的選擇。但對腎臟病患者而言，因腎臟調節機制不佳，無法順利將多餘的鉀排出體外，堆積在體內，而造成高血鉀症，因此不可食用低鈉鹽，否則會有致命的危險。基本上，不管是哪種食用鹽，建議還是少量使用為上策。

　　天然食物中，肉類與海產類的紫菜、蠑螺、干貝、小魚乾、蝦米、海蜇皮等也含有大量鈉，仍應注意總體食用量，平時可盡量選擇與鈉含量通常較低的天然植物性食物如菠菜、高麗菜、金針菇等搭配食用，來減低鈉的攝取。

## 鈉的每日建議攝取量

| 單位年齡 | 每日建議攝取量（毫克） | 單位年齡 | 每日建議攝取量（毫克） |
|---|---|---|---|
| 0-6個月 | 120 | 9-50歲 | 1500 |
| 7-12個月 | 370 | 50-70歲 | 1300 |
| 1-3歲 | 1000 | 70歲以上 | 1200 |
| 4-8歲 | 1200 | | |

資料來源：美國國家科學院醫學研究所食物與營養委員會1997-2001年針對美國和加拿大製訂的標準

## 鈉的每日攝取上限

| 單位年齡 | 每日攝取上限（毫克） | 單位年齡 | 每日攝取上限（毫克） |
|---|---|---|---|
| 0-12個月 | 無（因為只喝牛奶或母奶） | 13歲以上 | 2300 |
| 1-3歲 | 1500 | 50-70歲 | 1300 |
| 4-8歲 | 1900 | 70歲以上 | 1200 |
| 9-13歲 | 2200 | | |

資料來源：美國國家科學院醫學研究所食物與營養委員會

## 每100公克食品中的鈉含量

| 食物名稱 | 含量（毫克） | 食物名稱 | 含量（毫克） |
|---|---|---|---|
| 海蜇皮 | 8127 | 鹹鴨蛋 | 1632 |
| 臘肉 | 3596 | 牛肉乾 | 1537 |
| 蝦米 | 3186 | 蠑螺 | 1035 |
| 干貝 | 2424 | 奶粉 | 435 |
| 紫菜 | 2132 | 雞肉 | 195 |
| 乳酪 | 1845 | 雞蛋 | 135 |
| 小魚干 | 1753 | 茼蒿 | 53 |

資料來源：行政院衛生署藥物食品檢驗局

# 能殺菌解毒的礦物質

# 氯

氯的主要食物來源為食鹽氯化鈉，在人體中常以鈉和鉀的化合物存在，可維持細胞滲透壓和調節酸鹼值，在消化道中除了形成胃酸幫助消化，還有殺菌功效，並具有協助肝臟排除毒素、穩定神經細胞膜電位等功能。

## ● 氯對人體的重要性

氯存在人體血液中的正常參考值為97～107 mmol/L，是血液、組織液等細胞外液中主要的礦物質，在細胞外液常與鈉結合為氯化鈉，在細胞內液則與鉀結合為氯化鉀，主要透過進出細胞內外，來維持細胞的滲透壓，以及調節細胞內外的酸鹼值，穩定體內化學作用的環境。

位於紅血球細胞、腎細胞、腦神經細胞、心臟細胞膜上的一種蛋白質氯-碳酸氫根交換體，可執行細胞內外氯與碳酸氫根離子的交換，藉此調節細胞內的酸鹼值，提供合適的作用環境。而在消化道中氯與氫離子結合形成胃酸（鹽酸，HCl），維持了胃的酸性環境讓胃蛋白酶作用，幫助消化，並且可殺死胃腸內的細菌，因此在胃腸道中通常含有較高濃度的氯。此外，氯的化合物氯化鈉與氯化膽鹼（choline chloride）會誘發肝臟中細胞色素P450（cytochrome P450）的活性，使細胞色素P450氧化有毒化學物質，讓原本有毒的物質失去活性，而達到解毒功能，協助肝臟中排除有毒物質。也因氯以離子形態存在體液中，與鈉鉀離子協調進出細胞內外，共同調節電荷變化，因此具有穩定神經細胞膜電位的功能，使神經與肌肉能夠正常運作。

人體如果沒有攝取足夠的氯，除了會導致毛髮脫落外，當血氯濃度低於95 mmol/L時，還會產生低血氯症（hypochloremia），使體液酸鹼值升高，造成低氯性鹼中毒，產生呼吸減少、肌肉痙攣、胃腸道消化不良等症狀，並會導致嬰幼兒生長發育遲緩等現象。但人體若過量攝取氯，使血氯濃度大於110 mmol/L時，也會造成高血氯症（hyperchloremia），產生高氯性酸中毒現象，此時體液酸鹼平衡同樣受到破壞，碳酸氫根濃度（低於21mmol/L）與酸鹼值（低於7.35）會降低，導致呼吸變快、心律不整、血壓下降、肌肉收縮不良，嚴重時會昏迷甚至危及生命。

| 主要功能 | • 進出細胞內外，維持細胞滲透壓。 |
| --- | --- |
| | • 與碳酸氫根離子進行細胞內外交換，調節酸鹼值。 |
| | • 與氫離子結合，形成胃酸幫助消化。 |
| | • 胃酸是強酸，能殺死食物中的細菌。 |
| | • 在肝臟中促進細胞色素P450氧化有毒物質，協助肝臟排毒。 |
| | • 與鈉鉀離子協調進出細胞內外，穩定神經細胞膜電位，使訊息正常傳遞。 |

| 過多 | • 血氯濃度過高造成高血氯症與高氯性酸中毒現象，體液酸鹼平衡受到破壞，影響呼吸、心跳、血壓、肌肉正常功能，嚴重會導致死亡。 |
| --- | --- |

| 不足 | • 毛髮脫落與發育遲緩，血氯濃度過低會導致低血氯症與低氯性鹼中毒，體液pH值上升，產生呼吸減少、肌肉痙攣、胃腸道消化不良等症狀。 |
| --- | --- |

## 消化吸收與代謝

## 與鈉離子結合，成為肝臟中解毒利器

在人體攝入食鹽、牛奶等含氯的食物後，透過胃中消化酶的作用分解釋出食物中的氯，此時的氯溶於胃中的水分以離子形式存在，可與胃中的氫離子結合形成為胃酸，協助食物的分解。並可直接被胃壁細胞吸收，進入血液或組織液，也會進入空腸、迴腸中，由腸壁細胞吸收溶入體液中，隨體液流動與細胞的調節進出細胞內外，達成滲透壓平衡和酸鹼環境的需求。並與體內的鈉離子或膽鹼結合形成氯化鈉和氯化膽鹼，來誘發肝臟中細胞色素P450（cytochrome P450）的活性，氧化有毒化學物質，達成解毒的功能。

在普通情況之下，氯的主要排泄途徑為尿液，但是當腹瀉時，腸道蠕動太迅速，來不及吸收氯，因此有大量的氯隨糞便而排出，且在大量的流汗時，也會增加氯的排泄量。

## 攝取原則

## 建議成人每天攝取氯2.3公克

建議成人每日的氯攝取量為2.3公克，並在運動後大量流汗、嘔吐腹瀉、腎功能異常等情況，大量流失氯後，更要注意氯的補充。市售運動飲料中所含的陰離子主要是氯，成分接近人體的體液，每100c.c.約含54～82.7毫克的氯，補充時應根據運動時間和運動量適量攝取，如果運動時間少於一個小時，白開水就足以補充失去的水分；但如果從事劇烈運動超過一小時以上，就能飲用運動飲料迅速補充流失水分和礦物質。若有嘔吐腹瀉和腎功能異常時，則應遵照醫生指示補充流失的氯，以免誤食而傷身。

# 氯在人體內的流轉

例：攝入雞蛋、豬肉

進入
消化道

胃中的酵素分解釋出氯離子

氯離子 **+** 氫離子 形成 → 胃酸

分解食物

進入

## 小腸
由小腸細胞吸收進入血液

執行

- 進出細胞，調節細胞的酸鹼平衡及維持滲透壓。
- 與鈉鉀離子一同調節細胞內外的電荷變化，穩定細胞膜電位，使神經與肌肉能正常運作。

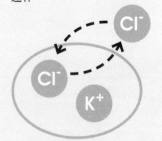

離子進出細胞，細胞內外的濃度和電荷都會產生變化。

- 促發在肝臟的解毒功能：

氯離子 **+** 鈉離子 形成 → 氯化鈉

活化 進入肝臟

細胞色素 **P450**

氧化

有毒物質

解毒

過多

大部分由尿液排出，少部分由糞便與汗液排出。

## 主要含氯的食物來源為食鹽氯化鈉

人體中的氯主要是經由飲水中添加的消毒用氯以及食物中攝取。自來水中為了消毒而添加的氯，雖然能提供人體可用的氯，但也會產生副產物三氯甲烷等有害物質，因此飲水必須經過煮沸或過濾等步驟來除去水中的無機氯化物，避免長期飲用導致各種癌症的產生。而氯在食物中主要是以氯化鈉的形式存在，主要存在食鹽中，通常含鹽分高的食物，其含氯量也一定高，包括肉類、牛奶、蛋類、橄欖、海菜均含有大量的氯。

### 各年齡層氯的建議攝取量

| 單位年齡 | 每日建議攝取量（毫克） | 單位年齡 | 每日建議攝取量（毫克） |
|---|---|---|---|
| 0-6個月 | 180 | 9-50歲 | 2300 |
| 7-12個月 | 570 | 50-70歲 | 2000 |
| 1-3歲 | 1500 | 70歲以上 | 1800 |
| 4-8歲 | 1900 | | |

資料來源：美國國家科學院醫學研究所食物與營養委員會1997-2001年針對美國和加拿大制訂的標準

### 每100公克食品中氯的含量

| 食物名稱 | 含量（毫克） | 食物名稱 | 含量（毫克） |
|---|---|---|---|
| 橄欖 | 3000 | 雞蛋 | 200 |
| 培根醃肉 | 2910 | 鱈魚 | 180 |
| 臘腸 | 2460 | 鮪魚 | 90 |
| 丹麥藍乳酪 | 2390 | 香蕉 | 80 |
| 脫脂奶粉 | 1100 | 馬鈴薯 | 80 |
| 牛肉 | 590 | 花椰菜 | 40 |
| 牛奶 | 310 | 洋蔥 | 20 |

資料來源：澳洲營養學會

# 能降低血壓的礦物質

# 鉀

鉀為人體細胞內含量最高的礦物質，參與醣類和蛋白質的代謝生成反應；並和細胞外的鈉在生理作用上互相拮抗，共同調節細胞滲透壓、協助神經衝動傳導和肌肉收縮。由於鉀有降血壓的功能，所以能預防高血壓，並能減輕高血壓患者的病情。

## ● 鉀對人體的重要性

鉀為細胞內主要的礦物質，有98%的鉀存在於細胞內液，濃度約155 mmol/L，與細胞外液的鈉有拮抗作用，在血液中的正常參考值僅為3.5～5.5 mmol/L。鉀能參與醣類和蛋白質的代謝合成，扮演催化酵素的重要角色，例如鉀可以催化糖解作用中的丙酮酸激酶以產生能量ATP。在神經與肌肉系統中，鉀能與鈉交互作用，協助神經衝動的傳導和肌肉的收縮，而維持心跳規律正常；也會在細胞間與鈉協調進出細胞，而調節細胞的滲透壓，維持水分的平衡。此外，鉀有降低血壓的功能，因此氯化鉀可用來取代傳統食鹽氯化鈉，也就是俗稱的低鈉鹽，來減輕鈉所引起的高血壓。

攝取過量的鉀，使血鉀濃度高於5.5 mmol/L時，會導致高血鉀症（hyperkalemia），出現血壓降低、心律不整、肌肉無力、嘔吐、腹瀉、尿液排放量減少等症狀，嚴重時會引起心跳與呼吸停止而猝死。相反的，攝取不足而使血鉀濃度低於3.5 mmol/L時，便會造成低血鉀症（hypokalemia），出現低血壓、脈搏微弱、全身無力、昏迷、抽筋、嘔吐、麻痺性腸阻塞（paralytic ileus）、多尿等症狀，嚴重者甚至停止心跳與呼吸而危及生命。

| 主要功能 | • 進出細胞，維持細胞內外滲透壓平衡。<br>• 進出細胞，引發電位變化，而能傳遞神經訊息，並促進肌肉收縮。<br>• 催化醣類和蛋白質代謝過程中的酵素，促使代謝達成。 |
| --- | --- |
| 過多 | • 高血鉀症的症狀包括：血壓降低、心律不整、肌肉無力、嘔吐、腹瀉、尿液排放量減少，嚴重時會因心跳與呼吸停止而猝死。 |
| 不足 | • 低血鉀症的症狀有：低血壓、脈搏微弱、全身無力、昏迷、抽筋、嘔吐、麻痺性腸阻塞、多尿，嚴重者會因心跳與呼吸停止而危及生命。 |

### 消化吸收與代謝

## 體內鉀濃度由胰島素調控

　　鉀在食物中以葡萄糖酸鉀（potassium gluconate）、檸檬酸鉀（potassium citrate）、醋酸鉀（potassium acetate）等多種型態存在，當人體攝入紫菜、黃豆、花生等含鉀的食物後，鉀會透過胃腸中酵素的分解而釋出，進入小腸，鉀很容易被小腸吸收，而進入血液，以鉀離子的形式隨之流動至需要的組織器官中，透過細胞上的鈉鉀幫浦和鉀離子通道調節進出細胞，而引發電位變化，促成神經訊息的傳導，或藉此調節滲透壓，維持水分的平衡。另外，鉀在體內的濃度會影響多種荷爾蒙的分泌，尤其是胰島素，例如當血鉀濃度含量過高就會刺激胰島素分泌，促使鉀由血液進入細胞，使血鉀濃度降低；同樣地當血鉀濃度含量過低也會抑制胰島素分泌。此外，血鉀的濃度變化也能影響腦下腺分泌醛固酮，作用於腎臟對鉀的吸收。當血鉀濃度含量過高，腦下腺會增加醛固酮的分泌量，降低腎臟將鉀吸收回血液中，相反的，若血鉀濃度含量過低，則腦下腺會減少醛固酮的分泌量，以提升腎臟吸收鉀回到血液中，供人體利用。

　　人體代謝後多餘的鉀有80～90%會隨尿液排出體外，10～20%經由糞便排出，僅有極少部分會由汗液排出。

### 攝取原則

## 腎臟病患者需注意鉀攝取量

　　由美國國家科學研究院建議，鉀的成人每日建議的攝取量為4.7公克，哺乳婦女為供應胎兒發育所需，則須增加到5.1公克，但腎臟病患者、使用非類固醇消炎止痛藥如阿斯匹靈（aspirin）的人，以及長期服用保鉀利尿劑（potassium-sparing diuretic）如阿米洛利（amiloride）、血管緊張素轉換酶抑制劑（angiotension-converting enzyme inhibitor）如雷米普利（ramipril）、$\beta$－腎上腺素能受體阻滯劑（$\beta$-adrenergic receptor blocker）如心得安（inderal）的心血管疾病患者，因為鉀的排泄功能降低，則必須降低鉀的攝取量，否則容易引起高血鉀症。

## 鉀在人體內的流轉

例：攝入紫菜、黃豆

進入
消化道

由胃中的酵素分解釋出鉀離子

進入

鉀離子由小腸吸收進入血液

執行

透過鈉鉀幫浦，使鈉鉀離子能進出細胞：
● 調節細胞的滲透壓平衡。
● 引發電位，促成神經訊息傳遞。

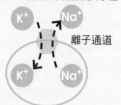

K⁺ Na⁺

離子通道

K⁺ Na⁺

離子進出細胞，細胞內外的濃度和電荷都會產生變化。

● 催化糖解作用中的丙酮酸激酶，促成能量的生成。

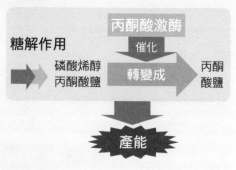

丙酮酸激酶

糖解作用

催化

磷酸烯醇
丙酮酸鹽

轉變成

丙酮
酸鹽

產能

大部分由尿液排出，少部分由糞便及汗液排出。

## 紫菜與豆類含有豐富的鉀元素

　　鉀廣泛存在於眾多食物中，其中又以紫菜含量最高，黃豆、黑豆、花生、開心果、奶粉等食物也含有大量的鉀。在天然食物中幾種鉀的化合形式有助人體健康，如葡萄糖酸鉀主要存在於天然水果、蜂蜜中，具有預防高血壓的功能；檸檬酸鉀主要存在於柑橘類水果、鮭魚、鮪魚、綠色花椰菜、蘆筍、萵苣、全穀類等食物中，被人體消化道吸收後，會經由尿液排出，可和尿液中的鈣結合形成水溶性的檸檬酸鈣，降低不溶於水的草酸鈣形成，減少結石的發生率。

　　由於鉀具有降血壓功能，因此近年有廠商以健康為訴求推出低鈉鹽，以 25～50%氯化鉀以取代傳統食鹽氯化鈉，供高血壓病人食用。但氯化鉀有毒性，攝取過量會導致高血鉀症，嚴重會引發心跳停止和猝死。世界衛生組織建議，體重60公斤的健康成人，每日食鹽建議攝取量不應超過5公克。但無論是哪種鹽，都含有鈉，根據少鹽就少鈉的原理，精鹽和低鈉鹽都是少用為宜。

## 鉀的每日建議攝取量

| 單位年齡 | 每日建議攝取量（公克） | 單位年齡 | 每日建議攝取量（公克） |
|---|---|---|---|
| 0-6個月 | 0.4 | 8-18歲 | 4.5 |
| 6-12個月 | 0.7 | 18歲以上 | 4.7 |
| 1-4歲 | 3.5 | 懷孕婦女 | 4.7 |
| 4-8歲 | 3.8 | 哺乳婦女 | 5.1 |

資料來源：美國國家科學研究院醫學研究所2004年報告

## 每100公克食品中鉀的含量

| 食物名稱 | 含量（毫克） | 食物名稱 | 含量（毫克） |
|---|---|---|---|
| 紫菜 | 3054 | 鱈魚 | 328 |
| 黃豆 | 1763 | 鴨肉 | 317 |
| 黑豆 | 1639 | 桃子 | 300 |
| 奶粉 | 1621 | 牡蠣 | 237 |
| 米豆 | 1033 | 雞肉 | 228 |
| 花生 | 1006 | 玉米筍 | 190 |
| 開心果 | 979 | 牛小排 | 186 |
| 金針菇 | 430 | 雞蛋 | 123 |
| 茼蒿 | 390 | 文旦 | 110 |
| 竹筍 | 340 | 水梨 | 110 |
| 鯊魚 | 334 | 稻米 | 74 |

資料來源：行政院衛生署藥物食品檢驗局

# 人體酵素反應的催化因子

# 鎂

鎂為構成骨骼與牙齒的重要原料之一，人體中約有三分之二的鎂存在於骨骼中，其他三分之一的鎂則在人體酵素反應中扮演輔助因子的重要角色，並和鈣在諸多生理反應上有拮抗作用。補充時，鎂與鈣最好以1：2的比例，並搭配維生素D攝取，才能達到最佳吸收效果。

## ● 鎂對人體的重要性

鎂在血液中正常參考值為1.5～2.5mmol/L，為細胞內液中重要性僅次於鉀的正電荷礦物質。人體中的鎂約有65%存在於骨骼、27%在骨骼肌細胞內、7%位於其他細胞內，而在細胞外液僅占1%。骨骼中的鎂以磷酸鹽和碳酸鹽的方式存在，用來鞏固骨骼。細胞內的鎂則主要存在於合成DNA與RNA的細胞核、合成蛋白質的核糖體、製造ATP細胞能量的粒線體中，這是因為細胞內90%的鎂會和核酸、ATP、磷脂質、蛋白質結合，透過與鎂的結合，這些化合物才能在體內保持活性。因此體內僅有10%為二價正電離子游離形態，負責協助神經傳導與肌肉收縮。

鎂不僅是構成骨骼與牙齒的重要成分，也對人體眾多生理活動具有極大的影響力，包括鎂與鈣在人體吸收、排泄以及在神經、肌肉、凝血作用上都表現出相反的功能，互為拮抗的作用，例如神經傳導物質乙醯膽鹼（acetylcholine）可協助神經衝動物質的傳遞與肌肉收縮，鈣會促進乙醯膽鹼的釋放，而鎂則會抑制乙醯膽鹼的釋放，因此鈣能促使肌肉收縮、神經興奮，而鎂能使肌肉放鬆恢復原狀並具有鎮定神經作用。此外，鈣能促進凝血，使血管鈣化硬化，而鎂則是能抑制凝血，防止血管硬化。鎂與細胞能量ATP分子會形成聚合體，以平衡ATP的負電荷並穩定ATP的結構，讓能量代謝反應更容易進行。人體內有三百多種酵素都需要鎂的催化才能作用，其中還包括參與核酸和蛋白質合成以及醣類和脂肪代謝的酵素系統。而維持細胞內外鈉鉀濃度平衡的鈉鉀幫浦也需要鎂的活化才會有作用。這種細胞膜上離子運輸蛋白在心肌細胞中尤其重要，鎂可促使鉀運送到細胞內，控制細胞內鉀的濃度，避免心律不整現象發生，因此心臟中鎂的含量通常高於其他肌肉組織。在消化道中鎂還能使十二指腸的括約肌鬆弛，增加膽汁的流出，而有利於食物的消化。

因此若鎂攝取不足便易導致骨質疏鬆症，成年女性還會引起兩百多種不同癥狀的經前綜合症（permenstrual syndrome）。人體細胞缺鎂會加速老化，

影響細胞組織的正常運作，提高心血管等慢性疾病的發生率。神經與肌肉細胞缺鎂，則容易受刺激，導致情緒容易激動、失眠、肌肉抽搐等症狀。當控制細胞膜上鈉鉀幫浦活性的鎂濃度過低時，會促使鈉與鈣進入細胞內、而鉀與鎂流出細胞外，造成血管與心臟過度收縮，引發心律不整，輕者會有心悸現象，重者則會死亡。當血鎂濃度低於0.7mmol/L時，還會引發低血鎂症（hypomagnesemia），導致肌肉痙攣和心律不整等症狀。此外，血鎂濃度降低，相對的血鈣濃度便會提高，由於鈣會促進血液凝固，過多的鈣會導致血液不正常凝結，且鈣在組織和血管壁長期累積沉澱，而容易引起血管硬化、結石、心肌梗塞、腦中風。

至於過量攝取鎂而導致血鎂濃度高於2.5mmol/L時，也會造成高血鎂症（hypermagnesemia），體內過多的鎂會抑制神經系統運作，出現疲倦、肌肉無力、血壓下降、呼吸困難、昏迷等現象，嚴重時也會危及生命。

| 主要功能 | • 構成骨骼與牙齒。<br>• 能做為酵素的輔助因子，催化酵素反應。<br>• 能控制神經傳導物質傳遞，而維持肌肉與神經正常功能。<br>• 使十二指腸的括約肌鬆弛，增加膽汁的流出，促進消化。<br>• 活化細胞膜上鈉鉀幫浦，幫助鉀運送到細胞內。 |
| --- | --- |
| 過多 | • 過多的鎂會抑制神經系統運作，引發高血鎂症，出現疲倦、肌肉無力、血壓下降、呼吸困難、昏迷等症狀，嚴重時會危及生命。 |
| 不足 | • 人體缺鎂不僅會造成骨質疏鬆症，各細胞組織的正常運作也會受到影響，導致低血鎂症、肌肉痙攣、心血管疾病等症狀。 |

## 消化吸收與代謝
## 人體鎂的濃度由副甲狀腺素調控

在吃下紫菜、菠菜等含鎂的食物後，食物會經由胃腸中的消化酵素分解而釋出鎂，此時鎂是以離子的形式存在，再由小腸中下段的空腸、迴腸，以及大腸吸收。其吸收方式會依據人體鎂的攝取量多寡而有所不同，當鎂的攝取量低時，小腸會依賴腸壁細胞膜上特殊的離子通道以耗能的主動運輸，將鎂運送到血液中。但當鎂的攝取量高時，此離子通道的功能便會受抑制，使鎂改以擴散的方式進入血液中。

鎂進入血液中，以鎂離子的形式，進入細胞內做為酵素的輔助因子，參與多種生化反應，例如使細胞膜上鈉鉀幫浦具有活性，而能調節鈉離子和鉀離子進出細胞內外，維持酸鹼值。以及能催化酵素，參與核酸、醣類、蛋

白質、脂質合成代謝反應。並且可與磷酸結合形成磷酸鎂，協助構成骨骼與牙齒。另外，鎂離子可促使鉀離子運送到細胞內，來控制細胞內鉀離子的濃度，避免心律不整的現象發生。

人體內多餘的鎂60～70%會隨糞便排出體外，其餘由尿液與汗液排出。腎臟對鎂的再吸收程度主要由副甲狀腺素調控，副甲狀腺素可提高腎臟對鎂的再吸收率，但攝取大量酒精則會降低再吸收率，因此飲酒會使體內流失更多的鎂。

## 鎂在人體內的流轉

例：攝入紫菜、菠菜

**進入消化道**

胃中的酵素分解釋出鎂離子

**進入**

**小腸**
吸收鎂離子進入血液

→ 鎂離子促使十二指腸的括約肌鬆弛，以利膽汁釋出，幫助食物消化。

**執行**

- 進入細胞，做為酵素的輔助因子，催化酵素反應，達成多種營養素的代謝運作。
- 進入細胞，抑制神經傳導物質傳遞乙醯膽鹼的釋放，致使肌肉放鬆。
- 與磷酸結合為磷酸鎂，做為骨骼和牙齒的成分之一。

**大部分由糞便排出，少部分由尿液及汗液排出。**

## 攝取原則

# 維生素D促進鎂吸收

　　台灣衛生署訂定，成人每日鎂的建議攝取量為：男性380毫克，女性320毫克，16～18歲青少年因骨骼發育及身體快速成長，與懷孕婦女在胎兒發育的需求下，則另需增加鎂的攝取量。

　　食物中的植酸、脂肪酸、磷酸會和鎂結合形成不溶於水的化合物妨礙鎂的吸收，而隨糞便排出體外。因此在補充鎂的同時，可搭配維生素D的攝取，維生素D會加強小腸的瞬時受體電位陽離子通道對鎂的運輸，以協助鎂的吸收。此外，小腸腸壁細胞膜上的特殊離子通道瞬時受體電位陽離子通道不僅可運輸鎂，也可運送鈣，因此這兩種礦物質會競爭運送通道，抑制對方的吸收，因此在補充鎂的時候，要與鈣以1：2的比例攝取，吸收效果最好。

## 攝取來源

# 綠葉蔬菜含有最豐富的鎂

　　鎂是葉綠素的主要成分，因此綠葉蔬菜如菠菜、A菜、青江菜、綠色花椰菜、莧菜、菠菜等均含有大量的鎂，尤其以海藻類含鎂量最高，此外穀類、堅果種子類、魚貝類也是豐富的鎂來源。除了天然食物外，目前含鎂的保健食品中，主要是添加氧化鎂，並且常額外添加鈣與維生素D，鎂與鈣以1：2的比例合併製成，同時攝取可有更好的吸收效果，而維生素D則是可提高人體對鈣和鎂的吸收率。但仍有極少數人對氧化鎂過敏，會有噁心與腹瀉等副作用，不宜食用。

## 鎂的每日建議攝取量

| 單位年齡 | 每日建議攝取量（毫克） | 單位年齡 | 每日建議攝取量（毫克） |
|---|---|---|---|
| 0-6個月 | 25 | 13-15歲 | 男350 女320 |
| 7-12個月 | 70 | 16-18歲 | 男390 女330 |
| 1-3歲 | 80 | 19-50歲 | 男380 女320 |
| 4-6歲 | 120 | 51-70歲 | 男360 女310 |
| 7-9歲 | 170 | 71歲以上 | 男350 女300 |
| 10-12歲 | 230 | 懷孕婦女 | 355 |

資料來源：2011年台灣衛生署報告

## 每100公克食品中鎂的含量

| 食物名稱 | 含量（毫克） | 食物名稱 | 含量（毫克） |
|---|---|---|---|
| 海帶 | 1400 | 肉鯽 | 204 |
| 紫菜 | 988 | 蓮子 | 203 |
| 菠菜 | 935 | 干貝 | 185 |
| 莧菜 | 885 | 紅豆 | 177 |
| 葵瓜子 | 445 | 薏仁 | 169 |
| 南瓜子 | 444 | 海蜇皮 | 163 |
| 白芝麻 | 379 | 綠豆 | 162 |
| 黑芝麻 | 318 | 米豆 | 161 |
| 小麥胚芽 | 281 | 花豆 | 161 |
| 腰果 | 280 | 小麥 | 138 |
| 杏仁 | 250 | 奶粉 | 133 |
| 蝦米 | 250 | 小米 | 125 |
| 黑豆 | 231 | 山粉圓 | 119 |
| 花生 | 230 | 開心果 | 112 |
| 綠色花椰菜 | 229 | 燕麥 | 112 |
| 鳳螺 | 225 | 大麥 | 108 |
| 黃豆 | 219 | 糙米 | 106 |
| 小魚干 | 209 | 黑糯米 | 106 |
| 愛玉子 | 208 | 胚芽米 | 102 |

資料來源：台灣衛生署公告

# 骨骼與細胞膜的重要組成成分

# 磷

磷僅次於鈣，為人體中含量第二高的礦物質，以各種無機和有機態的磷酸化合物存在於人體中，包括構成骨骼與牙齒的羥磷灰石、遺傳物質DNA與RNA、細胞能量ATP等，無機態的磷酸鹽具有調節酸鹼值和酵素活性的功能。

## ● 磷對人體的重要性

磷約占人體礦物質總量的25%，成人體重也約有1%為磷。人體中的磷以各種磷酸化合物的形式存在，包括無機態的磷酸鹽類，有機態的磷酸酐（phosphate anhydride，如ATP）與磷酸酯（phosphate ester，如磷脂質、DNA、RNA）等。人體中的磷有85%與鈣結合成為骨骼與牙齒的主要成分，14%存在細胞組織內，1%在血液或其他體液中。血液中的磷有70%為有機態，主要為磷脂質，磷脂質是構成細胞膜的成分，可調節各種物質在細胞的進出；而卵磷脂通常與蛋白質結合，可降低血液中膽固醇含量，促進血液循環。其餘30%為無機態磷酸鹽類，包括磷酸氫鈉、磷酸二氫鈉、磷酸氫鈣、磷酸氫鎂等磷酸化合物，在人體中負責維持血液正常酸鹼值。

磷除了構成骨骼與牙齒的主要成分羥磷灰石（hydroxylapatite，$Ca_{10}(PO_4)_6(OH)_2$）外，也是組成細胞物質的重要原料，例如遺傳物質DNA與RNA、細胞膜上的磷脂質、細胞能量來源ATP、傳遞細胞內訊號的cAMP（cyclic adenosine monophosphate，環腺苷酸）、協助紅血球釋放氧氣的2,3-二磷酸甘油酸（2,3-bisphosphoglyceric acid）等的組成成分之一。在體液中無機態的磷酸氫根則具有緩衝作用，透過磷酸氫根與一個氫離子的結合形成磷酸二氫根，來移除氫離子而升高pH值，調整環境的酸鹼值。還有，磷酸化是人體代謝作用的關鍵步驟，許多酵素與大分子都必須要有磷酸根的標記才能有活性，讓代謝反應能夠順利進行。

人體若攝取不足而缺乏磷，即造成骨質流失，導致骨頭關節疼痛，也影響兒童骨骼與牙齒的正常發育。並且也會產生肌肉無力、心律不整、神經功能受損、貧血、紅血球與白血球以及血小板的功能異常等現象。當血液中無機磷濃度低於0.81mmol/L時，會造成低血磷症（hypophosphatemia），患者會有肌肉無力、神經系統障礙，嚴重會昏迷甚至死亡。但磷若攝取過量，使血液中無機磷濃度高於1.46mmol/L，也會造成高血磷症（hyperphosphatemia），雖然大多數高血磷症患者無任何症狀，但高血磷症

最大的危害是破壞鈣在人體中的平衡。人體過多的磷會在消化道與鈣結合，降低鈣的吸收，使血鈣濃度下降，併發低血鈣症（hypocalcaemia），造成四肢抽搐等症狀。且為維持血液中磷與鈣比例的均衡，人體會將儲存在骨骼中的鈣釋出，長期下來會導致骨質疏鬆症。

**主要功能**
- 構成骨骼與牙齒的成分之一。
- 合成DNA、RNA、ATP的原料。
- 磷酸氫根可與氫離子結合，調節酸鹼值。
- 酵素需要磷酸根標記才有活性，才能進行代謝反應。

**過多**
- 高血磷症會抑制鈣的吸收，導致低血鈣症與骨質疏鬆症。

**不足**
- 人體細胞代謝合成反應受到抑制，出現骨質流失、血球細胞功能異常、低血磷症等病徵。

### 消化吸收與代謝

## 換成磷酸鹽，磷才能被小腸吸收

食物中的磷為有機態和無機態的混合物，在吃下蛋黃、牛奶等富含磷的食物後，經由胃中酵素分解，再由小腸磷解酶（phosphatase）的水解後，大部分的磷都會轉換成無機磷酸鹽而被小腸上皮細胞吸收。由於此吸收的形式主要為酸性的磷酸鹽，因此體內維持酸性的環境會更有利於磷的吸收。除此之外，維生素D亦會有助於磷的吸收。但食物中的鎂、鈣、鋁、鐵等離子則會和磷酸根結合成不溶於水的化合物，而抑制磷的吸收。

吸收後進入血液的磷酸鹽，會隨血液流入需要的細胞組織中，例如與鈣和鎂結合，做為骨骼和牙齒的結構；進入細胞中做為酵素反應過程中的磷酸化分子，協助DNA、RNA及ATP的合成路徑；透過細胞膜上鈉－磷酸鹽共同運輸蛋白，使鈉離子和磷酸根能進出細胞，維持細胞內外的酸鹼值。

人體內的磷能由腎臟調節，當血液中的磷含量降低，腎臟會提高對磷的吸收率，以維持血液中磷的濃度。最後，體內多餘的磷大部分由糞便排出，僅有少部分會溶於尿液中排除。

# 磷在人體內的流轉

例：攝入蛋黃、牛奶

**進入消化道**

胃中的酵素分解，再進入小腸，由酵素分解釋出無機磷酸鹽

**執行** 吸收後經由血液運送

- 磷酸根與鈣、鎂結合能形成骨骼和牙齒的組成分。
- 提供磷酸根，磷酸化分子做為標記，啟動體內各項合成代謝等機制。
- 進出細胞，調節細胞內外酸鹼值。

**過多**

大部分由糞便排出，少部分由尿液排出。

**攝取原則**

## 成人每天應攝取800毫克的磷

人體血液中的無機磷濃度會隨年齡而降低，兒童正常參考值為1.29～2.26mmol/L，成人為0.81～1.45mmol/L。磷的成人每日建議的攝取量為800毫克，13～18歲成長中的青少年必須增加攝取量到1000毫克，以供應身體快速發育所需，而懷孕婦女為提供胎兒成長所需要的磷，攝取量則必須提升到1100毫克。也因磷在體內太多太少都會導致骨質疏鬆，因此美國國家科學研究訂定了磷的每日攝取上限，一般成人每日攝取上限為4000毫克，懷孕婦女則為3500毫克。此外，腎臟病患者因腎臟排除磷的功能降低，容易導致高血磷，因此需限制磷的攝取量，避免食用高磷食物。

# 高磷食物大多是高蛋白質食物

　　磷在自然界廣泛存在，且多與蛋白質結合，因此高蛋白食物也幾乎含有高量的磷，食物中包括蛋黃、乳製品、肉類、魚貝類、豆類、堅果種子類、穀類等高蛋白食物，均為獲取磷的主要來源。但植物性食物中的磷會與植酸結合形成人體無法分解的植酸磷，因此會降低小腸對磷的吸收，補充磷時應以動物性食物為佳。

 **能調節人體生理機能的卵磷脂**

　　卵磷脂（lecithin）又稱蛋黃素，由磷、膽鹼（choline）、甘油（glycerol）、不飽和脂肪酸所構成，為生物體細胞膜組成磷脂質的一種，因此能影響細胞的養分吸收和廢物排出，在維持細胞正常運作上顯得格外重要，具有修復受損的細胞膜、活化細胞新陳代謝、避免細胞老化的功能。除此之外，卵磷脂在人體各器官組織具有多項保健效果，例如在人體組織中，以大腦的卵磷脂含量最高，因為卵磷脂為構成神經傳導物質乙醯膽鹼（acetylcholine）的材料，能促進大腦發育、增強記憶力、預防老年痴呆症。卵磷脂在人體中具有乳化脂肪與膽固醇功能，能將人體多餘的脂肪與膽固醇代謝排出體外，可有效預防肥胖、脂肪肝、動脈硬化、高血壓、心臟病、腦中風、膽固醇造成的膽結石等疾病的發生率。卵磷脂還具有排毒功能，能消除由體內毒素累積引起的面皰、肝斑、雀斑，再加上卵磷脂分子同時具有親水性和親油性，能保持皮膚的滋潤光澤。卵磷脂成分中的肌醇（inositol）為頭髮的營養物質，能抑制掉髮與白頭髮的產生。

　　卵磷脂廣泛存在於自然界中，天然食物中以大豆和蛋黃的卵磷脂含量最高，肉類、動物內臟、牛奶、花生等食物也含有大量卵磷脂。也因卵磷脂在人體中具有諸多特殊生理調節功能，使得卵磷脂成為常見的機能性健康食品之一。市售的卵磷脂保健食品，主要來源有大豆跟蛋黃兩大類，由於大豆卵磷脂是大豆油精製過程中所產生的副產品，經過分離提煉、濃縮、乾燥後製成，成本較為低廉，所以市面上販售的卵磷脂以大豆來源為大宗。大豆卵磷脂（參見P274）產品為顆粒狀或膠囊狀，但因卵磷脂不耐熱，此類保健食品應放置於冰箱中保存。

## 磷的每日建議攝取量

| 單位年齡 | 每日建議攝取量（毫克） | 單位年齡 | 每日建議攝取量（毫克） |
| --- | --- | --- | --- |
| 0-6個月 | 200 | 10-12歲 | 800 |
| 7-12個月 | 300 | 13-18歲 | 1000 |
| 1-3歲 | 400 | 19歲以上 | 800 |
| 4-6歲 | 500 | 懷孕婦女 | 1100 |
| 7-9歲 | 600 | | |

資料來源：2011年台灣衛生署報告

## 磷的每日攝取上限

| 單位年齡 | 每日攝取上限（毫克） | 單位年齡 | 每日攝取上限（毫克） |
| --- | --- | --- | --- |
| 0-12個月 | 無（因為只喝牛奶或母奶） | 70歲以上 | 3000 |
| 1-8歲 | 3000 | 懷孕婦女 | 3500 |
| 9-70歲 | 4000 | 哺乳婦女 | 4000 |

資料來源：美國國家科學院醫學研究所食物與營養委員會

巨量
元素

鈣

鈉

鉀

鎂

磷

## 每100公克食品中磷的含量

| 食物名稱 | 含量（毫克） | 食物名稱 | 含量（毫克） |
|---|---|---|---|
| 小麥胚芽 | 1054 | 黃豆 | 494 |
| 南瓜子 | 981 | 紅豆 | 493 |
| 奶粉 | 946 | 山粉圓 | 485 |
| 小魚干 | 837 | 開心果 | 463 |
| 鹹鴨蛋黃 | 821 | 米豆 | 462 |
| 葵瓜子 | 726 | 鰹魚 | 461 |
| 干貝 | 715 | 花豆 | 456 |
| 柴魚片 | 712 | 黑豆 | 423 |
| 蓮子 | 667 | 開心果 | 397 |
| 白芝麻 | 666 | 花生 | 389 |
| 蝦米 | 652 | 蠶豆 | 376 |
| 烏魚子 | 626 | 鯖魚鬆 | 376 |
| 魷魚絲 | 617 | 乳酪 | 372 |
| 腰果 | 541 | 綠豆 | 362 |
| 杏仁 | 538 | 牛肉乾 | 315 |
| 黑芝麻 | 531 | 豬肝 | 310 |
| 麥片 | 524 | 火腿 | 303 |
| 腰果 | 522 | 紅目大眼鯛 | 302 |
| 雞蛋黃 | 515 | 金針菇 | 108 |
| 鵝腿肉 | 495 | | |

資料來源：行政院衛生署藥物食品檢驗局

## 構成蛋白質的原料之一

# 硫

硫是構成含硫胺基酸與黏多醣及其衍生物的原料,進而合成各細胞組織成分,或調節生理機能。在蛋白質中,硫可以穩定蛋白質結構,諸如毛髮、皮膚、指甲中含硫量均非常高,使這些組織能維持其樣態,也因此通常蛋白質含量高的食物為補充硫的主要來源。

### ● 硫對人體的重要性

硫是構成含硫胺基酸如必需胺基酸胱胺酸(cystine)與甲硫胺酸(又稱蛋胺酸,methionine),以及非必需胺基酸半胱胺酸(cysteine)的成分,而胺基酸又是構成蛋白質的基礎物質。在蛋白質結構中,兩個含硫胺基酸分子以雙硫鍵結合,可以讓原本以胜肽鍵連接成一條長鏈狀的胺基酸分子,變成摺疊形狀,這種結構的改變對蛋白質具重大意義,不僅可以穩定蛋白質的結構,且許多蛋白質例如胰島素也因此構形的轉變才具有活性,發揮功能。人類的毛髮、皮膚、指甲主要由角蛋白(keratin)組成,角蛋白含大量胱胺酸,因此雙硫鍵特別多,致使角蛋白具有高度的化學穩定性,足夠的韌性、穩定其組織形態以保護人體。而胱胺酸也是輔酶A的合成原料之一,輔酶A為人體七十多種酵素的輔助因子,主要參與醣類、脂肪、蛋白質的代謝包括結合乙醯基形成乙醯輔酶A啟動產能路徑TCA循環(參見P48)。

另一含硫胺基酸半胱胺酸主要分布在人體的肝臟、脾臟、腎臟中,在皮膚、黏膜、消化道表面也廣泛存在,具有抗氧化作用,可強化免疫系統,而與人體的免疫防禦系統有關。由於半胱胺酸為不穩定的化合物,可以跟多種有毒物質如酒精、河豚毒素等結合,因此也具有解毒功能。人體可將半胱胺酸、穀胺酸(glutamate)、甘胺酸(glycine)三種胺基酸組成能清除自由基和解毒重要物質穀胱甘肽(glutathione),其以高濃度存在於肝臟和紅血球中,透過合成解毒性的酵素,參與肝臟中的代謝解毒反應,並能避免紅血球細胞遭到氧化破壞,維持正常運送氧氣功能。

硫除了能做為含硫胺基酸的成分外,也能構成含硫的有機化合物黏多醣(mucopolysaccharide),包括有:硫酸軟骨素(chondroitin sulfate)、硫酸皮膚素(dermatan sulfate)、硫酸角質素(keratan sulfate)、肝素(heparin)、硫酸乙醯肝素(heparan sulfate)等。在人體中硫酸軟骨素、硫酸皮膚素、硫酸角質素通常與蛋白質結合,以蛋白質多醣(proteoglycan)的形式存在,蛋白多醣的分子量大,親水性與粘滯性高,在關節軟骨組織中,具有保護和

潤滑作用，緩衝運動造成的關節摩擦。其中，硫酸軟骨素還能做為構成軟骨、肌腱的重要成分。而人體大多的硫酸皮膚素存在於皮膚中，少數存在於血管、心臟瓣膜、肌腱與肺臟中。由於血管壁的主要黏多醣成分為硫酸皮膚素，因此硫酸皮膚素與凝血作用、免疫反應、傷口修復有關。硫酸角質素主要存在於角膜和軟骨中，角膜的硫酸角質素由角膜間質細胞（corneal keratocyte）分泌，用來維持角膜的水分含量。肝素由肥大細胞（mast cell）所分泌，主要功能為抗凝血，抑制血小板凝集產生血栓，並能促進脂蛋白酯酶（lipoprotein lipase）進入血液中，具降血脂功能。硫酸乙醯肝素則主要分布在細胞表面，與細胞生長與血管新生（angiogenesis）有關。

雖然從天然食物中攝取的有機硫攝取過量不會對人體造成影響，但是無機硫則對人體有毒性。例如加工食品中常添加二氧化硫做為防腐劑，攝取過量會造成肝臟與消化系統功能損壞、抑制酵素活性，進而影響代謝等危害。但有機硫若攝取不足也會影響人體中含硫有機物質的合成，進而造成記憶力衰退、嬰幼兒生長發育緩慢、視網膜病變、膽結石等症狀。

| 主要功能 | • 構成體內含硫胺基酸、黏多醣及其衍生物的必需成分。<br>• 含硫胺基酸所組成的角蛋白能維持皮膚與毛髮健康。<br>• 含硫胺基酸胱胺酸做為輔酶A的合成原料，輔酶A為酵素輔助因子，能促進醣類、脂肪、蛋白質的代謝。<br>• 含硫胺基酸半胱胺酸的衍生物牛磺酸，能維持神經系統、血液循環系統、免疫系統、視網膜正常功能。 |
|---|---|
| 過多 | • 有機硫攝取過量不會對人體造成影響，但無機硫如食品防腐劑二氧化硫，攝取過量會損壞肝臟與消化、代謝系統功能。 |
| 不足 | • 人體中含硫有機物質的合成受到抑制，進而造成毛髮無光澤與掉髮、記憶力衰退、嬰幼兒生長發育緩慢、視網膜病變、膽結石等症狀。 |

## 消化吸收與代謝
## 從含硫蛋白質拆解成含硫胺基酸，人體才能吸收利用

由天然食物如雞蛋、肉類等攝取的有機型態含硫物質如蛋白質、維生素B1（硫胺素）、維生素H（生物素），最先由胃中的胃蛋白酶將食物中含硫蛋白質分解而釋出其中的含硫胜肽，再進入小腸由胜肽酶分解成含硫胺基酸如甲硫胺酸胱胺酸、半胱胺酸等，由小腸腸壁細胞吸收。進入血液後，硫會隨血液流至需要的組織細胞中，進入細胞中做為合成含硫蛋白質的結構之一，或含硫黏多醣等，構成各細胞與組織的組成分如構成皮膚、指甲、毛

## 硫在人體內的流轉

例：攝入雞蛋、豬肉

進入
消化道

胃中的酵素分解釋出含硫胜肽，再由小腸中的酵素將含硫胜肽分解成含硫胺基酸：胱胺酸、甲硫胺酸

執行　吸收進入血液

- 進入細胞合成蛋白質或含硫黏多醣，構成細胞與組織的組成分。

例

黏多醣：
硫酸軟骨素

組成

軟骨、肌腱

- 胱胺酸進入細胞合成輔酶A

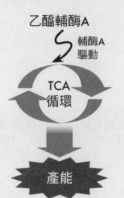

乙醯輔酶A

輔酶A
驅動

TCA
循環

產能

- 進出細胞，調節細胞內外酸鹼值。

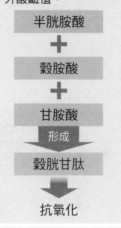

半胱胺酸

＋

穀胺酸

＋

甘胺酸

形成

穀胱甘肽

抗氧化

大部分由尿液排除，極少部分由糞便排除。

## Info 含硫胺基酸衍生物對人體的重要性

　　牛磺酸（taurine）為含硫胺基酸半胱胺酸的重要衍生物，在人體內以肌肉組織含量最高，中樞神經系統、視網膜、膽汁也含有大量牛磺酸。牛磺酸在維持神經的正常運作上扮演重要角色，它能促進神經生長與提升大腦記憶力，幫助鈉、鉀、鎂、鈣離子進出細胞，協助神經傳導。牛磺酸也能維持視網膜的正常功能，具有視力保健作用。在血液組織中，還能降低血液中脂肪與膽固醇含量、加強心肌收縮，維持心律正常。在消化系統中，也能與膽汁酸（bile acid）結合形成牛磺膽酸（taurocholic acid），促進脂肪和脂溶性維生素的消化，並協助膽固醇、藥物、毒素的代謝，抑制膽結石的形成，甚至也可與胰島素一同作用，促進醣類分解而降低血糖濃度。

髮等的角蛋白、構成軟骨和肌腱的硫酸軟骨素等；並且調節人體各種生理功能，例如胱胺酸能進入細胞中，合成體內營養素代謝的關鍵物質輔酶A，使TCA循環得以啟動，進行產能。又如半胱胺酸能與體內的穀胺酸和甘胺酸組成穀胱甘肽，清除體內自由基，防止紅血球遭到氧化破壞，維持正常氧氣運送功能，並且能於肝臟中組成氧化酵素，參與代謝解毒反應等。

最後，人體過多的硫形成硫酸鹽排出體外，大部分由尿液排出，極少部分經由糞便排出。

攝取原則
## 蛋白質是硫元素的主要來源

由於日常飲食中只要攝取足夠蛋白質，就能攝取足夠的硫以供人體所需，因此目前尚未有任何國家制定出硫的每日建議攝取量。也因此蛋白質食物更是每日飲食的基本需求，即使有減重瘦身或疾病等因素，仍不可缺少這類食物的攝取。

攝取來源
## 強健骨質、提升抗氧化力，可補充攝取含硫保健食品

食物中，包括乳製品、蛋類、肉類、魚貝類、豆類、堅果種子類、穀類等這些蛋白質含量高的食物，其含硫量也相對較高，日常飲食相當容易獲取。也由於正常飲食不易出現硫不足現象，且有機硫吃多對身體無害，政府並未訂定每日的攝取標準。然而對於現代人不均衡的飲食習慣或患有特殊疾病者，對有機硫化合物仍有補充之需求，目前市面上已有多種含硫保健食品供做補充來源，常見的有具抗氧化作用的硫辛酸（alpha-lipoic acid）和乙醯半胱胺酸（N-acetylcysteine，簡稱NAC）、以及具保護關節作用的MSM有機硫（methylsulfonylmethane，或稱甲基磺胺甲烷）和硫酸軟骨素。

硫辛酸為存在細胞粒線體的一種輔酶，與ATP生成反應有關，比較特殊的是，硫辛酸是人體內唯一具有水溶性和脂溶性的萬用抗氧化物質，能抵抗細胞代謝產生的各種自由基破壞，在人體細胞抗氧化修復系統中，扮演重要角色。雖然人體可以自行合成硫辛酸，但額外補充硫辛酸對糖尿病患者極為重要，因為糖尿病患者的體內自由基濃度高於正常人，而硫辛酸可改善糖尿病所引起的周圍神經病變併發症。硫辛酸一般人建議補充劑量為20～50毫克，即可達到抗氧化效果，但糖尿病患者須提高劑量到200～600毫克。

巨量元素

鈣

鈉

氯

鉀

鎂

磷

硫

　　穀胱甘肽雖為人體自動產生的重要抗氧化物質，但由人工製成，透過口服進入人體卻易被胃蛋白酶分解而不易被吸收，因此市售營養補充品為穀胱甘肽的前驅物乙醯半胱胺酸，乙醯半胱胺酸不會在消化道中被分解，且在人體中能快速有效合成穀胱甘肽。乙醯半胱胺酸可以保護呼吸道、耳朵、肝臟，並具有抗氧化及增強免疫力功能，能預防和改善心血管疾病、癌症、老年癡呆症等疾病，也能改善過敏和抵抗力差的虛弱體質。一般正常人和慢性病患者，每天可補充150～600毫克的乙醯半胱胺酸，過高的劑量可能會引起消化道不適的副作用。少數人對乙醯半胱胺酸過敏，若出現皮膚紅腫、呼吸困難、頭痛、噁心等症狀時，要立刻停止服用。

　　近日歐美流行預防和改善退化性關節炎的保健食品，通常為含有MSM有機硫、硫酸軟骨素、維骨力（viartril-s，又稱葡萄糖胺glucosamine）這三種對軟骨關節保養有相輔相成特性的成分，每日建議劑量MSM有機硫為1500毫克，硫酸軟骨素為1200毫克，維骨力為1500毫克。MSM有機硫廣泛存在於人體血液與組織中，為構成含硫黏多醣的成分之一，而含硫黏多醣又是構成軟骨、肌腱等組織的重要原料，因此MSM有機硫在人體關節痠痛、運動拉傷，或是患有退化性關節炎、肌腱炎等肌肉關節疾病時，可提供硫元素，做為組織修補用，恢復肌肉關節活動力。此外，MSM有機硫還可促進血液循環，具有消炎止痛以及幫助傷口癒合功效。硫酸軟骨素與維骨力為構成軟骨的重要物質，使軟骨具有足夠的水分，在關節活動時達到緩衝與潤滑的功能（參見P281）。

## 每100公克食品中硫的含量

| 食物名稱 | 含量（毫克） | 食物名稱 | 含量（毫克） |
|---|---|---|---|
| 龍蝦 | 510 | 雞蛋 | 180 |
| 蝦子 | 370 | 杏仁 | 150 |
| 脫脂奶粉 | 320 | 包心菜 | 90 |
| 雞肉 | 300 | 蘑菇 | 30 |
| 花生 | 260 | 馬鈴薯 | 30 |
| 牛肉 | 240 | 香蕉 | 10 |
| 鱈魚 | 230 | 蘋果 | 5 |
| 切達起士 | 230 | 水蜜桃 | 5 |

資料來源：澳洲營養學會

# 構成血紅素的原料
# 鐵

鐵是血液中重要的礦物質之一，但在人體內大約只有一湯匙的鐵在血液中循環，為一種微量營養素。微量的鐵就能合成攜帶氧氣的血紅素和肌紅素，協助人體內氧氣儲存及運送，以供給細胞執行代謝中的氧化機制所需。

## ● 鐵對人體的重要性

人體內約70%的鐵質存在循環系統的血紅素中，5%在肌肉的肌紅素（myoglobin），5%在細胞組織中，20%存在肝臟、脾臟、肺臟與骨髓內的儲鐵蛋白（ferritin）或血基質（heme）中。人體中的鐵質可由體內回收和體外攝取兩種方式取得。體內負責攜帶鐵質的紅血球會在耗用後約120天由脾臟、肝臟中的網狀內皮系統破壞，並由巨噬細胞將老化的紅血球吞噬，分解其蛋白質成分，回收其中90%的鐵質，重新釋入血液中，再由輸鐵蛋白送到造血組織重新利用或暫時儲存。除此之外，人體也透過飲食補充流失的鐵質。

鐵最主要的功能為構成血紅素的原料，協助血液中氧氣的運輸。紅血球細胞內的血紅素可以和氧氣結合，將肺部吸入的氧氣運送至各組織細胞，並將二氧化碳帶回肺部呼氣排除。存在於肌肉中的肌紅素，為一種結合氧氣和鐵的蛋白質，能給予肌肉外觀顏色，肉色愈深代表含鐵量愈高，因為肌紅素中鐵能和氧氣結合所以能將氧氣儲存在肌肉細胞，供肌肉細胞隨時利用。當缺乏鐵時，體內負責儲存鐵質的儲鐵蛋白濃度會降低，一旦沒有鐵質的補充來源，造血細胞便無法獲得足夠的鐵便無法合成血紅素，導致紅血球體積變小產生小球性貧血（microcyte），即缺鐵性貧血（iron deficiency anemia）。當沒有足夠的血紅素攜帶氧氣，體內就不能執行氧化作用來產生細胞所需的能量，以致臉色蒼白、容易疲倦，學習時不易專心，甚至引起呼吸短促、暈眩、食慾不振、抵抗力弱等症狀。另外，鐵質缺乏也會影響氧氣輸送到肺部，導致組織中可運用的氧氣減少，體內累積過多二氧化碳，而影響呼吸的正常調節，根據研究顯示，補充鐵可改善兒童屏氣發作（breath-holding spell）所導致的暫停呼吸、四肢僵直等症狀。

除了體內的氧氣運輸外，鐵也是體內部分酵素的組成元素之一，例如過氧化酶（peroxidase）、觸媒（catalase）及細胞色素（cytochrome）等，這些酵素負責體內各式氧化反應，完善產能途徑，以穩定體溫和維持肌肉正常活動，因此當缺乏鐵質時，人容易覺得冷。鐵也具有維護腦神經系統的發育與

功能,含鐵酵素可以合成保護神經外圍的髓鞘與神經傳導物質,尤其嬰幼兒正處於腦部細胞需要快速增生和分化的階段,若缺鐵的話將會影響腦神經功能,心智發展也會明顯較差。另外,鐵也可以強化免疫功能,免疫細胞能利用含鐵酵素合成殺菌用的自由基,並激發細胞分泌激素,促進細胞增生以增加免疫細胞的數量,尤其對於抵抗力較弱的嬰幼兒來說,適當補充鐵質能有助於降低其上呼吸道與消化道的感染率。

　　一般成人體內血紅素的含量,男性標準值為每一百毫升13～18公克,女性受月經和懷孕影響,血紅素較低,正常值為每一百毫升12～16公克,低於標準即為貧血,高於標準則稱為多血症。一般人細胞中若累積過多具有催化能力的自由鐵離子,會將過氧化氫轉為自由基使體內氧化作用過度,容易造成心臟、肝臟、內分泌及關節損傷,以及性無能、不孕、糖尿病、心臟病、骨質疏鬆及肝臟疾病等病症。而先天患有隱性基因遺傳性疾病鐵色素沉著症(hemochromatosis)者,因為對鐵的吸收率高於常人四倍,大量鐵質沉積於身體組織將更嚴重地破壞組織正常功能。

| 主要功能 | • 建構紅血球中血紅素的基本原料,可與氧氣結合協助體內二氧化碳和氧氣的運輸。<br>• 製造肌紅素的主要元素,以儲存氧氣於肌肉中供利用。<br>• 體內含鐵酵素的重要組成成分,能增進氧化代謝,促進細胞激素分泌,提升人體免疫力。<br>• 保護腦神經系統,促進腦部細胞增生,維持嬰幼兒腦部發育。 |
|---|---|
| 過多 | • 服用過量鐵劑或是基因遺傳性疾病,造成過多鐵質累積在組織中,造成內臟損傷、不孕、心臟病、骨質疏鬆等。 |
| 不足 | • 造成血紅素不足,引發缺鐵性貧血症狀,如臉色蒼白、疲倦、暈眩、食慾不佳。<br>• 影響腦部細胞增生與分化,導致嬰幼兒腦部發育遲緩。<br>• 影響免疫細胞增生,免疫力下降,容易引發嬰幼兒呼吸道感染。 |

# 鐵會進入造血器官合成血紅素

攝取綠色蔬菜（含非血基質鐵）或牛肉（含血基質鐵）的食物時，鐵存在食物中的型式多為三價鐵（$Fe^{3+}$），必須經過消化道的酵素分解催化將$Fe^{3+}$還原成二價亞鐵離子（$Fe^{2+}$）才能被人體充分吸收。首先，吃進的食物中的$Fe^{3+}$會在胃的酸性環境中還原為$Fe^{2+}$，通過小腸細胞時吸收的$Fe^{2+}$在腸黏膜上皮細胞內會重新氧化為$Fe^{3+}$，並與一種去鐵蛋白（apoferritin）結合，形成儲存形式的儲鐵蛋白。當體內需要時，$Fe^{3+}$和去鐵蛋白會分離還原成$Fe^{2+}$進入血漿後被血漿中的銅藍蛋白（ceruloplasmin）、希菲斯特蛋白（hephaestin）氧化為$Fe^{3+}$，再和輸鐵蛋白結合，到達各組織細胞（一分子輸鐵蛋白可結合兩分子$Fe^{3+}$）。

人體中有70%的鐵質會透過輸鐵蛋白將鐵離子運送至脾臟或骨髓等造血器官中，用於合成紅血球中能攜帶氧氣的血紅素，才能將氧氣運送至需氧的細胞中如肌肉、肺部等，供應代謝需求。而隨著紅血球的耗用凋亡，人體會再回收其中90%的鐵質回到血液中循環再製血紅素，其餘10%的鐵質則隨糞便排出體外，因此人體內的鐵質會隨著年齡而逐漸減少，需由飲食再補充。另外，透過輸鐵蛋白也能將鐵離子運送至各種細胞中提供含鐵酶如細胞色素的合成，以輔助氧化反應，達成產能目的。至於暫時不用的鐵則可運送至肝臟、脾臟等器官的網狀內皮細胞儲存起來，而飲食中未被人體吸收的鐵質也會隨糞便或尿液排出體外。

# 維生素C可幫助鐵質的吸收，草酸會降低鐵質的吸收

## ● 攝取原則

根據衛生署建議，男性每日鐵建議攝取量為10毫克，女性每日鐵建議攝取量為15毫克。一般來講，男性血漿含鐵量為80～165mg/ml，女性為65～130 mg/ml。素食者飲食中大部分為蔬菜及豆類製品，容易缺乏動物性食物中易為人體吸收的血基質鐵（heme iron），可多吃葡萄乾、綠色蔬菜、全穀類等含鐵質較高的蔬菜，並搭配與維生素C一同取用。研究發現非血基質鐵（non-heme iron）和75毫克的維生素C併用時，鐵質吸收率大約和每餐食用3兩肉品效果一樣，因為維生素C可將鐵離子（$Fe^{3+}$）還原成腸道可直接吸收的亞鐵離子（$Fe^{2+}$）。另外，若要加強鐵質的補充，應避免同時取用含草酸、磷酸、植酸的蔬果和豆類，因為這些成分會和鐵結合成為不溶解的鹽

# 鐵在人體內的流轉

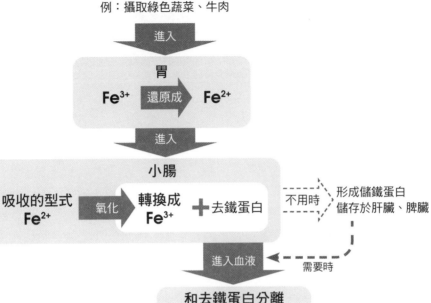

例：攝取綠色蔬菜、牛肉

↓ 進入

**胃**

$Fe^{3+}$ 還原成 → $Fe^{2+}$

↓ 進入

**小腸**

吸收的型式 $Fe^{2+}$ ──氧化──> 轉換成 $Fe^{3+}$ ＋去鐵蛋白

不用時 ──→ 形成儲鐵蛋白
儲存於肝臟、脾臟

↓ 進入血液 ←── 需要時

**和去鐵蛋白分離
還原成$Fe^{2+}$**

↓ 進入　透過輸鐵蛋白

| 造血器官<br>（脾臟、骨髓）<br>合成紅血球中負責<br>攜氧的血紅素。 | 各組織細胞<br>合成細胞色素，輔<br>助電子傳遞。 |

回收90%
的鐵質到
血液中

↓

**紅血球
約120天凋亡**

10%未被回收及飲食中未被吸收的
$Fe^{2+}$由糞便或尿液排出體外

類而干擾體內鐵的吸收率，例如草莓、橘子、蘋果、櫻桃等含較多磷酸的水果應避免同時取用。但其中也可藉由調理方式改善影響的程度，例如菠菜、甜菜、芹菜、芥菜等含草酸、植酸的食物則可先將之浸泡於水中，再透過熱水汆燙，來溶解去除部分的草酸和植酸；豆類經過發酵後例如黃豆發酵為納豆，就能降低豆類所含的植酸量，減少鐵質吸收的干擾。另外，茶中的丹寧酸和咖啡內的多酚類也會與非血基質鐵結合成為難溶的複合物，減少鐵質的吸收，補充鐵質時應盡量避免同時取用。

### ● 攝取來源

鐵可從肉、蛋、動物內臟、豆類製品、全穀類、綠色蔬菜中攝取，肉品中，以肉色愈深鐵質含量則愈多。每一百克動物膽肝約含有鐵19.9毫克；每一百克花生含有鐵29.5毫克；每一百克文蛤含有鐵12.9毫克。不過一般來說動物性食物所能提供的血基質鐵相較於植物性食物所提供的非血基質鐵更容易被人體吸收，吸收率多達三倍，因此雞肉、肝臟、沙丁魚等動物性食物要來得比葡萄乾、綠色蔬菜、全穀類等植物性植物更適合做為鐵質的攝取來源。但其中的動物內臟含有相當高的膽固醇成分，攝取上仍應謹慎適量。

另外也因人體對鐵質的吸收率不佳，即使藉由含鐵豐富的食物來補充鐵質，成效仍相當有限。貧血病人或成年女性可服用鐵劑保健品補充鐵質，來預防缺鐵性貧血，調節生理機能，補充生理期流失的血紅素。這些鐵補充劑可能為動物性鐵萃取物、葡萄糖酸亞鐵離子、甘胺酸亞鐵，以此吸收率高的血鐵基質或亞鐵離子（$Fe^{2+}$）的形式製成，讓人體好吸收，補充更有效率。

## 每100公克食物中鐵的含量

| 食物名稱 | 含量（毫克） | 食物名稱 | 含量（毫克） |
|---|---|---|---|
| 花生 | 29.5 | 醃燻豬肝 | 11.5 |
| 燕麥粥(海鮮) | 24.6 | 麥片 | 11.1 |
| 黑芝麻 | 24.5 | 薄荷 | 11 |
| 芝麻醬 | 20.4 | 麥芽飲品 | 8.7 |
| 膽肝 | 19.9 | 紅豆糊 | 8.2 |
| 柴魚片 | 15.3 | 山芹菜 | 7.8 |
| 梅乾菜 | 14.6 | 黃豆 | 7.4 |
| 豬血糕 | 13.2 | 鯖魚(魚鬆) | 4.2 |
| 文蛤 | 12.9 | 九層塔 | 3.9 |
| 南瓜子(白瓜子) | 12.2 | 牛腿肉 | 3 |

資料來源：行政院衛生署食品藥物管理局

## 鐵的每日建議攝取量及上限攝取量

| 年齡 | 每日建議攝取量（毫克） | | 上限攝取量（毫克） | 備註 |
|---|---|---|---|---|
| 0-6月 | 7 | | 30 | |
| 7-12月 | 10 | | | |
| 1-3歲 | 10 | | | |
| 4-6歲 | 10 | | | |
| 7-9歲 | 10 | | | |
| 10-12歲 | 15 | | | |
| 13-15歲 | 15 | | | |
| 16-18歲 | 15 | | | |
| 19-30歲 | 男 | 女 | 40 | |
| | 10 | 15 | | |
| 31-50歲 | 10 | 15 | | |
| 51-70歲 | 10 | | | |
| 71歲以上 | 10 | | | |
| 懷孕 | 第一期增加0 | | 40 | 提供胎兒成長所需。例如19～30歲間應適量攝取15毫克的鐵，此年齡間懷孕至第三期的孕婦，攝取量可再加上30毫克，即15+30=45毫克。仍需注意不要超過上限攝取量。 |
| | 第二期增加0 | | | |
| | 第三期增加30 | | | |
| 哺乳期 | 增加30 | | 40 | 提供新生兒所需。例如19～30歲間應適量攝取15毫克的鐵，此期間正在哺乳的女性則應多攝取30毫克，即15+30=45毫克。仍需注意不要超過上限攝取量。 |

資料來源：行政院衛生署公告

# 穩定血糖的重要功臣

# 鉻

鉻在天然食品中的含量低，卻能在葡萄糖的代謝中扮演重要的角色，使更多的葡萄糖進入細胞，穩定人體血糖的含量，控制低血糖或糖尿病等症狀，是人體控制血糖必需的礦物質。

## ● 鉻對人體的重要性

鉻主要存在人體的心臟、腦部、肝臟、脾臟、腎臟等組織中，成年人體內約含6毫克鉻，但隨著年紀增長含量會逐漸減少，加上鉻能透過腎臟代謝，隨尿液排出體外，正常成人每天尿液中就含有1微克鉻，因此人體必須透過適當的飲食來補充流失的鉻營養素。

鉻的主要功能是與其他調控代謝的物質如：激素、酶類、遺傳物質（DNA和RNA）等相互作用，影響體內新陳代謝的正常運作。人體吸收的三價鉻是GTF（glucose tolerance factor，葡萄糖耐受因子）的組成元素之一，GTF具有協調胰島素的功能，影響體內血糖代謝，是重要的血糖調節劑。人體若長期缺乏鉻，會使胰島素失去作用，血液中葡萄糖濃度增加，導致血壓上升，造成糖尿病，甚至引發白內障、失明、尿毒症等併發疾病。透過GTF的作用，鉻也會影響脂質代謝，抑制體內膽固醇和脂肪酸的合成，降低血液中可能導致動脈硬化的膽固醇和三酸甘油酯，預防心血管疾病的發生。因此人體若缺乏鉻就會使脂質代謝失調，而誘導動脈硬化的發生，提高罹患心血管疾病的機率。另外，GTF也會影響蛋白質、核酸的代謝與功能，能增加胰島素活性，促進營養不良的兒童生長發育，增加其體重，並且也做為核酸類物質DNA和RNA的穩定劑，避免細胞內某些基因物質突變，預防癌症發生。

| 主要功能 | • 組成GTF（葡萄糖耐受因子），促進胰島素活性，維持體內醣類正常代謝，改善糖尿病患的血糖調控能力。<br>• 透過GTF的作用，具有抑制膽固醇和三酸甘油酯合成的能力，避免血管壁沉積脂類化合物，防止動脈硬化和心血管疾病。<br>• GTF能與核酸結合，做為核酸物質穩定劑，避免基因突變，防止癌症發生。 |
| --- | --- |
| 過多 | • 尚未有研究報告指出過量的鉻會造成的影響。 |
| 不足 | • 胰島素失效，葡萄糖代謝異常，血壓上升。<br>• 蛋白質代謝異常，生長情形欠佳。<br>• 脂質代謝失調，誘導冠狀動脈硬化發生，導致心血管疾病。 |

消化吸收與代謝

## 鉻質能調節胰島素，控制血糖

攝取海鮮和全穀類食品這些含鉻食物時，會經由胃的酵素分解釋出其中的三價鉻（$Cr^{3+}$）進入小腸，在小腸中結合輸鐵蛋白通過小腸細胞而進入血液，送至肝臟中暫時存放，待需要時再送出。存在人體內的三價鉻會進入組織細胞中，與激素、酵素或遺傳物質相互作用，調控多項生理運作，例如當血糖升高、胰島素分泌增加時，肝細胞內的三價鉻會和輸鐵蛋白結合，透過血液將三價鉻送達作用細胞。接著，進入細胞的三價鉻會和胺基酸結合形成「胺基酸鉻」，也就是GTF（葡萄糖耐受因子），GTF進一步結合三價鉻以及細胞上的胰島素受體（一個GTF結合四個三價鉻），導致細胞上的胰島素受體活化，增加胰島素的吸收，導致更多葡萄糖分子進入細胞內，降低血糖濃度，而穩定血糖。在細胞吸收更多的葡萄糖分子後，便加速其代謝而轉換產生能量，使得體內碳水化合物累積量減少，便減少碳水化合物轉為脂肪的機會，調節醣類和脂質的代謝，此外，也能間接抑制體內易導致動脈硬化的膽固醇和脂肪酸的合成，預防心血管疾病的發生。另外，鉻所組成的GTF還會進入細胞中與DNA作用，結合於DNA上以增加核酸結構的穩定性，避免基因發生突變，而降低癌症潛在的風險。最後，從食物中攝取過多的鉻質會通過腎臟匯集於尿液排除體外。

人體的需求

## 補充鉻，加工食品及含有草酸的食物不可一起吃

### ● 攝取原則

目前台灣衛生署尚未訂出每日鉻建議攝取量，美國的食物及營養部則對鉻的每日建議攝取量訂定為50～200微克，供民眾做補充的參考。現代人因飲食多為加工食品如白糖、麵粉、油炸食物，經常處於高糖、高鹽、高油的不健康環境中，以致人體內鉻的吸收率下降，影響體內的代謝平衡，例如加工製成的白麵內含高量的精緻醣類，會刺激組織排出鉻營養素，導致體內的鉻含量降低。此外，菠菜裡的草酸以及穀物中的植酸也會降低鉻的吸收，在補充鉻時應避免同時取用。

### ● 攝取來源

植物性食物如全穀類、去皮馬鈴薯、菠菜等，以及動物性食物如牛肉、雞肉、魚、牡蠣、蛋、乳製品等均含有鉻營養素，其中海鮮食物中的鉻含量

## 鉻在人體內的流轉

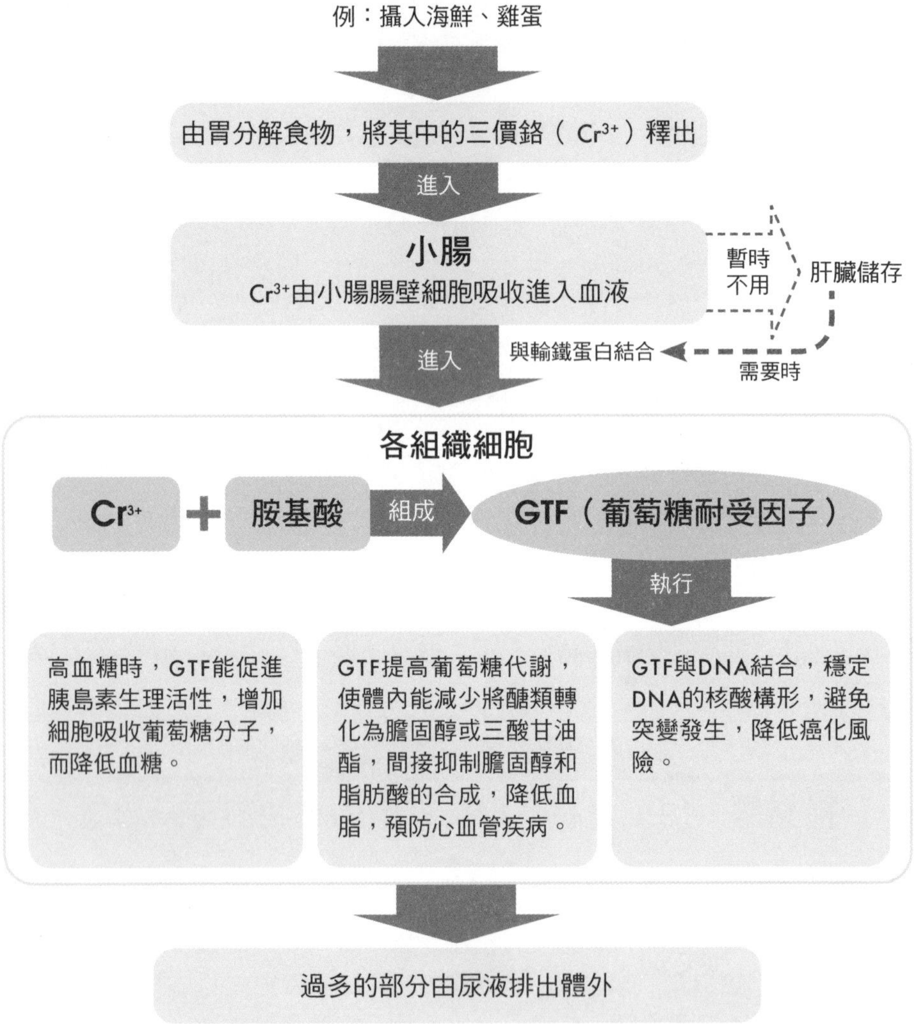

例：攝入海鮮、雞蛋

↓

由胃分解食物，將其中的三價鉻（$Cr^{3+}$）釋出

↓ 進入

**小腸**
$Cr^{3+}$由小腸腸壁細胞吸收進入血液

暫時不用 → 肝臟儲存

與輸鐵蛋白結合 ← 需要時

↓ 進入

**各組織細胞**

$Cr^{3+}$ ＋ 胺基酸 —組成→ GTF（葡萄糖耐受因子）

↓ 執行

| 高血糖時，GTF能促進胰島素生理活性，增加細胞吸收葡萄糖分子，而降低血糖。 | GTF提高葡萄糖代謝，使體內能減少將醣類轉化為膽固醇或三酸甘油酯，間接抑制膽固醇和脂肪酸的合成，降低血脂，預防心血管疾病。 | GTF與DNA結合，穩定DNA的核酸構形，避免突變發生，降低癌化風險。 |

↓

過多的部分由尿液排出體外

最豐富，缺乏鉻營養素者可多攝取這類食物補充。雖然全穀類食物含鉻量高，但加工後的精緻穀類如白米、爆米香、雪花糕、米食餅乾（仙貝）、米粉、油炸速食麵、高果糖糖漿（玉米澱粉加工品）、玉米脆片已流失大量的鉻，並非為良好的鉻質攝取來源。

人體對日常飲食中的鉻約僅有十分之一的吸收率，吸收效率不佳，且體內鉻儲存量會隨著年齡而下降，特別是肥胖、懷孕、過度操勞、壓力大者，耗損更加嚴重，特殊情況下如第二型糖尿病患者，可藉由服用保健食品

改善脂質和醣類的新陳代謝。保健食品中最普遍的鉻錠或是啤酒酵母，均採取人體消化系統容易吸收的鉻型態（自然化合物），在人體中吸收率竟可達10%～25%，是補充鉻質不錯的選擇。

近來研究中也發現鉻的化合物甲基吡啶鉻（chromium picolinate）可以刺激細胞吸收胰島素，並加速三酸甘油酯和血糖的代謝，促進更多蛋白質合成，也刺激體重下降。尤其對於胰島素分泌失衡的糖尿病肥胖者便可透過這個方式，刺激肌肉的合成，有助於改善身體基本組成成分，提升日常生活的基礎代謝，加速能量的消耗，進而達到減肥功效。甲基吡啶鉻目前是美國FDA核准供糖尿病患者保健食品中的成分，在台灣也為保健食品的核准營養添加劑，較常見於減肥食品或銀髮族血糖代謝保健食品。

## 每日鉻的安全攝入量

| 年齡 | 攝入量（微克） | 年齡 | 攝入量（微克） |
|---|---|---|---|
| 嬰兒 | 10～14 | 四歲 | 30～120 |
| 半歲至一歲 | 20～60 | 七歲以上 | 50～200 |
| 一歲以上 | 20～80 | 成人 | 50～200 |

資料來源：中國營養學會

## 每100公克食物中鉻的含量

| 食物名稱 | 含量（微克） | 食物名稱 | 含量（微克） |
|---|---|---|---|
| 生蠔 | 128 | 綠色花椰菜 | 16 |
| 巴西堅果 | 100 | 大麥 | 13 |
| 牡蠣 | 57 | 榛果 | 12 |
| 乾燥棗子 | 29 | 豬肉 | 10 |
| 西洋梨 | 27 | 玉蜀黍 | 9 |
| 蝦子 | 26 | 蛋黃 | 6 |
| 全麥麵粉 | 21 | 牛肉 | 3 |
| 番茄 | 20 | 鯡魚 | 2 |
| 蘑菇 | 17 | | |

資料來源：美國農業部

# 體內運送鐵質的好幫手

# 銅

銅是造血組織中不可缺少的微量元素，能促進紅血球成熟，協助體內鐵的運輸，給予抗氧化酵素活性，並且能影響免疫細胞的增生，在免疫系統中扮演極重要的角色。

## ● 銅對人體的重要性

正常人體每公斤體重含有銅1.4～2.1毫克，其中50%～70%分布於肌肉及骨骼，20%分布於肝臟，5%～10%分布於血液中。銅在體內有兩種形態：一價銅（$Cu^+$）和二價銅（$Cu^{2+}$），是構成酵素成分的元素之一，給予酵素活性，參與電子傳遞與氧化還原反應，進行粒線體呼吸作用，影響能量的生成。因此若缺乏銅，酵素則無法正常運作，無法催化代謝反應的進行。同樣地，銅也是超氧化物歧化酶（superoxide dismutase；SOD）的組成成分，能催化超氧化物歧化酶，使之產生活性，進而清除體內自由基而達到抗氧化效應，降低組織細胞的氧化壓力，保護心臟並維持心血管機能。此外，銅與鐵的代謝緊密相關，能促進紅血球成熟，使成熟的紅血球從骨髓中釋放進入血液循環。肝臟釋放的二價鐵離子也需透過血漿中的銅藍蛋白，將二價鐵離子氧化成為三價鐵離子，才能經由運鐵蛋白運送至骨髓，進行血液的製造。因此若缺乏銅營養素就會造成鐵無法被利用而堆積於肝臟中，導致輕微貧血。

研究中也發現，銅在燒燙傷之後的修補中扮演著重要的角色，若給予60%嚴重燒傷的糖尿病患者銅、鋅、硒三種補劑，便能立即改善其體內銅質和銅藍蛋白的含量，而刺激皮膚膠原蛋白和彈力蛋白的增生，修補燙傷組織。銅若攝取不足也會造成骨質中膠原纖維合成受損，導致膠原蛋白和彈力蛋白合成不良，影響骨骼發育，造成骨質密度減少，引發骨質疏鬆。也有研究證實，人體一旦缺銅，免疫細胞的活性會降低，甚至造成白血球數量減少，影響免疫系統，導致身體對疾病的抵抗力變差。

人體所需的銅質可由大部分的食物中取得，僅有少數特殊情況下，會嚴重缺乏，例如：早產兒因為體內銅儲存量不足，而無法提供快速成長的需要，影響骨骼發育和鐵質的吸收，以致骨骼脆弱和貧血。還有一種先天性銅代謝異常造成細胞缺銅的罕見疾病，稱為緬克斯症候群（Menkes disease），在新生兒中的發生率約為十萬分之一。由於這種遺傳疾病為性聯遺傳（sex linkage），大多數發生在男性，其因基因異常造成小腸細胞無法將吸收的銅釋放至血液中，血液中銅含量下降，使組織細胞無法得到足夠的銅，以致含

銅酵素失去功能，影響新生兒發育，產生頭髮不正常扭曲、髮色黯淡、神經退化、骨質疏鬆、皮膚出現色素斑、大腦和小腦退化等症狀。

正常人血清中的銅濃度為70～160ug/dl，若攝取過量會造成慢性中毒，症狀包含噁心、嘔吐、腹瀉。然而銅在體內吸收後很快會透過尿液和膽汁排除，因此目前醫學文獻中很少有慢性中毒的報告，僅有一種因遺傳性銅代謝異常所導致的疾病威爾森病（Wilson disease），發生率約二十萬分之一，患者因肝臟細胞內的運輸蛋白質基因異常，無法將過多的銅透過膽汁經由腸道排出體外，導致銅堆積在肝臟、腎臟、大腦等器官中，影響器官和神經系統功能，產生協調性變差、不自主顫抖、黃疸、脂肪肝、肝硬化、肝功能衰竭、腎臟功能異常等症狀。

| 主要功能 | • 合成銅藍蛋白，協助鐵質在體內的運輸。<br>• 抗氧化酵素超氧化物歧化酶的組成成分，抑制體內自由基以保護體內臟器。。<br>• 增加鋅的吸收，影響胺基酸和蛋白質代謝。 |
| --- | --- |
| 過多 | • 服用過量銅，會造成慢性銅中毒，產生腹瀉或嘔吐等腸胃不適症狀。<br>• 因先天無法正常排除肝臟細胞中過多的銅導致威爾森病，造成神經系統或臟器表現異常。 |
| 不足 | • 導致身體無法利用鐵，使鐵質不足，造成貧血。<br>• 缺乏鐵而導致膠原纖維無法合成，造成骨質強度下降，影響骨骼發育。<br>• 致使免疫細胞活性下降，免疫力變差。 |

### 消化吸收與代謝

## 銅離子能合成超氧化物歧化酶，對抗氧化

攝取動物肝臟或香菇等含有微量銅的食物時，食物中的二價銅（$Cu^{2+}$）會結合有機物質如蛋白質進入消化系統中。進入胃的時候，銅蛋白複合物中的蛋白質被胃蛋白酶分解，胃酸幫助銅離子溶解，並以各種方式如被動運輸、銅運輸蛋白、胺基酸運輸蛋白，通過小腸，吸收進入血液中。銅離子進入血液後，會和血漿中的血清蛋白（albumin）結合，形成複合物送至肝臟儲存。當體內需要代謝銅營養素的時候例如合成銅藍蛋白，部分銅離子會與肝臟製造的 $\alpha$2 球蛋白結合成為銅藍蛋白。銅藍蛋白能使人體內或儲存於肝臟中的二價鐵離子（$Fe^{2+}$）轉為三價鐵離子（$Fe^{3+}$），讓鐵能與血漿中的輸鐵蛋白結合，運送到骨髓、肝臟及全身組織利用，並且也送入造血組織，達成血液的製造。

微量礦物質

鉻

錳

銅

鈷

鉬

硒

鋅

氯

氟

二價銅離子是超氧化物歧化酶的組成成分，並能活化此酶，與自由基結合，扮演清除自由基的角色，降低組織氧化壓力。此外，銅能做為酵素的成分之一，給予酵素活性，因此能在細胞的粒線體中，輔助酵素傳遞電子，使電子傳遞鏈得以順利，達成產能目的。過量攝取的銅能透過腎臟匯集，順著尿液排出體外。

## 銅在人體內的流轉

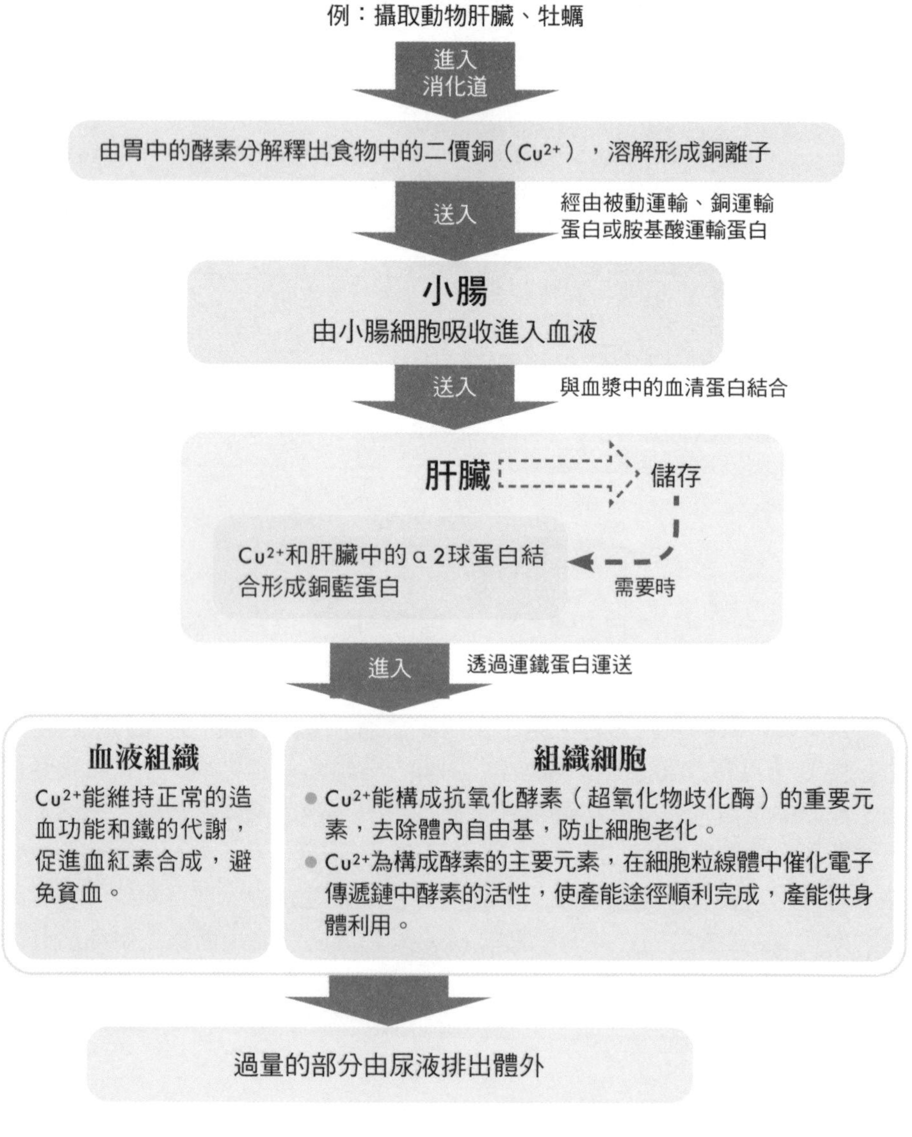

例：攝取動物肝臟、牡蠣

進入
消化道

由胃中的酵素分解釋出食物中的二價銅（$Cu^{2+}$），溶解形成銅離子

送入　經由被動運輸、銅運輸蛋白或胺基酸運輸蛋白

### 小腸
由小腸細胞吸收進入血液

送入　與血漿中的血清蛋白結合

### 肝臟 ⇢ 儲存

$Cu^{2+}$和肝臟中的 α2球蛋白結合形成銅藍蛋白　←需要時

進入　透過運鐵蛋白運送

### 血液組織
$Cu^{2+}$能維持正常的造血功能和鐵的代謝，促進血紅素合成，避免貧血。

### 組織細胞
- $Cu^{2+}$能構成抗氧化酵素（超氧化物歧化酶）的重要元素，去除體內自由基，防止細胞老化。
- $Cu^{2+}$為構成酵素的主要元素，在細胞粒線體中催化電子傳遞鏈中酵素的活性，使產能途徑順利完成，產能供身體利用。

過量的部分由尿液排出體外

# 食物中的蘋果酸、檸檬酸有助銅的吸收

## ● 攝取原則

　　人體對銅的吸收率會隨著每日攝取銅量的多寡而有所變化，例如：每日攝取量大於5毫克時，大約只有20%的銅被吸收；當每日攝取量小於1毫克，小腸的銅吸收率就可能高達75%，因此建議以少量多次的方式來攝取銅，更有助人體的吸收。蘋果、橘子、柳橙、檸檬、草莓、荔枝、芒果、鳳梨等食物中所含的檸檬酸（citric acid）或蘋果酸（malic acid）可以和銅結合，增加銅的溶解度，而提高人體對銅的吸收。但維生素C、鋅、鐵、鉬、鈣、磷以及菠菜、甜菜、芹菜等蔬菜中所含的植酸等食物中的成分，則反而會降低人體對銅的吸收。這是因為維生素C會將二價銅離子（$Cu^{2+}$）還原成不易吸收的亞銅離子（$Cu^+$）而降低體內對銅的吸收；銅與鋅之間則是相互競爭同樣的運輸蛋白，若體內過量的鋅與運輸蛋白結合，就會使運輸蛋白攜銅率下降，導致組織中可氧化利用的銅減少進而缺乏，鋅的攝取量只要高達18.5毫克時，就會導致銅缺乏症。

　　雖然台灣目前尚未訂定銅的每日攝取量，而美國則訂定銅的每日建議量為2毫克，但若攝取銅質超過10毫克便會對身體有害，補充上仍應適量。

## ● 攝取來源

　　銅不能在人體內合成，必須從外界飲食攝取，例如動物內臟、肉類、海鮮、堅果、水果等食物，例如每一百克生牡蠣中約含有銅4.29毫克；每一百克熟牛肉中約含有銅14.58毫克；每一百克蘑菇約含有銅0.31毫克；每一百克榛果約含有1.72毫克；每一百克杏仁約含有銅0.99毫克。年長者因胃腸蠕動不佳，消化吸收功能下降，以致體內對食物中的銅吸收利用率較低。除了建議多吃含銅的食物外，也可以從保健食品中攝取，如銅綜合營養錠和檸檬酸錠，來增加人體吸收銅營養素的機會，以預防貧血和骨骼相關的病症如骨質疏鬆、骨質密度下降，強化免疫系統，對抗老化和預防流行性感冒。

## 銅的每日建議攝取量及上限攝取量

| 年齡 | 每日建議攝取量（毫克） | 上限攝取量與中毒（毫克） |
|------|------|------|
| 1-3歲 | 0.34 | |
| 4-8歲 | 0.44 | |
| 9-13歲 | 0.7 | |
| 14-18歲 | 0.89 | 上限攝取量：10<br>銅中毒：15以上 |
| 成人男性 | 0.9 | |
| 成人女性 | 0.9 | |
| 懷孕女性 | 1 | |
| 哺乳女性 | 1.3 | |

資料來源：世界衛生組織公告

## 每100公克食物中銅的含量

| 食物名稱 | 含量（毫克） | 食物名稱 | 含量（毫克） |
|------|------|------|------|
| 熟牛肉 | 14.58 | 煙燻鮭魚 | 0.23 |
| 生牡蠣 | 4.29 | 豆腐 | 0.21 |
| 堅果(含鹽) | 2.21 | 芒果 | 0.11 |
| 榛果 | 1.72 | 鳳梨 | 0.11 |
| 南瓜子 | 1.27 | 烤火雞肉 | 0.09 |
| 杏仁 | 0.99 | 豬肉火腿 | 0.08 |
| 馬鈴薯 | 0.81 | 香蕉 | 0.07 |
| 全麥麵包 | 0.67 | 燕麥 | 0.07 |
| 花生(含鹽) | 0.67 | 麥片 | 0.07 |
| 味增 | 0.42 | 生蛋 | 0.07 |
| 蘑菇 | 0.31 | 紅蘿蔔 | 0.04 |
| 葡萄乾 | 0.31 | 西瓜 | 0.04 |
| 蘑菇罐頭 | 0.23 | 洋蔥 | 0.03 |

資料來源：美國農業部

## 與維生素B12一同造血的礦物質

# 鈷

鈷是體內合成維生素B12不可或缺的微量礦物質，主要協助人體內紅血球的製造與成熟，預防惡性貧血；並且能促進甲狀腺激素的合成，維持甲狀腺機能，減緩碘缺乏所引起的甲狀腺腫大。

### ● 鈷對人體的重要性

人體全身約含有鈷1.1毫克，主要儲存於肝臟，其中43%分布於肌肉組織，14%則分布於骨骼中。鈷主要是維生素B12的中心元素（參見P156），具有活化體內酵素的能力，在紅血球的維持、形成、功能促進上扮演重要的角色，其與維生素B12共同作用於造血組織，使紅血球正常成熟。除此之外，鈷和維生素B12具有促進細胞如免疫細胞、生殖細胞、皮膚和腸胃道細胞等快速分裂的能力，協助細胞的更新，並且也能維護神經髓鞘的功能，維持神經系統的正常運作。因此若人體缺乏鈷，會導致體內無法合成足夠的維生素B12，使得紅血球的生長發育受到干擾，無法正常分化，或是在成熟前就死亡，導致體內紅血球異常大且數量少，又稱為巨母細胞，引起巨母細胞貧血（megaloblastic anemia），也就是惡性貧血（pernicious anemia），症狀包含食慾不振、體重減輕、手腳麻木不易保持平衡、眼睛和皮膚發黃、呼吸急促、頭痛、記憶力差、抑鬱症等。

研究也指出鈷和錳為合成甲狀腺素的必需成分，可以增強甲狀腺功能，促進甲狀腺功能亢進，對於治療甲狀腺腫大具有療效。在人體內鈷與碘會競爭吸收，因此可在不攝取碘的情況下，給予甲狀腺腫大的患者適量的鈷質，不但能改善甲狀腺腫大的情況，還能激活甲狀腺的活性，強化其功能，而達到良好的療效。另一方面，鈷還能促進鋅的吸收，鋅為人體內胺基酸和蛋白質代謝不可缺少的物質，隨著體內鈷含量提高，鋅的吸收率亦會隨之上升，間接地影響體內胺基酸及蛋白質的代謝。

但攝取過多的鈷也會造成鈷中毒，使過多量的鈷營養素刺激骨髓過度造血，引發紅血球增多症，導致嘔吐、腹瀉、食慾不振和手腳麻木等症狀。

> **主要功能**
> • 組成維生素B12的元素，以製造紅血球。
> • 合成甲狀腺素的必要元素，促進甲狀腺功能。
> • 增加鋅的吸收，影響胺基酸和蛋白質代謝。

過多 • 導致骨髓細胞造血過量，引發紅血球增多症。

不足 • 紅血球製造和分化受阻，發育無法完全，產生異常紅血球，導致惡性貧血。

## 消化吸收與代謝

## 鈷協助維生素B12增生紅血球

當吃下肝臟、腎臟、貝類等含鈷的食物，食物中所含的三價鈷離子（$Co^{3+}$）會經由胃中的酸性環境還原成為二價鈷離子（$Co^{2+}$）進入小腸細胞，吸收到達血液。透過血液，$Co^{2+}$能運送於肝臟和腎臟、骨骼、脾臟、胰臟、小腸等其他組織暫時儲存，而送入各組織細胞中的$Co^{2+}$能參與多項生理運作，例如與維生素B12結合，催化骨髓中紅血球增生與成熟；或是進入甲狀腺組織，與細胞上的受體結合，刺激甲狀腺活性而分泌激素，增強甲狀腺功能。另外，$Co^{2+}$也會促進小腸對鋅的吸收，因此間接地影響蛋白質的代謝，參與神經髓鞘的合成，維持神經系統正常運作（參見P33）。最後攝取過剩的鈷離子則透過腎臟匯集，由尿液排出體外。

## 人體的需求

## 每日攝取3微克鈷就足夠了

### ● 攝取原則

雖然目前衛生署尚未訂定出每日鈷的建議攝取量，不過兒童對鈷的毒性敏感，應避免每公斤體重取用超過1毫克的劑量。成人每日只要從膳食攝取3微克鈷，便足夠一日的需求。另外，因鈷可幫助鋅的吸收，可在攝取含鋅的食物時，同時注意含鈷食物的補充，以促進鋅的吸收。

### ● 攝取來源

肝、腎等動物性食物含鈷量高，為良好的補充來源，乳製品和精製穀類的鈷含量則非常低。例如一百克的動物內臟中約含有鈷6微克；但一百克的牛奶僅含有鈷0.2微克。蔬果中含鈷量並不高，如一百克的綠色蔬菜中約僅含有鈷0.9微克、一百克的水果中約僅含有鈷0.4微克，因此純素食主義者較容易缺乏鈷，可額外攝取含有維生素B12的保健食品，以補充鈷的不足。

微量
礦物質

鈣

錳

銅

鈷

碘

鉬

硒

鋅

鉻

鐵

## 鈷在人體內的流轉

例：攝入動物內臟、海帶

**進入消化道**

由胃中的酵素分解食物釋出其中的$Co^{3+}$，並將其還原成$Co^{2+}$

**進入**

### 小腸
- $Co^{2+}$由小腸吸收進入血液
- $Co^{2+}$促進鋅的吸收

不用時 → 肝臟、腎臟、骨骼、脾臟等儲存

由血液運送 ← 需要時

**進入**

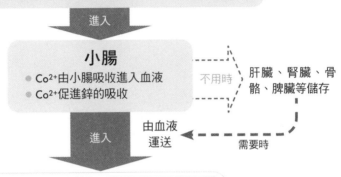

### 血液組織
促進骨髓中紅血球的製造與形成。

### 內分泌組織
激發甲狀腺活性，增強甲狀腺功能。

**過多**

隨尿液排出體外

## 每100公克食品中鈷的含量

| 食物名稱 | 含量（微克） | 食物名稱 | 含量（微克） |
|---|---|---|---|
| 堅果 | 9 | 綠色蔬菜 | 0.9 |
| 內臟 | 6 | 禽肉 | 0.4 |
| 糖 | 3 | 新鮮水果 | 0.4 |
| 麵包 | 2 | 油和脂肪 | 0.3 |
| 馬鈴薯 | 2 | 蛋 | 0.2 |
| 魚 | 1 | 牛奶 | 0.2 |

資料來源：英國食品標準局

# 維持甲狀腺機能的重要元素

# 碘

碘是構成人體內甲狀腺激素的重要元素，使甲狀腺激素在體內供應正常，促使組織生長與成熟，調節能量代謝，影響神經及肌肉的發展。

## ● 碘對人體的重要性

體內約三分之一的碘存在甲狀腺組織中，其餘分布於肌肉、皮膚、血液和中樞神經系統等組織。在人體中主要功能為合成甲狀腺激素，以調節能量的生成與體內新陳代謝的能力，也能刺激腦細胞的生長，維持神經、肌肉組織的成長，尤其對兒童或青少年的生長和生殖發育極為重要。

碘攝取不足會造成毛髮粗糙、肥胖及高血脂和高膽固醇，嚴重的話甚至會造成缺碘補償反應，促使甲狀腺必須不斷從血液中攝取碘，而反應過度之下，最後導致在脖子形成可見的腫塊，也就是甲狀腺腫大。一般來講，女性比男性容易罹患此種缺乏症，青春期及懷孕期的女性罹患率又更高。而孕婦若缺乏碘對胎兒就會產生嚴重的傷害，尤其是腦部發育，神經組織的髓鞘化作用（參見P33）在胎兒與新生兒時期最活躍，缺碘會使得神經細胞生長受到阻礙，造成中樞神經系統不可治療的損害，引發呆小症（cretinism），導致基礎代謝率降低、肌肉鬆弛無力、皮膚乾燥、骨骼生長停止，智力遲緩等症狀。然而，若每天攝取超過2毫克的碘，則會過度刺激甲狀腺分泌甲狀腺激素，造成亢進的現象，導致甲狀腺機能受損，並有心跳加快、焦慮、急躁、鬱悶、易激動、失眠、體重減輕、肌肉無力等症狀。

| 主要功能 | • 組成甲狀腺激素的主要成分，使甲狀腺激素正常供應，促進腦細胞生長，維持神經、肌肉組織成長，調節能量和體內代謝。 |
| --- | --- |
| 過多 | • 甲狀腺激素過度分泌，造成甲狀腺亢進，導致心跳加快、焦慮、憂鬱、失眠、體重減輕等症狀。 |
| 不足 | • 阻礙腦部組織細胞的發育，造成中樞神經受損，導致肌肉無力、骨骼生長停止，甚至影響智能發展。 |

**消化吸收與代謝**

# 促進生長的甲狀腺素由碘合成

　　碘在貝類及海藻類食物如海帶、海苔等有豐富的含量，攝入這類食物後，胃中的酵素可分解釋出食物中所含的碘，此時碘以碘酸根（$IO_3^-$）或碘離子（$I^-$）型態存在，並透過胃和小腸的吸收進入血液中。體內的抗氧化分子穀胱甘肽（參見P35）可將碘酸根還原成碘離子，使碘能以碘離子的形式來合成甲狀腺素。隨後，血漿中70～80%游離碘離子（$I^-$）會和蛋白質結合成為蛋白質結合碘( protein binding iodine；PBI)，以運送碘離子至甲狀腺組織。甲狀腺組織的外圍構造由許多囊泡圍繞而成，囊泡外圍又有一層甲狀腺細胞，這些甲狀腺細胞會將碘離子（$I^-$）送到囊泡內，氧化成為碘分子（$I_2$）並與酪胺酸（tyrosine）結合，在囊泡中生成甲狀腺激素；接著囊泡會將甲狀腺素釋出進入血液中，透過運輸蛋白送至目標組織，活化酵素，以控制腦細胞、神經細胞、肌肉細胞的生長與發育。至於攝入過多的碘則能經由腎臟匯集，透過尿液排出體外。

## 碘在人體內的流轉

例：攝入海藻類食物

進入

### 胃
由酵素分解釋出碘離子（$I^-$）

進入

### 小腸
吸收碘離子（$I^-$）進入血液

運送至

### 甲狀腺組織
甲狀腺激素能維持神經、肌肉和腦細胞的發育，促進體內的新陳代謝。

過多的部分由尿液排出體外

# 補充碘，避免同時食用樹薯、高麗菜

## ● 攝取原則

正常成人體內的碘含量為25～50毫克，由於腎臟缺乏保留碘離子的機制，體內碘無法長久儲存於身體中，故每天皆需攝取少量的碘，尤其懷孕及哺乳婦女不僅需要滿足自己的身體需要，還要滿足胎兒發育所需，攝取量可增加至200微克。另外，補充碘時也注意有些食物如樹薯和高麗菜等含有甲狀腺腫素，會干擾甲狀腺素合成與利用，應避免同時食用；以及含碘量高的放射顯影劑、食品添加物、藥物、水處理淨化劑等，都會影響人體對碘的利用，補充時應更加謹慎。

## ● 攝取來源

植物性食品如海苔、海帶、綠色蔬菜、穀類和動物性食品如龍蝦、貝類、蛋類、乳類為碘質含量豐富的食品，例如每一百克的牡蠣含有碘160毫克；每一百克的雞蛋中則含有碘22毫克等；每一百克的牛奶含有碘13毫克；每一百克的鮪魚罐頭含有碘10毫克。另外，食鹽中添加適量的碘化鉀（potassium iodide）、碘酸鉀（potassium iodate）也可以增加碘的攝取，世界衛生組織建議每千克食鹽可添加20至40毫克碘質。

## 每100公克食品中碘的含量

| 食物名稱 | 含量（毫克） | 食物名稱 | 含量（毫克） |
|---|---|---|---|
| 牡蠣 | 160 | 巧克力牛奶 | 20 |
| 壽司（含海苔） | 92 | 牛奶 | 13 |
| 鮭魚罐頭 | 60 | 調味優格 | 16 |
| 蒸真鯛 | 40 | 鮪魚罐頭 | 10 |
| 切達起司 | 23 | 牛肉、豬肉、羊肉 | <1.5 |
| 蛋 | 22 | 蘋果、橘子、葡萄、香蕉 | <0.5 |

資料來源：澳洲紐西蘭食品標準局

## 碘的每日建議攝取量及上限攝取量

| 年齡 | | 每日建議攝取量<br>（微克） | 上限攝取量<br>（微克） | 備註 |
|---|---|---|---|---|
| 0-6月 | | AI=110 | | |
| 7-12月 | | AI=130 | | |
| 1-3歲 | | 65 | 200 | |
| 4-6歲 | | 90 | 300 | |
| 7-9歲 | | 100 | 400 | |
| 10-12歲 | | 110 | 600 | |
| 13-15歲 | | 120 | 800 | |
| 16-18歲 | | 130 | | |
| 19-30歲 | | 140 | | |
| 31-50歲 | | 140 | 1000 | |
| 51-70歲 | | 140 | | |
| 71歲以上 | | 140 | | |
| 懷孕 | 第一期 | 增加60 | | 供給快速生長的胎兒器官發育所需。<br>例如19～30歲間應適量攝取140微克的碘，此年齡間的孕婦，攝取量可再加上60微克，即140+60=200微克。 |
| | 第二期 | 增加60 | 1000 | |
| | 第三期 | 增加60 | | |
| 哺乳期 | | 增加110 | 1000 | 供給新生兒生長發育所需。<br>例如19～30歲間應適量攝取140微克的鐵，此期間正在哺乳的女性則應多攝取110微克，即140+110=250微克。 |

AI：足夠攝取量。　　資料來源：行政院衛生署公告

## 尿酸平衡的調節者

# 鉬

鉬是構成人體內含鉬酵素的重要營養素，能參與血液和尿液中尿酸的形成，並協助鐵質的利用，促進人體新陳代謝，增進健康。

### ● 鉬對人體的重要性

鉬主要分布於人體的肝臟和腎臟，骨骼中的濃度則較低，主要功能是做為黃嘌呤氧化酶的組成物質，協助黃嘌呤氧化酶將核酸轉為尿酸，透過調節尿酸的生成，來維持體內尿酸的平衡。尿酸為蛋白質代謝的終產物，是人體不再需要、必須透過血液的運送進入尿液進而排除體外。但體內若鉬元素過多，使體內含鉬酵素過於活躍，便無法維持體內尿酸的平衡，造成過量尿酸累積在關節組織，導致關節炎、痛風。

鉬還能幫助體內鐵質有效的利用，使紅血球生長健全並預防貧血。另外，當攝取醃製加工品如火腿、臘肉、香腸、肉狗等含有致癌物質亞硝酸（nitrite）的食物時，鉬能將亞硝酸還原為胺（amine）而失去毒性，減少人體吸收致癌物質。不過鉬會抑制小腸吸收銅離子，因此鉬過多的情況下，會使人體排出更多未被小腸吸收的銅離子，引起銅缺乏症，造成藍銅蛋白數量降低（參見P214），導致運送至血液組織中的鐵質數量下降，造成紅血球中的鐵不足，引發貧血。

缺乏鉬人體就無法合成含鉬酵素，而使原先必須轉換為尿酸的物質如亞硫酸鹽和尿酸鹽高濃度累積於體內，造成神經上的傷害，引發心跳加快、呼吸急促、智能下降、貧血等症狀，男性生殖能力甚至會受到影響。鉬攝取不足也會導致肝臟內黃嘌呤氧化酶活性下降，造成尿酸排泄量減少，大大增加腎結石或尿道結石的風險。至於過量攝取鉬質，則會阻礙血漿蛋白和銅離子的結合而干擾人體吸收銅，增加尿液中銅質的排泄量，導致體內銅缺乏的現象，影響骨骼代謝造成佝僂病（rickets）和軟骨病（osteomalacia），使得骨骼變形且肌肉無力。在動物實驗研究中也發現，每日攝取超過10毫克鉬會造成腹瀉、生長遲緩、不孕、體重減輕、甚至痛風。

| 主要功能 | • 協助蛋白質終產物轉化為尿酸隨尿液排出，維持體內尿酸的平衡，防止痛風。<br>• 促進體內新陳代謝，將有毒的亞硝酸轉為無毒胺，避免過多致癌物質累積。<br>• 協助鐵質利用，使紅血球發育正常，預防貧血。 |
| --- | --- |
| 過多 | • 阻礙銅的吸收，影響骨骼代謝，造成傴病和軟骨病。<br>• 影響鐵質的吸收力，間接造成貧血。<br>• 關節組織中，會有過多的蛋白質終產物（核酸）轉換為尿酸，而累積過多造成關節組織腫脹或痛風。 |
| 不足 | • 過多亞硫胺酸鹽或尿酸鹽累積在體內，造成神經的損害，引起呼吸急促、智能下降、貧血、性能力退化等症狀。<br>• 肝臟內黃嘌呤氧化酶活性下降，尿酸排泄量減少，引發腎結石或尿道結石等問題。 |

## 消化吸收與代謝

## 含鉬酵素可調節尿酸形成，清除代謝廢物

當攝取綠豆、豌豆、綠色蔬菜等含鉬豐富的食物時，人體能透過胃中酵素的消化分解而釋出食物中所含的鉬酸鹽（例如：鉬酸鈉），再透過胃以及小腸吸收，經由血液送往肝臟或腎臟等器官組織利用。吸收後的鉬酸鹽會以鉬酸根（$MoO_4^{2-}$）的形式和血液中的白蛋白結合，運送到肝臟合成含鉬酵素黃嘌呤氧化酶，透過此酶將肝臟中的蛋白質終產物轉化成為能夠藉由尿液排除的廢物形式尿酸，再經由血液的運送，進入腎臟匯集而排出體外。在肝臟中，鉬酸根也會與致癌物質亞硝酸結合，將有毒的亞硝酸還原成胺而失去毒性，以清除致癌物質。另外在血液組織中，$MoO_4^{2-}$可以協助鐵質與血紅素結合，促進紅血球的生成，避免貧血。

攝入人體中暫時不用的鉬酸根也會儲存在肝臟中，當體內需要合成更多含鉬酵素代謝蛋白質時，肝臟中儲存的鉬酸根將會釋出供給人體使用。攝取過量的鉬酸鹽最後會通過腎臟，以尿液的方式排除。

## 人體的需求

## 食物中的硫化物會干擾鉬質的吸收率

### ● 攝取原則

膳食中的鉬若與亞硫酸鹽結合形成亞硫酸鉬複合物，將會影響鉬的吸收率，因此增加硫的攝取會降低體內鉬的濃度；此外，攝取富含硫胺基酸物質也會干擾腎小管重新吸收尿液中的鉬質，導致尿液中鉬的排泄量增加，因此

## 鉬在人體內的流轉

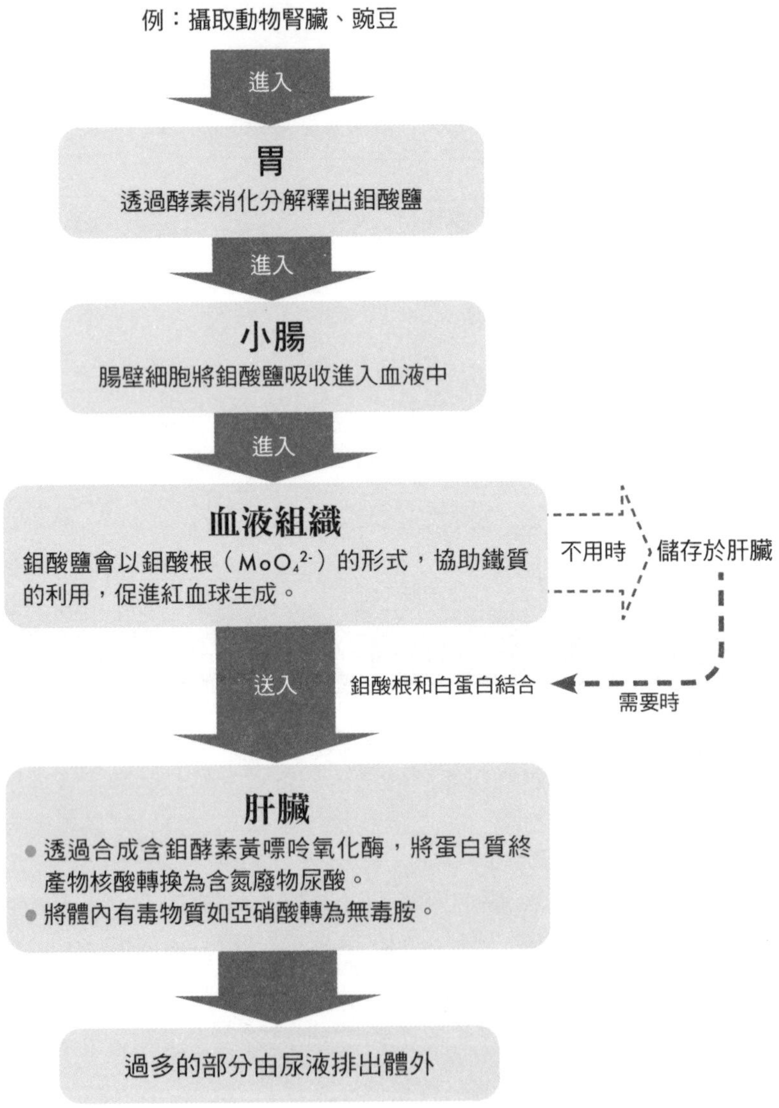

例：攝取動物腎臟、豌豆

進入

### 胃
透過酵素消化分解釋出鉬酸鹽

進入

### 小腸
腸壁細胞將鉬酸鹽吸收進入血液中

進入

### 血液組織
鉬酸鹽會以鉬酸根（$MoO_4^{2-}$）的形式，協助鐵質的利用，促進紅血球生成。

不用時　儲存於肝臟

送入　　鉬酸根和白蛋白結合 ◄ 需要時

### 肝臟
● 透過合成含鉬酵素黃嘌呤氧化酶，將蛋白質終產物核酸轉換為含氮廢物尿酸。
● 將體內有毒物質如亞硝酸轉為無毒胺。

過多的部分由尿液排出體外

在補充鉬時，應避免同時攝取含硫的食物如乳製品等。鉬質在內臟肉品中雖然含量豐富，但也不宜過量攝取避免食入過多微量重金屬，影響健康。

　　台灣衛生署尚未訂出鉬的建議攝取量，美國則建議成人每日攝取量為75～120微克，供做補充參考。人體中需要鉬質量極少，只要飲食中的植物非來自貧瘠的土壤，一般人並不需要刻意補充，也因此為避免過量攝取，懷孕及哺乳中的婦女不建議服用鉬的補充品。

## ● 攝取來源

　　鉬質廣泛存在於動物性食物如肝臟、腎臟、腰子、胰臟、豬肉、蛋、羊肉；和植物性食物如綠豆、豌豆、大紅豆、小黃瓜、馬鈴薯、青豆、扁豆等。食物中鉬含量與土壤中鉬含量的多寡有很大的關係，土壤中鉬質含量愈高，鉬在食物中的含量就愈多，因此植物栽種於含鉬量低的貧瘠土壤，其含鉬量就愈低，此現象在未開發國家中較為常見，國人尚無須擔憂。此外飲水中也含有鉬質，是人體平時攝取鉬質的來源之一，但一般的精製食品或加工食品的鉬含量就非常低，因此在鉬質的補充時，仍以未精製的穀類為較佳的選擇。

## 每 100公克食物中鉬的含量

| 食物名稱 | 含量（微克） | 食物名稱 | 含量（微克） |
|---|---|---|---|
| 馬鈴薯 | 600 | 菠菜 | 100 |
| 甘藍菜 | 280 | 糙米 | 75 |
| 紅蘿蔔 | 200 | 大蒜 | 70 |
| 扁豆 | 155 | 燕麥 | 60 |
| 牛肉肝臟 | 135 | 雞蛋 | 53 |
| 黃色花椰菜 | 120 | 玉米 | 45 |
| 青豆 | 110 | 大麥 | 42 |
| 啤酒酵母 | 109 | 麥片 | 10 |
| 小麥胚芽 | 100 | | |

資料來源：美國農業部

# 心血管的守護者

# 硒

硒被稱為能抗癌的微量礦物質，能做為氧化還原酶的組成元素，阻擋自由基的攻擊，減少氧化物質的累積，以保護心血管和心肌組織，增強免疫系統的功能。

## ● 硒對人體的重要性

硒為構成人體中穀胱甘肽過氧化酶（GSH-$P_X$）的中心元素，此酶一分子可以結合四個硒原子形成穀胱甘肽還原酶（glutathione reductase），將體內自由基形成的有害物質過氧化氫（$H_2O_2$）還原成水，保護肝臟免於自由基的傷害。此種酵素也具有抑制體內氧化物的累積，避免細胞膜受到氧化的傷害，且若與同樣具抗氧化力的維生素E共同作用，更具有雙倍抗氧化的效果，還能活化淋巴系統，刺激淋巴細胞產生抗體，以提升身體免疫力。另外，硒也是前列腺素合成過程中不可或缺的礦物質，前列腺素為控制血壓的荷爾蒙，能抑制脂質過氧化物，使血管擴張，血流順暢，防止動脈硬化、心肌梗塞、高血壓等病狀。

人體組織中硒會以兩種形式存在，分別為甲硒胺酸（selenomethionine; SeMet）和硒半胱胺酸（selenocysteine；SeCys），其中硒半胱胺酸可由人體自行合成，但甲硒胺酸則僅能從植物性食物中攝取獲得。當硒元素攝取不足的時候，就會導致可供使用的硒有限，而使體內穀胱甘肽過氧化物的活性下降，造成心肌組織中的脂質氧化物累積過多，引發克山病（Keshan disease），產生心肌變形、心臟腫大、心律不整以及腦、肺、腎栓塞等症狀。在動物研究中也發現，同時缺乏維生素E和硒，會導致老鼠肝臟組織中的脂質過氧化，使肝臟壞死，可見抗氧化對人體的重要性。此外，缺硒也和骨關節病變有關聯，尤其是骨關節、小腿、手臂的軟骨骺板退化與壞死，伴隨關節僵硬、肌肉痛、頭髮和皮膚失去色素顏色、生長遲滯、指甲白化等症狀。

但攝取過量的硒質也會造成硒中毒，導致反胃嘔吐、疲勞、腹瀉、毛髮異樣、指甲脫落、腳趾甲損壞等症狀；並且還會影響硫的正常代謝，抑制蛋白質合成。服用硒含量高的藥物甚至引起急性中毒，造成肝硬化和肺水腫，因此補充上應更為謹慎。

| 主要功能 | • 體內過氧化酶的中心元素，可將過氧化物還原，抵擋自由基的攻擊，阻止組織細胞受到氧化的損害。 |

| 過多 | • 導致硒中毒，產生嘔吐、疲勞、毛髮脫落、指甲損壞等症狀。<br>• 影響體內硫的代謝，抑制蛋白質合成。 |

| 不足 | • 過氧化酶活性下降，體內氧化物累積，引發心血管疾病等問題。<br>• 導致骨關節病變，產生關節僵硬、肌肉痛、頭髮和皮膚失去色素顏色、生長遲滯、指甲白化等症狀。 |

## 硒的消化吸收與代謝

# 硒活化穀胱甘肽酶，消除自由基

　　瘦肉、柿子、蒜頭、蔥、南瓜等食物中富含的硒營養素，可分有有機硒如甲硒胺酸和無機硒如硒酸鹽（selenate；$SeO_4^{2-}$）、亞硒酸鹽（Selenite；$SeO_3^{2-}$），兩種皆可經由胃和小腸將食物分解釋出，轉換為二價硒（$Se^{2+}$）的形式再由小腸吸收進入血液。二價硒進入血液後，會透過與血液中的胺基酸結合，例如與半胱胺酸結合形成硒半胱胺酸，或是以運輸蛋白為載體，將硒運送至肝臟和其他硒需求高的組織如腎臟、心臟、胰臟、肌肉等處利用。

　　進入組織細胞中，二價硒會與胺基酸或運輸蛋白分離，做為穀胱甘肽還原酶的結構元素，並催化此酶給予其活性，活化後的穀胱甘肽還原酶可將存在體內有毒的過氧化氫還原成水，消除體內自由基。其中，進入前列腺組織中的二價硒，能在前列腺素生產過程中，防止其成分脂質的氧化，協助前列腺素合成，調節血壓穩定正常。最後攝取過剩的硒則伴隨著尿液排出體外。

## 攝取原則

# 維生素A、維生素E增加硒的吸收率

　　硒質既不能缺乏也不能過量攝取，因此目前台灣衛生署訂定成人每日硒質的建議攝取量為55微克，而每日上限攝取量為400微克，民眾在補充硒時應多加留意。另外，其他營養素如維生素A、維生素E皆會增加食物中硒的吸收率，因此若欲提升硒質的吸收，可留意其他營養素的補充。但是維生素C與硒錠同時服用時反而會干擾硒營養素的吸收率，在補充這兩種營養補充品時，服用時間至少間隔30分鐘為佳。

　　雖然從食物攝取的硒有一部分是甲硒胺酸的形式，可做為合成蛋白質的材料，當人體內甲硫胺酸供應不足時，甲硒胺酸會成為甲硫胺酸的替代物，

# 硒在人體內的流轉

例：攝取瘦肉、柿子、蒜頭

轉為　　內含有機硒
　　　　和無機硒

↓

## 二價硒（Se²⁺）

進入

↓

## 小腸
經由小腸腸壁細胞吸收

進入

↓

## 血液
Se²⁺與半胱胺酸結合成為硒半胱胺酸，或與運輸
蛋白結合

送入

↓

| 心臟、肝臟、骨骼等各組織 | 前列腺組織 |
|---|---|
| 組成穀胱甘肽還原酶，將有害的過氧化氫還原成水，清除臟器中的自由基，保護其免於氧化傷害。 | 抑制脂質氧化，協助合成前列腺素，間接控制血壓。 |

↓

過多的部分由尿液排出體外

用於蛋白質的合成，但就不會代謝成為硒離子供體內其他運作利用，而間接引起硒的不足，因此為避免此種缺乏情形，人體應持續攝取足夠的硫營養素。另外，鐵的缺乏也會使穀胱甘肽過氧化酶的合成減少，導致組織中的硒濃度下降，因此攝取硒之餘也須注意鐵質是否攝取足夠。

在特殊情況下，有些族群則需要額外補充硒營養素，例如：有嚴重腸胃道疾病者、切除大段小腸者，由於消化系統吸收能力差，而有硒缺乏的風險。另外，研究也指出硒缺乏會加重碘缺乏的症狀，因此適當補充硒質可緩和其嚴重性。

## ● 攝取來源

硒主要存於穀類中如糙米、小麥，例如一百公克的堅果約含有硒506.17毫克；一百公克的小麥麵包約含有硒33.47毫克，而一般的海產食物中硒含量也很豐富，例如一百公克的煎鮭魚約含有硒36.47毫克；一百公克的鮪魚罐頭約含有硒80.35毫克。另外，肉類食品中也含有硒質如一百公克的醃牛肉約含有硒32.45毫克；一百公克的烤雞肉約含有32.14毫克。植物性食物中的硒含量主要看該地區土壤中的硒含量，土壤中含硒量愈豐富，植物內的硒濃度就會愈高，台灣的土壤環境非處於低硒地區，因此只要適量從飲食中攝取，便不易發生硒缺乏的症狀。不過雖然海產食物中的硒含量豐富，但鉛、汞等金屬物質的含量也可能較高，不宜過量食用。

### 每100公克食物中硒的含量

| 食物名稱 | 含量（毫克） | 食物名稱 | 含量（毫克） |
|---|---|---|---|
| 堅果 | 506.17 | 芒果 | 0.58 |
| 豬肉火腿 | 49.88 | 菠菜 | 1.00 |
| 煎鮭魚 | 36.47 | 紅蘿蔔 | 0.09 |
| 煙燻鮭魚 | 32.45 | 洋蔥 | 0.50 |
| 烤火雞肉 | 32.14 | 木瓜 | 0.57 |
| 葵花子 | 79.37 | 煎鮪魚 | 108.23 |
| 生蛋 | 30.69 | 蘋果派 | 7.80 |
| 醃牛肉 | 32.45 | 南瓜子 | 9.52 |
| 小麥麵包 | 33.47 | 綠色花椰菜 | 2.50 |
| 鮪魚罐頭 | 80.35 | 堅果(含鹽) | 7.76 |

資料來源：美國農業部

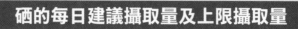

## 硒的每日建議攝取量及上限攝取量

| 年齡 | 每日建議攝取量<br>（微克） | 上限攝取量<br>（微克） | 備註 |
|---|---|---|---|
| 0-6月 | AI=15 | 40 | |
| 7-12月 | AI=20 | 60 | |
| 1-3歲 | 20 | 90 | |
| 4-6歲 | 25 | 135 | |
| 7-9歲 | 30 | 185 | |
| 10-12歲 | 40 | 280 | |
| 13-15歲 | 50 | 400 | |
| 16-18歲 | 55 | | |
| 19-30歲 | 55 | | |
| 31-50歲 | 55 | | |
| 51-70歲 | 55 | | |
| 71歲以上 | 55 | | |
| 懷孕 | 增加5 | 400 | 供給快速生長的胎兒發育器官所需。<br>例如19～30歲間應適量攝取55微克的硒，此年齡間的孕婦，攝取量可再加上5微克，即55+5=60微克。 |
| 哺乳期 | 增加15 | 400 | 供給新生兒生長發育所需。<br>例如19～30歲間應適量攝取55微克的硒，此期間正在哺乳的女性則應多攝取15微克，即55+15=70微克。 |

AI：足夠攝取量。　資料來源：行政院衛生署公告

234

## 腦部活力的來源

# 鋅

鋅是人體生長發育、代謝、生殖、內分泌等生理過程中不可或缺的微量礦物質，能建構多種生理酵素，參與核酸和蛋白質代謝，協助體內激素的合成，而促進生長發育，並維持免疫系統的機能，以降低病菌感染的風險。

### ● 鋅對人體的重要性

人體中鋅含量極少（約占2～3克），但廣布於各組織中，其中90%的鋅分布於肌肉和骨骼，其餘10%則存在血液內的紅血球中。鋅為建構含鋅酵素的中心元素，能穩定其蛋白質的構型，賦予酵素活性。這些含鋅酵素能促進蛋白質合成，加速細胞分裂和生長，增強能量代謝，並促進創傷組織再生，從而促使傷口愈合，治癒皮膚炎。鋅也是超氧化物歧化酶（SOD）的重要組成成分，活化酵素發揮抗氧化作用，清除自由基。鋅也透過結合DNA的方式，改變基因的表現功能，影響體內多項生理機制；尤其在大腦神經組織當中，鋅是腦細胞DNA合成時不可或缺的原料，能提升腦細胞的活力，確保腦神經正常發育和生長，維護大腦正常功能。

鋅在人體發育過程中會影響激素如胰島素、生長激素和性激素等的合成，因此對正值發育期的青少年有其特殊的營養價值，也因與性激素的合成有關，鋅能活躍性功能，使體內性激素分泌保持正常。一旦缺乏鋅，即減少性激素的分泌，造成生殖器的退化，如影響男性睪丸酮激素的生產能力，睪丸發育不良，導致生殖功能減退，性功能也顯著下降。由於性激素的減退正是衰老的主要象徵，體內性激素顯著減低，人便迅速老化。而缺乏鋅也會使負責命令腺體分泌激素的腦垂體受到影響，減少促性腺激素的分泌，造成性腺發育不良或產生性腺的內分泌功能發生障礙。若血液中的鋅濃度持續偏低，會使免疫力下降，導致負責生產免疫細胞的胸腺退化、淋巴組織萎縮，淋巴球數量低落，使身體容易受到病毒感染，影響指甲、皮膚、毛髮健康，而有皮膚發炎、腹瀉、情緒不穩、厭食、成長遲緩、體重減輕等症狀。而腹瀉時，小腸絨毛細胞結構受到破壞，小腸壁水腫並發炎，使得消化道吸收能力變差，更導致鋅的吸收量降低，流失量增加。

雖然鋅對人體很重要，但是如果長期過量補充鋅也會干擾其他營養物質特別是微量元素如銅和鐵的吸收利用；還可影響體內膽固醇代謝，產生高膽固醇血症，甚至有噁心、嘔吐、發燒、血液中高密度脂蛋白減少等症狀，提升心血管疾病的發生率。

<table>
<tr><td>主要功能</td><td>
• 建構酵素（蛋白質），促進細胞分裂和生長，加速傷口癒合。<br>
• 腦細胞不可或缺的物質，增加腦細胞活力，維持腦部機能。<br>
• 與體內蛋白激素的合成有關，影響生長發育、性功能、免疫系統功能。
</td></tr>
<tr><td>過多</td><td>
• 造成膽固醇代謝異常，產生高膽固醇血症，甚至有噁心、嘔吐、發燒等症狀。
</td></tr>
<tr><td>不足</td><td>
• 免疫系統中淋巴組織萎縮，淋巴球數量下降，導致免疫能力受損，易受病毒侵襲。<br>
• 男性睪丸酮激素分泌不足，導致性器官發育不良，引發生殖功能障礙。
</td></tr>
</table>

## 消化吸收與代謝

# 鋅離子能建構含鋅酵素，促成多項生理運作

當吃下肝臟、雞蛋、牛奶等含鋅的食物，會經由胃中的酵素消化分解釋出其中的鋅，此時鋅以鋅離子（$Zn^{2+}$）的形式存在，接著透過小腸的吸收進入血液中。小腸細胞具有調節鋅離子吸收量的能力，進入血液中的鋅離子主要與血漿中的白蛋白結合而存在，部分運送進入肝臟、肌肉及骨骼組織儲存，待需要時再送入血液供利用。部分則隨著血液進入體內各組織細胞中，做為含鋅酵素的成分，並催化酵素促進細胞進行蛋白質的合成，提升細胞分裂與生長，加速傷口癒合。並且若$Zn^{2+}$與維生素C結合則有利於細胞中膠原蛋白的生成，而加速皮膚細胞的修復和再生。而鋅也能在細胞的粒線體中建構超氧化物歧化酶，使之活化，發揮抗氧化作用，清除自由基。除此之外，透過血液的運送，$Zn^{2+}$在淋巴組織中，也能活化淋巴細胞，促進淋巴細胞增生，抑制其凋亡，以維持淋巴球數量，穩定人體正常的免疫能力。在腦組織中，$Zn^{2+}$能結合於DNA，影響腦細胞的活力，及維持神經正常發育。在胰島組織細胞中，$Zn^{2+}$可做為胰島素的構成成分，並協助胰島素、生長激素和性激素的合成，而能調節體內多項生理運作等。至於攝取過多的鋅質，大部分會透過糞便排除體外，僅少部分會透過腎臟匯集於尿液而排除。

## 人體的需求

# 以蔬果為主要飲食的素食者，易缺乏鋅

### ● 攝取原則

人體中吸收鋅的效率受到食物組成成分的影響，食物中若含有胺基酸或小分子胜肽（組成蛋白質的小分子）可促進鋅的吸收，但富含植酸、草酸、

## 鋅在人體內的流轉

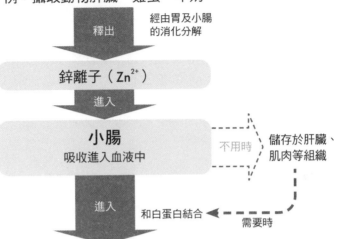

例：攝取動物肝臟、雞蛋、牛奶

釋出　經由胃及小腸
的消化分解

鋅離子（$Zn^{2+}$）

進入

**小腸**
吸收進入血液中

不用時　儲存於肝臟、
肌肉等組織

進入　和白蛋白結合　需要時

| **腦組織** | **內分泌腺體** | **淋巴組織** |
|---|---|---|
| 與DNA結合，改變其基因表現，提升腦細胞活力，確保腦神經的正常發育。 | 影響胰島素、生長激素和性激素的合成，可促進發育生長。 | 活化淋巴細胞，促進淋巴細胞增生，抑制其凋亡，而維持體內淋巴球數量，確保免疫機制運作正常。 |

**細胞的粒線體內**

$Zn^{2+}$催化超氧化物歧化酶，使之產生活性，進行抗氧化作用，消除自由基。
過多的鋅，大部分由糞便排除，少部分由尿液排除。

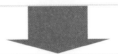

過多的鋅，大部分由糞便排除，少部分由尿液排除。

膳食纖維、多酚類的五穀類、蔬菜類食品則會抑制鋅的吸收，因為植酸會與鋅離子結合，抑制鋅的吸收力，因此建議補充鋅質多由動物性食物取得為佳。至於素食者的膳食多以蔬菜為主，鋅的吸收力較低，容易缺乏鋅，建議額外服用鋅補給品，例如：鋅酵母錠，此類營養補充錠通常為天然酵母菌發酵而製成的酵母鋅，於體內的吸收率極佳，以補充鋅質的不足。

其他微量營養素如鈣、銅、鐵、錳會和鋅競爭通過小腸絨毛膜，而影響小腸對鋅的吸收率。研究中也發現，鉛、銅與蛋白質的結合能力相較於鋅要佳，能搶先被小腸吸收，因此在補充鋅時，應避免同時取用鉛、銅等成分。

隨年齡增長，人體對鋅的需求也逐漸提升，尤其對於正處於生長發育期的青少年，更需要攝取足夠的鋅，每日建議攝取量為130毫克，而處於懷孕和哺乳期間的婦女，為供給胎兒或嬰幼兒發育所需，也需提高鋅的攝取。

## ● 攝取來源

食物中的鋅通常會和蛋白質結合，因此富含蛋白質的食物也含有豐富的鋅，如動物肝臟、蛋類、牛奶、肉類等都含有豐富的鋅，而肉類中紅肉的鋅含量是白肉的2倍，是補充鋅更好的選擇。穀類與豆莢也能提供飲食中大約30%的鋅，例如每一百克小麥胚芽含有鋅14.9毫克；每一百克黑芝麻粉含有鋅5.1毫克；每一百克薏仁含有鋅3.4毫克；每一百克南瓜子含有鋅7.8毫克；每一百克紅豆含有鋅3.8毫克；每一百克小麥含有鋅3.4毫克。然而，經過加工精製的稻米和小麥會流失許多鋅質，並不適合做為補充鋅質的主要來源。

### 100公克食物中鋅的含量

| 食物名稱 | 含量（毫克） | 食物名稱 | 含量（毫克） |
|---|---|---|---|
| 牡蠣干(蚵干) | 31.1 | 干貝 | 5.3 |
| 正牡蠣(生蠔) | 15.5 | 杏仁 | 4.3 |
| 小麥胚芽 | 14.9 | 芝麻醬 | 4.3 |
| 紅蟳 | 10.3 | 花生 | 4.3 |
| 膽肝 | 8.8 | 豬肉條 | 4.1 |
| 牛腿肉 | 8.3 | 魷魚絲 | 3.7 |
| 南瓜子(白瓜子) | 7.8 | 小麥 | 3.4 |
| 醃燻豬肝 | 7.6 | 黃豆 | 3.4 |
| 烏魚子 | 7 | 玉米筍罐頭 | 2.7 |
| 小魚干 | 6.4 | 黑芝麻 | 2.5 |

資料來源：行政院衛生署食品藥物管理局

## 鋅的每日建議鋅攝取量及上限攝取量

| 年齡 | 每日建議鋅攝取量<br>（毫克） | | 上限攝取量<br>（毫克） | 備註 |
|---|---|---|---|---|
| 0-6月 | 5 | | 7 | |
| 7-12月 | 5 | | 7 | |
| 1-3歲 | 5 | | 9 | |
| 4-6歲 | 5 | | 11 | |
| 7～9歲 | 8 | | 15 | |
| 10～12歲 | 10 | | 22 | |
| | 男 | 女 | | |
| 13～15歲 | 15 | 12 | 29 | |
| 16～18歲 | 15 | 12 | | |
| 19～30歲 | 15 | 12 | | |
| 31～50歲 | 15 | 12 | 35 | |
| 51～70歲 | 15 | 12 | | |
| 71歲以上 | 15 | 12 | | |
| 懷孕 | 第一期 | 增加3 | | 供給快速生長的胎兒器官發育所需。<br>例如19～30歲間應適量攝取12毫克的硒，此年齡間的孕婦，攝取量可再加上3毫克，即12+3=15毫克。 |
| | 第二期 | 增加3 | 35 | |
| | 第三期 | 增加3 | | |
| 哺乳期 | 增加3 | | 35 | 供給新生兒生長發育所需。<br>例如19～30歲間應適量攝取12毫克的硒，此期間正在哺乳的女性則應多攝取3毫克，即12+3=15毫克。 |

資料來源：行政院衛生署公告

# 牙齒的守護者

# 氟

氟是牙齒和骨骼重要的建構成分，其參與體內鈣化組織的代謝，且少量的氟就可以增加琺瑯質對酸性物質的抵抗能力，促進骨骼成長，預防齲齒和骨質疏鬆。

## ●氟的特性與功能

氟的生理功能主要是預防齲齒和老年性骨質疏鬆，且在骨骼和牙齒形成中扮演重要的角色。氟是牙齒的重要成分，其會被琺瑯質的組成成分羥磷灰石（hydroxyapatite；HA）吸附後，在牙齒表面形成一層抗酸抗腐蝕又堅硬的氟磷灰石（fluor-hydroxyapatite；FHA）以保護牙齒，防止蛀牙。氟也能抑制牙齒上的細菌分解葡萄糖，而降低酸的產生及分泌，減少牙齒受到酸性物質的侵蝕。因此在缺氟的情況下，牙齒琺瑯質中的羥磷灰石易遭受到酸類物質的腐蝕，牙齒更易受損，造成齲齒。另外，氟也能與骨頭中的骨鹽（組成骨頭的鎂、鈣、磷等礦物質的磷酸鹽或碳酸鹽形式）如羥磷灰石和鈣進行礦化作用形成氟磷灰石、氟化鈣，使骨質堅硬。適量氟有助於鈣和磷的沉澱，加速骨骼成長，促進生長，且維護骨骼的健康，因此若體內氟含量不足，則不利於骨頭中氟化鈣、氟磷灰石的形成和沉積，導致骨骼軟化，使得骨頭脆弱易碎，引發骨質疏鬆等問題。

雖然缺氟會提升牙病罹患率，但過度補充也會引起其他病症。過量的氟會降低牙齒中鈣化酶的活性，造成牙齒無法正常鈣化，使飲食中的色素易在琺瑯質表面上沉著，出現不透明的斑痕，形成氟斑牙，影響外觀。血液中的氟離子會和鈣離子結合形成不溶性氟化鈣，導致血液中鈣含量過低，造成低血鈣症，進而降低骨頭內鈣和磷的沉積量，造成骨質密度下降。因為過量的氟與羥磷灰石的緊密結合，而沉積於骨頭中不易游離，加上過量的氟化物又會刺激骨細胞活性，促進造骨進行，使得骨體積增加，骨骼組織對鈣的需求量上升，此時若鈣質攝取不足或是血液中多為氟化鈣沉澱物，可被骨骼吸收利用的鈣質不夠，就會導致骨頭密度降低，造成骨質疏鬆並增加骨折的風險。然而，過量氟化鈣在骨頭中生成，甚至會促進骨頭硬化，使骨頭表面粗糙，造成骨質密度增大，導致骨骼變形，引發殘廢性氟骨症，產生關節疼痛、僵直、脊椎神經壓迫等症狀。

| 主要功能 | • 在骨頭中與羥磷灰石形成氟磷灰石，為骨鹽的組成成分，以促進骨骼生長，維持骨骼健康。<br>• 牙齒內形成抗酸性的氟磷酸石，或是在牙齒表面形成氟化鈣，加強牙齒對酸性物質的抵抗力，預防蛀牙。 |
|---|---|
| 過多 | • 導致形成過多氟化鈣，過度沉積於骨頭活躍的生長部位，造成骨質改變、骨骼變形，形成殘廢性氟骨症。<br>• 牙齒缺乏耐酸的氟磷灰石，使鈣質易被酸性物質溶出，造成牙齒受損而蛀牙。 |
| 不足 | • 牙齒無法進行正常鈣化，導致色素在琺瑯質表面上沉積，形成氟斑牙。<br>• 不利於骨骼中氟化鈣、氟磷灰石等成分的沉積，導致骨骼軟化，引起骨質疏鬆。 |

## 氟的消化吸收與代謝

## 氟和羥磷灰石結合成氟磷灰石，加強骨骼和牙齒的硬度

當攝入海產類如沙丁魚、鮭魚、蝦等含氟的食物進入人體後，經由胃的消化於三十分鐘之內就能以氟離子形式，被胃和小腸吸收，吸收的氟離子會經由血液運送，其中部分運送至牙齒，使氟離子和羥磷灰石結合成為氟磷灰石，讓牙齒變得更為堅硬，加強牙齒對抗酸性物質的能力。也透過血液運送將氟離子送入骨骼細胞中協助鈣、磷等礦物質附著於骨骼上，形成氟化鈣、氟磷灰石等成分沉積於骨頭，刺激骨細胞活性，促進軟骨細胞分裂，造骨細胞在軟骨模板上堆積鈣、磷礦物質，達到骨骼生長的目的。

從食物中所攝入的氟約有50%會以鈣鹽（氟化鈣）的形式儲存於牙齒和骨骼等鈣化組織中，其餘未被組織細胞利用或過量的氟則會透過腎臟，以尿液的方式排除體外。

## 攝取原則

## 食品中的鋁鹽、鈣鹽會降低氟的吸收效力

一般地區的民眾缺氟時，可透過膳食或加氟水補充，相較於人體對食物中的氟吸收率為50%～80%，飲水中的無機氟則是可以完全被人體吸收，效益更高。但飲水中加氟的濃度若為2ppm以上，琺瑯質會產生黃色斑點，使牙齒失去原有光澤，變成斑齒；若濃度再增加至4ppm以上，斑齒發生率會升高到50%，因此世界各地水中氟含量多訂定在0.1ppm～0.8ppm為限 。此外，攝取的食物中含大量的鈣、鋁和脂肪時也會影響氟的吸收，高鈣食品如牛奶，富含鋁鹽的食品如饅頭、蛋撻、威化餅、油條及加工品冬粉米粉米苔目等以及富含鈣鹽的食品如豆腐、紫菜、魚乾、南瓜子、芝麻醬、燕麥粥等，都會降低氟在腸道中的吸收率，補充氟時應避免一同取用。但脂肪反而會促進人

## 氟在人體內的流轉

例：攝入沙丁魚、蝦

經由胃分解釋出氟離子，並因酸性環境促進胃壁吸收，進入血液中

部分透過小腸吸收進入血液

送入

### 牙齒

氟離子和羥基磷灰石結合，在牙齒表面形成氟磷灰石，使牙齒變得更為堅硬，並且更能對抗酸質。

### 骨骼組織

- 氟離子在骨頭中與骨鹽作用形成氟磷灰石，促進骨骼生長，維持骨骼健康。
- 氟離子能協助鈣、磷附著於骨頭上，形成氟化鈣、氟磷灰石等成分沉積於骨頭，達成鈣化，使骨骼生長。

未被吸收的部分則透過尿液排出體外

體對氟的吸收，因此在補充氟時，可搭配食用。

另外，預防蛀牙可直接將氟質塗抹在牙齒上，使其產生礦化作用，在牙齒表面生成氟化鈣，以對抗飲食中酸性物質的侵蝕。

### ● 攝取來源

一般情況下，多數動物性食物中的氟含量高於植物性食物，海洋生物中的氟高於淡水及陸地生物。氟含量較多的食物來源為海鮮類食品如沙丁魚、鮭魚、蝦、貝類等。此外，飲水是獲得氟營養素的重要渠道，台灣飲用水中氟含量為每公升0.8毫克；其次為茶葉，透過喝茶也可從中獲得大量的氟。

雖然大部分食物的含氟量低，但成年人的建議氟攝取量僅為3毫克，少量就能滿足所需，且水和食物中的氟質大部分為水溶性，在人體中吸收率佳，因此民眾不易有氟攝取缺乏的問題。若有長期攝取不足的情況，可額外透過服用保健食品如氟錠來增加飲食中的不足。氟錠中的氟離子會由消化道吸收到達血液，最後至唾液腺分泌出來，讓唾液中的氟離子接觸到牙齒表面，而能強化牙齒琺瑯質對抗口腔酸性物質的能力。

## 氟的每日建議攝取量及上限攝取量

| 年齡 | 每日建議攝取量（毫克） | 上限攝取量（毫克） |
|---|---|---|
| 0-6月 | 0.1 | 0.7 |
| 7-12月 | 0.4 | 0.9 |
| 1-3歲 | 0.7 | 1.3 |
| 4-6歲 | 1.0 | 2 |
| 7-9歲 | 1.5 | 3 |
| 10-12歲 | 2.0 | |
| 13-15歲 | 3.0 | |
| 16-18歲 | 3.0 | |
| 19-30歲 | 3.0 | 10 |
| 31-50歲 | 3.0 | |
| 51-70歲 | 3.0 | |
| 71歲以上 | 3.0 | |
| 懷孕 | 不需特別增加攝取 | 10 |
| 哺乳期 | 不需特別增加攝取 | 10 |

資料來源：行政院衛生署公告

## 每100公克食物中氟的含量

| 食物名稱 | 含量（毫克） | 食物名稱 | 含量（毫克） |
|---|---|---|---|
| 燉牛肉 | 57 | 玉米片 | 17 |
| 葡萄 | 49 | 原味低脂優格 | 12 |
| 牛肉熱狗 | 48 | 罐裝蘑菇 | 10 |
| 烤豬肉 | 42 | 美乃滋 | 9 |
| 馬鈴薯泥 | 39 | 瓶裝水 | 5 |
| 菠菜 | 38 | 火腿 | 3 |
| 蛤蠣濃湯 | 36 | 脫脂牛奶 | 3 |
| 切答起司 | 35 | 蘋果（含皮） | 3 |
| 鮪魚罐頭 | 31 | 生蛋 | 1 |
| 烤火雞肉 | 21 | 洋蔥 | 1 |
| 豬肉香腸 | 18 | | |

資料來源：美國農業部

## 強健骨骼的成分之一

# 錳

錳為構成體內生理酶的重要元素，能維持脂質和醣類的正常代謝，並刺激腺體分泌激素，促進腦部和骨骼的發育與功能，因此也是維持腦部機能、骨骼強健的重要營養素。

## ● 錳的特性與功能

人體內的錳元素大多分布於粒線體含量高的組織如骨骼、腦部、肝臟、胰臟和腎臟。錳元素的主要功能為粒線體中超氧化物歧化酶的組成成分，能活化此酶，使之發揮作用，將過氧化氫轉為水，清除自由基。錳也可催化醣類或脂質代謝時所需的酵素例如胜胜肽、精胺酸酶、烯醇酶和去氧核糖核酸等，以維持體內脂肪的正常代謝，促進細胞內脂肪的氧化，減少肝臟內脂肪的堆積，有利於保護心、腦血管。此外，錳是構成骨骼的必要礦物質，參與骨骼結締組織生長與軟骨合成時的礦化作用。缺乏錳質會使骨骼及軟骨形成產生變異，並導致椎間盤退化，正如研究發現，經常性骨折、骨質疏鬆症的婦女血液中，錳的含量非常低，僅約正常人的25%。

錳也參與了蛋白質的合成，使DNA的遺傳信息能順利傳達。另外，錳也能刺激甲狀腺和性腺激素的分泌，進而促進神經細胞新陳代謝和再生，維持中樞神經的正常機能，使腦部機能正常運作，增進記憶力並緩和神經過敏和煩躁不安，對神經性疾病如阿茲海默症、早發性癡呆症具有療效。因此錳若攝取不足易使生殖器官發生障礙，性機能減退、易產下畸形兒，並且也會導致腦部機能障礙、內耳失衡、運動失調症等症狀。

錳在食物中含量低，幾乎不會有錳攝取過量的問題，但長期暴露於某些工業環境，而吸入錳塵粒導致體內錳含量過高會使神經細胞壞死，腦血管內膜增厚，減少腦血流量，並同時抑制多巴胺的合成，引起血管收縮，使血壓升高，而引發腦血管疾病，使腦部機能產生障礙，造成帕金森氏痴呆症、智力受損、破壞中樞神經並有震顫、幻想、失眠、抑鬱、陽萎等症狀。

| 主要功能 | • 活化體內酵素,促進脂質代謝,減少肝臟脂肪的堆積量,保護心臟血管。<br>• 建構骨骼的必需礦物質,參與結締組織生長和軟骨發育,防止骨骼疏鬆,避免骨骼變異。<br>• 促進神經細胞代謝和再生,可增進記憶力和安定神經。 |
| --- | --- |
| 過多 | • 神經細胞壞死,造成腦血管內膜增厚,腦血流量下降,多巴胺合成減少,造成腦血管收縮,導致血壓升高,影響腦和中樞神經機能,造成帕金森氏痴呆、智力受損。 |
| 不足 | • 影響骨骼的發展,軟骨發育不良,導致骨質密度下降,易骨折。<br>• 中樞神經失調,引發腦部機能障礙,運動失調等問題。 |

## 消化吸收與代謝

# 足夠的胃酸讓錳元素達最大吸收率

　　攝入菠菜、藍莓等含錳的食物進入消化道中,胃必須分泌足量的鹽酸至小腸,才能分解釋出錳離子($Mn^{2+}$),達到最大吸收率,吸收過程中錳離子又會和其他礦物質如鐵、鈣、磷、鋅競爭被小腸吸收的通道,因此錳在人體的吸收率只有40%。進入血液的$Mn^{2+}$會透過與蛋白質載體的結合,運送至肝臟儲存,待需要時再釋出供人體利用。或是進入肝臟後,$Mn^{2+}$會脫離蛋白質載體,與超氧化物岐化酶結合,催化此酵素進行脂質的代謝,以降低肝臟中脂質的堆積。另外,透過血液運送,$Mn^{2+}$也能在骨骼組織中參與其中結締組織的生長過程,以及促成軟骨生成的礦化作用;$Mn^{2+}$也進入甲狀腺及性腺組織中,刺激其分泌激素如甲狀腺素、雄性素等,以促進神經組織中神經細胞的代謝和再生,增強記憶力並使神經安定,維持中樞神經的運作。至於攝取過剩的錳離子最後則會隨著尿液排除體外。

## 攝取原則

# 過多鈣質阻礙錳吸收

　　體內過多的鈣會阻礙錳的吸收,但缺乏鈣質又會使錳的吸收率上升,導致體內含有過量錳質而產生錳中毒,引發頭暈、記憶衰退、精神恍惚等症狀,因此補充錳時,應須注意鈣的適量攝取。目前台灣衛生署尚未訂出錳建議攝取量,而美國食品營養委員會則建議每日錳攝取量為2.5～5毫克,供民眾參考。

# 錳在人體內的流轉

例：攝入菠菜、藍莓

↓ 進入

### 小腸
透過胃酸分解釋出錳離子（$Mn^{2+}$）

↓ 進入

### 小腸
將$Mn^{2+}$吸收進入血液中

不用時 ⟶ 儲存於肝臟

↓ 送入

與蛋白質載體結合 ◄── 需要時

### 肝臟
$Mn^{2+}$活化代謝所需的酵素，促進醣類和脂質代謝，減少肝臟中脂肪囤積，保護心臟血管。

### 骨骼組織
$Mn^{2+}$參與結締組織生長和軟骨礦化作用，建構骨骼，避免軟骨病變，椎間盤退化。

### 神經組織
$Mn^{2+}$刺激甲狀腺及性腺分泌激素，促進神經細胞的代謝，有助神經細胞再生，維持中樞神經的正常運作，使神經安定。

### 細胞的粒線體內
$Mn^{2+}$催化超氧化物歧化酶，使之產生活性，進行抗氧化作用，消除自由基。

↓

過剩的部分隨尿液排除體外

## ● 攝取來源

　　人體無法自行合成錳，必須從外界取得。錳於動物性食物中的含量低，主要來自於植物性食物如堅果類、全麥穀物、豆類、萵苣、菠菜、酪梨、藍莓、未精製穀類等，例如每一百克燕麥麩中含有錳5.29毫克；每一百克堅果中含有錳0.86毫克；每一百克菠菜中含有錳0.27毫克；每一百克綠花椰菜中含有錳0.19毫克等。雖然某些食品如茶和香料中也含有錳，但是一旦經過加工烹調後就容易流失，因此仍建議從天然食品中攝取錳營養素為佳。目前市面上也有含錳的營養補充品，主要成分為葡萄糖酸錳，通常會和鎂、鋅、銅、維生素D一起添加至鈣保健品中，其中的維生素D可以幫助小腸吸收微量礦物質，鈣、鎂、銅、錳營養素同時攝取可產生交互作用，加強其吸收效率，民眾可斟酌補充。

### 每100公克食物中錳的含量

| 食物名稱 | 含量（毫克） | 食物名稱 | 含量（毫克） |
|---|---|---|---|
| 燕麥麩 | 5.29 | 牡蠣 | 0.10 |
| 小麥麵粉 | 4.88 | 烤火雞肉 | 0.03 |
| 南瓜子 | 1.27 | 杏桃 | 0.03 |
| 精緻小麥麵粉 | 0.87 | 豬肉火腿 | 0.03 |
| 堅果(含鹽) | 0.86 | 洋蔥 | 0.02 |
| 烤馬鈴薯(無鹽) | 0.36 | 蜂蜜 | 0.02 |
| 菠菜 | 0.27 | 生蛋 | 0.02 |
| 白吐司 | 0.27 | 罐裝鮪魚 | 0.02 |
| 黑麥麵包 | 0.22 | 綠色甜椒 | 0.01 |
| 綠色花椰菜 | 0.19 | | |

資料來源：美國農業部

# Chapter 6

# 水與電解質

水是人體含量最高的組成物質，與溶解在水中七種帶電荷的主要電解質一起，在人體中擔任各種生理調節的功能。隨著地球環境遭受工業化的污染，如何製造不含對人體有害的物質，且又含適量電解質之飲用水，一直是民眾所關心的議題。想要喝出健康，首先必須了解水和電解質在人體的消化、排泄、作用路徑，才能依照自己的身體狀況，選擇最適合自己的飲用水。

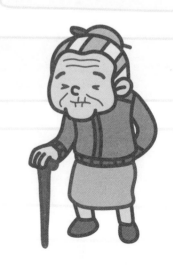

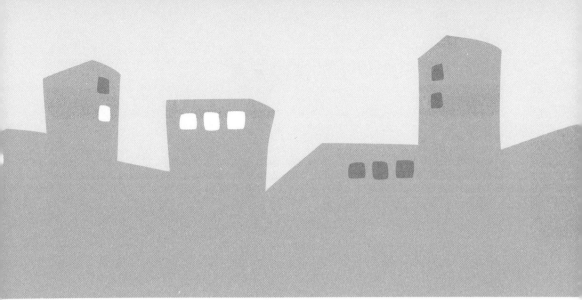

## 本篇教你

1. 水與電解質的生理功能。
2. 水與電解質的吸收運輸路徑。
3. 水與電解質攝取過量和不足的影響。
4. 水與電解質攝取來源的攝取原則。

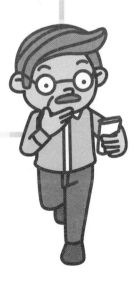

# 占人體50%以上的基礎元素

# 水

水占人體約50%以上，是體內傳輸各種物質的重要溶劑、能調節體溫，並且提供體內生理化學反應的合適環境等，是維持生命不可缺少的重要成分。當水分不足、過量飲水、水質惡劣都將影響人體的健康，因此適量飲用以及選擇好水便成為生活一大要事。

## ● 水對人體的重要性

水為地球上最多的分子，亦是所有生命不可缺少的物質。人類生命的起源從受精卵開始就依賴水而生存，受精卵有99%是水，嬰兒水分含量約80%，之後隨著成長發育水分慢慢減少，到老年約剩50%。而不同性別的含水量也有所差異，成年男性約60%，成年女性則因生育需求，體脂肪較高，相對水分含量較低，僅占50～55%。人體內有三分之二的水存在於細胞內，稱之為細胞內液；其餘三分之一則存在於細胞外，例如血液、消化液等，統稱為細胞外液或體液。人體內各組織中水所占的比例為：血液與腎臟中水占83%最高，心臟與肺臟占79%，肌肉占76%，大腦與胃腸占75%，肝臟占68%，骨頭僅占22%最低。由此可見人體為水的聚合產物，只要有充足的水分補給，即使在不吃食物的狀態下也可存活約兩週，但如果沒有水的話兩三天就會死亡。

水對人體的高度重要性在於人體內的生理運轉高度仰賴水的化學特性。例如水分子具有的極性，能溶解多數物質，人體內所需的養分、欲排除的廢物都必須溶於水中，藉此運輸至作用器官，因此對人體來說，水是不可或缺的重要溶劑；水具有高熱容量（heat capacity），有良好的導熱效果，可將細胞代謝產生的熱量傳播到全身，也可將多餘的熱量經由汗液排出體外，是人體維持體溫的重要媒介。

## ● 缺水讓體內毒素不斷累積

即使水是維持生命所必需，但過量攝取水卻會增加腎臟負擔，且會稀釋血液中的電解質造成血液中鈉離子濃度過低，引起低血鈉症（hyponatremia），破壞腦部的滲透壓平衡，導致大腦水腫及一系列的神經紊亂。而且過量的水也會導致細胞水腫，造成水中毒（water intoxication），產生疲勞、頭痛、痙攣、昏迷等症狀，嚴重甚至死亡。

當人體水分排出量高於攝取量就會產生缺水現象，失去1～2%的水會感

到口渴，5%會焦慮不安，15%會導致昏迷，而20%則會死亡，這是因為缺水時會造成所有需要水參與的生理功能受到抑制，導致諸多疾病產生，例如血液中的水分減少時，血液濃度相對升高，會使血管容易阻塞，引發高血壓、心臟病；也會因血液循環差使細胞代謝廢棄物無法順利排出，逐漸在身體累積並阻塞微血管，讓細胞無法得到營養與氧氣而壞死，加速老化；甚至因此長期累積有毒物質在體內，使異常細胞大量繁殖引發癌症。另外，缺水也會導致消化道水分不足，引起消化不良與便祕；關節軟骨缺水，沒有潤滑作用，活動時易導致軟骨損傷，引發關節炎；以及腦與神經細胞的水分流失，會影響神經傳導的速度，引起記憶力減退與神經功能障礙，嚴重更導致帕金森氏症（Parkinson's disease）與阿茲海默症（Alzheimer's disease）。

| 主要功能 | • 能溶解物質，可做為食物消化分解的媒介，促進消化吸收。<br>• 能運輸血液中的血球、抗體等物質，調節血液黏稠度，促進血液循環。<br>• 分子小，能包圍並運送養分與廢棄物等物質。<br>• 提供軟骨水分，維持潤滑，保護骨骼組織。<br>• 做為體內代謝機制的媒介，維持細胞新陳代謝。<br>• 具高熱容量，有良好的導熱效果，能調節體溫。 |
|---|---|
| 過多 | • 過量的水分來不及排除體外，積聚於組織間，便易導致水腫。<br>• 過量的水進入細胞內使細胞膨脹，進而壞死，導致水中毒。<br>• 過量的水分稀釋了血液中鈉離子的濃度，造成低血鈉症。 |
| 不足 | • 使血液中水分減少，流通不順暢，導致血管阻塞，引發心血管疾病。<br>• 致使有毒物質長期在細胞內累積，使DNA異常複製，誘使癌細胞生成。<br>• 降低腸道蠕動速度以及糞便含水量，導致消化不良和便祕。<br>• 關節軟骨潤滑度降低並容易損壞，引起關節疼痛、關節炎。<br>• 細胞代謝廢棄物長期在體內累積，使細胞提早死亡，加速老化。<br>• 腦神經細胞缺水，造成神經功能障礙，引起阿茲海默症。 |

### 吸收與代謝

## 水啟動了新陳代謝，排除不再需要的廢物

普通成年人一天約需2000c.c.的水，這些水經由口腔進入人體，經過食道、胃、小腸及大腸，多餘的水分跟食物殘渣成為糞便（每日以糞便的形式排出約100～200c.c.的水量）排出體外。其間因水為小分子，在通過消化道時，不需經由消化分解，直接由胃、小腸、大腸的內壁黏膜細胞吸收，並連同吸收的養分一起送到周圍微血管，進入循環系統運送至執行代謝的組織器官中，供應所需。

人體吸收水分後，進入血液及其他體液中，水的化學極性使其能做為許多物質如營養素或欲排除的廢物等的溶劑，加上水的分子量小，能使一個溶質分子進入水中很快地就被多個水分子包圍，進而運送到其他地方，是體內重要的運輸媒介，例如溶解營養素，將其運送至組織器官執行各項代謝機轉，並且溶解廢物，將其推送至排泄器官，避免堆積於體內影響健康。而水進入血液中，還能稀釋血液的濃度，避免物質堆積於血管中，影響血液的循流。另外，因水占人體約70%，體內的細胞多充滿水分，加上水具有的高熱容量，良好的導熱效果，能將細胞代謝產生的熱量傳播到全身，也能將多餘的熱量經由汗液排出體外，使人體保有穩定的體溫。

此外，水進入各組織器官中，能參與體內各式的化學反應，促發各項生理機制的運作，例如體內幾乎所有的化學反應均需仰賴酵素的催化或作用，而水是酵素反應不可或缺的成分，不僅提供酵素作用最佳的酸鹼值、反應物質與酵素濃度環境，也是許多酵素反應中的反應物質之一，例如細胞產能的TCA循環中便需要三個水分子做為反應物質，才能達成產能的目的。

在代謝利用後，最終水會攜帶細胞新陳代謝後所產生的廢棄物離開細胞，少部分以汗液的形式從皮膚表面蒸發及肺部呼出的水蒸氣，每日僅排出各約400c.c.，大部分則是送到腎臟形成尿液排出體外，每日排出約1000～2000c.c.。

## 攝取原則

# 水分的需求量因每人體質與活動程度有異

人體每天經由尿液、糞便、排汗、呼吸而流失水分，為滿足體內水分的需求必須適時適量的補充水分，人體攝取的水分是否足夠可簡單從尿液顏色判斷，淺黃色代表正常值，若顏色偏深則必須再補充水分。而水分的補充應以少量多次的方式進行，使體內細胞有足夠的時間吸收，並排除不需要的水分，若短時間內喝下大量的水，細胞會過度膨脹，易引起水中毒。

水分的需求量會因每個人的體質與活動程度而有所差異。相較於成人，嬰兒體內水分含量高且代謝循環快，因此每公斤體重所需的水量最高，0～6個月大的嬰兒每日建議攝取量為700c.c.。一般而言，男性平日付出的腦力跟體力高於女性，因此建議成年男性每日應攝取2500c.c.的水，成年女性則為2000c.c.。懷孕婦女為提高身體的代謝率與提供水分給胎兒，所需水量比同年齡婦女多300c.c.；而哺乳期婦女因為要分泌足夠乳汁哺育嬰兒，每日所需水量應提升為2700c.c.。這些水分攝取當然也包括日常所吃的固體食物中所含的水分，例如梨子的含水量約89%，吃100公克水梨如同喝下89c.c.的水，或是

菠菜含水量約93%，吃100公克菠菜如同喝下93c.c.的水等，因此平時若能攝取這類含水分的食物就得以相對減少飲用水的攝取。但這些食物的糖分或纖維質較高，仍不可過度量攝取，完全取代水分的攝取來源。

　　一般人在運動大量流汗後，或是身體出現嘔吐、腹瀉、發燒、出血、膀胱感染、結石等症狀，則必須額外再補充水分。若是體內代謝不良或是過量飲水便容易水腫，並使血液與尿液體積增加，造成心臟與腎臟過度負擔，因此患有心臟病、腎臟病等疾病患者，更應遵照醫生指示謹慎控制飲水量。在高溫炎熱的季節，水分容易從體內流失，並增加血液黏稠度，此時必須多喝些水以補充出汗流失的水分，同時可以防止血液黏稠度上升，避免心血管疾病的發生。

## 水於體內流轉的基本路徑

### 攝入水

進入人體

不需消化分解，直接由消化道胃、小腸、大腸的內壁黏膜細胞吸收

進入

### 循環系統（血液）
運輸至所需之處

進入

### 各組織器官

參與多項生理機制的運作：

| | |
|---|---|
| 運送・排除 | 溶解體內的營養素或欲排除的廢物，藉此運送或排除。 |
| 作用環境 | 提供體內化學反應的環境，如酵素分解、氧化還原作用等均需於水中進行。 |
| 調節體溫 | 具高熱容量，能傳導熱能，緩和溫度變化，調節體溫。 |
| 預防血管阻塞 | 稀釋血液濃度，清除堆積於血管中的沈澱物，維持血液正常循流。 |

排除

大部分匯集為尿液排出體外
少部分由汗液、糞便排出或由肺臟呼出

# 喝太「硬」的水，小心結石！

　　水依其中的礦物質含量（鈣和鎂為主）分有不同的硬度，常以碳酸鈣濃度（ppm）表示。碳酸鈣含量小於160ppm為軟水（soft water），高於160ppm則為硬水（hard water），最適合飲用的水應是介於160～340ppm之間，屬於輕度到中度的硬水，這是因為水的硬度太高或太低都會導致疾病的產生。軟水中的礦物質含量過低，長期飲用會導致鈣、鎂等人體必需的礦物質缺乏，而易引起心血管疾病。但飲用硬度過高的水也會相對提升結石的發病率，並且導致胃腸不適等症狀。

　　目前家庭的飲用水多半取自經煮沸後的自來水，自來水是經過廢水處理場經由消毒過濾，殺死大部分的致病微生物如致病性細菌、病毒、藻類、寄生蟲及蟲卵（例如梨形鞭毛蟲*Giardia cysts*）等，才供民眾直接取用。但「生水」中仍可能含有較多的微生物和微生物所產生的毒素，以及因消毒時所添加的氯，將影響人體健康，必須經由煮沸的過程，煮沸數分鐘以殺死其中的致病微生物如大腸桿菌、腸病毒等，並且可在煮沸後將水壺蓋子打開數分鐘（約3～5分鐘），讓氯能隨著水蒸氣發散出去。許多家庭也利用濾水器試著過濾出更乾淨的水，但必須注意的是，過濾後的水是否讓那些值得被保留、對人體有益的天然礦物質流失，以及是否真的能過濾掉那些對人體有害的雜質等，購買時應先進一步的了解。

　　例如「RO逆滲透水」為使用最先進的逆滲透法（reverse osmosis，簡稱RO），讓水分子穿過薄膜而產生的純水，由於使用的薄膜孔徑極小，能有效過濾所有微生物以及各種有機物與無機物。但也因此RO逆滲透水過於純淨，也把人體所需礦物質如鈣、鎂、鉀等完全去除，成人若長期飲用易造成骨質疏鬆症與心血管疾病，而正在發育中的嬰幼兒也需要較大量的礦物質，若長期飲用則易導致生長遲緩。「電解水（electrolysed water）」則是使用電解水機（water ionizer）將水電解產生具還原力的電解鹼性離子水，廣告常宣稱可養生治病。但實際上人體喝下的鹼性水到胃部時，會被強酸性的胃酸中和強制變成酸性，加上如果不慎使用了重金屬污染的水，經過電解水機處理過會變成重金屬濃縮液，反而更對人體有害。又如一種將自來水經由活性水機多重過濾系統等處理後的「活性水」，為已除去微生物、重金屬等有害物質，而製造出的弱鹼性飲用水，其水分子團僅由6個組成，相較於一般水分子團是由13個分子組成要小，又可稱小分子團水，因此活性水的移動速度較快，滲透性與溶解力更強，除了能迅速被人體吸收外，還能快速清除細胞代謝物，促進新陳代謝使細胞更具活力，而達到養生的功能。

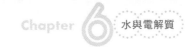

　　另外，市售的礦泉水雖然顧名思義含有豐富的礦物質（約500ppm），但這些礦物質屬無機性質，相較於食物內的有機礦物質，不易被人體吸收利用。加上不同廠牌的礦物質種類與含量差距懸殊，若長期飲用其中含鈣量過高的礦泉水便容易造成結石，且礦物質過高會對嬰幼兒的腎臟造成傷害，因此購買時應注意各式礦物質含量並應避免長期飲用。

水

電解質

## 人體每日所需水分建議量

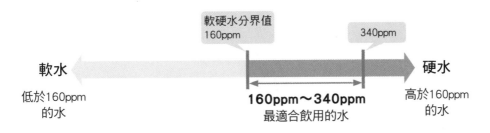

| 單位年齡 | 每日建議攝取量（c.c.） |
|:---:|:---:|
| 0-6個月 | 700 |
| 6-12個月 | 800-1000 |
| 1-2歲 | 1100-1200 |
| 2-4歲 | 1300 |
| 4-8歲 | 1600 |
| 8-14歲 | 女1900<br>男2100 |
| 14歲以上 | 女2000<br>男2500 |
| 懷孕婦女 | 2300 |
| 哺乳婦女 | 2700 |

資料來源：歐洲食品衛生局2010年報告

# 固體食物含水量表

| 食品名稱 | 水分含量（%） | 食品名稱 | 水分含量（%） |
|---|---|---|---|
| 文旦 | 91 | 綠豆 | 11 |
| 柑橘 | 89 | 豆花 | 86 |
| 柳丁 | 88 | 牛奶 | 90 |
| 葡萄柚 | 91 | 奶粉 | 3 |
| 蘋果 | 88 | 機蛋布丁 | 76 |
| 芒果 | 84 | 乳酪 | 47 |
| 葡萄 | 87 | 優酪乳 | 83 |
| 西瓜 | 93 | 黑芝麻 | 6 |
| 李子 | 84 | 糖炒栗子 | 48 |
| 水蜜桃 | 88 | 鹹鴨蛋 | 66 |
| 百香果 | 84 | 皮蛋 | 74 |
| 香蕉 | 74 | 茶葉蛋 | 76 |
| 鳳梨 | 87 | 鐵蛋 | 47 |
| 牛小排 | 71 | 烤鯖魚 | 46 |
| 牛肉乾 | 20 | 小魚干 | 16 |
| 五花豬肉 | 49 | 生蠔 | 79 |
| 萬巒豬腳 | 59 | 牡蠣 | 81 |
| 豬肝 | 72 | 花枝 | 86 |
| 豬血糕 | 49 | 魷魚絲 | 23 |
| 豬肉乾 | 20 | 金針菇 | 88 |
| 火腿 | 64 | 草菇 | 89 |
| 香腸 | 42 | 白土司麵包 | 33 |
| 培根 | 47 | 白飯 | 56 |
| 熱狗 | 55 | 米苔目 | 70 |
| 鴨肉 | 76 | 饅頭 | 39 |
| 雞胸肉 | 75 | 港式蘿蔔糕 | 70 |
| 雞爪 | 66 | 胡蘿蔔 | 90 |
| 雞胗 | 78 | 蓮藕 | 80 |
| 鵝肉 | 67 | 韭菜 | 92 |
| 臭豆腐 | 75 | 山東白菜 | 96 |
| 嫩豆腐 | 90 | 茼蒿 | 95 |
| 小方豆干 | 67 | 空心菜 | 93 |
| 毛豆 | 69 | 馬鈴薯 | 80 |
| 黃豆 | 12 | 芋頭 | 69 |

資料來源：行政院衛生署

圖解 身體教我的營養法則 一

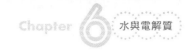

# 平衡體內酸鹼性的基礎
# 電解質

電解質是維持人體正常功能運作不可或缺的物質，細胞內外的酸鹼值和滲透壓的調節，以及肌肉收縮、神經傳導作用，都必須藉由帶電荷的電解質進出細胞以穩定細胞所需的化學反應環境，才能達成。

## ● 電解質對人體的重要性

　　常聽聞電解質不平衡，人體會有脫水的現象，所謂的電解質（electrolyte）就是指在水溶液中能解離為帶電荷的陽離子（cation）或陰離子（anion）等能傳導電流的物質，如鈉離子、鉀離子等。這些離子能在水中移動，進出細胞膜而產生電位變化，使人體內能透過電流傳遞訊息，執行各種動作。例如神經會透過電流傳導訊息於肌肉，而引發肌肉收縮或舒張的反應，使人能做出不同的動作。這些離子溶於水中成為溶質，當細胞內外溶質濃度不同時，細胞內外的離子便會交換，同樣也遵循濃度高往濃度低的移動方向，來調節體內的酸鹼性，提供合適環境使體內的化學反應得以順利進行。例如體內多項生理機制的催化劑酵素，需要偏酸性的環境，pH約7.1～7.4（弱鹼性），才能維持其活性，保有正常功能。

　　電解質在人體內主要有鎂離子、鈣離子、鈉離子、氯離子、磷酸根等，這些電解質大多透過食物取得，如喝牛奶取得鈣和鉀，鈣和鉀會在水中解離形成鈣離子、鉀離子；吃紫菜取得鈉跟鉀，鈉跟鉀會在水中解離成鈉離子與鉀離子等，這些離子分別能達成體內不同的生理運作需求。例如：氯離子、鈉離子、磷酸氫根、碳酸氫根等離子在細胞內外的進出交換會改變環境的酸鹼值，而調節體內各式化學反應所需的環境；鈉離子和鉀離子則是透過細胞膜上的鈉鉀幫浦蛋白調節進出細胞（參見P31），例如將三個鈉離子從細胞內運出，交換二個鉀離子送入，使細胞內維持較低的溶質濃度，水分就能排出細胞，藉此維持細胞內外水分的平衡；鈉離子、鉀離子、鈣離子、鎂離子可以經由細胞膜上特殊的蛋白質離子通道進出細胞，以維持細胞內外的電位差，協助神經衝動的傳導和肌肉的收縮，並且維持心跳規律正常；其中鉀離子還能參與醣類及蛋白質的代謝合成；而磷酸氫根能提供體內執行磷酸化的重要電解質，許多酵素與大分子必須要透過磷酸化標記上磷酸根才具有活性，才能使代謝反應順利進行。

水

電
解
質

## ● 一旦電解質過量或缺乏影響層面廣

當電解質攝取過量或不足時，會造成血液中電解質濃度異常，破壞人體中水分與酸鹼值的平衡，影響各種生化反應的進行，造成各種疾病，嚴重者甚至會死亡。例如攝取過量的鉀離子會導致高血鉀症，引發血壓降低、心律不整、肌肉無力、嘔吐、腹瀉、尿液排放量減少等症狀，嚴重時會引起心跳與呼吸停止而猝死。然而，鉀攝取不足便會造成低血鉀症，出現低血壓、脈搏微弱、全身無力、昏迷、抽筋、嘔吐、麻痺性腸阻塞（paralytic ileus）、多尿等症狀，嚴重者會因心跳與呼吸停止而危及生命。又如鈉離子、鉀離子、鈣離子、鎂離子等電解質濃度過高或過低，均會影響神經傳導與肌肉收縮，造成肌肉痙攣無力、心律不整、神經系統障礙等症狀。

| 主要功能 | |
|---|---|
| | • 構成細胞組織的原料：鈣、鎂、磷這三種離子為構成骨骼與牙齒的重要原料，同時磷也是合成DNA、RNA、ATP、細胞膜磷脂質的原料。 |
| | • 調節酸鹼值：氯、鈉、磷酸氫根、碳酸氫根這四種離子，藉由細胞膜內外的離子交換或與氫離子結合，而調節細胞內外酸鹼值。 |
| | • 維持細胞內外滲透壓平衡：鈉離子與鉀離子在細胞內外的濃度變化，讓細胞內多餘水分可以排出。 |
| | • 協助肌肉收縮和神經傳導：鈉、鉀、鈣、鎂這四種離子藉由進出細胞產生電位差，協助神經衝動的傳導和肌肉的收縮，並維持心跳規律正常。 |
| | • 參與代謝合成反應：鉀離子參與醣類以及蛋白質的代謝合成，而磷酸化是人體代謝作用的關鍵步驟，另外人體內有三百多種酵素需要鎂離子的催化才能作用。 |

| 過多 | |
|---|---|
| | • 人體內的電解質有相互拮抗的作用（鈉和鉀、鈣鎂磷），因此當其中一個攝取過量，提高血液中的濃度，另一個就會降低，造成人體電解質濃度不平衡。 |
| | • 鈣離子攝取過量，會抑制鎂離子的吸收；磷攝取過量，會促使骨鈣轉換成血鈣，兩者均會導致骨質疏鬆症。 |
| | • 控制神經肌肉收縮的鈉、鉀、鎂這三種離子攝取過多，會造成肌肉抽搐無力。 |
| | • 控制心肌收縮與水分調節的鈉離子與鉀離子攝取過量，會導致血壓異常。 |
| | • 長期鈣離子攝取過量，使鈣離子在人體內累積，導致腎結石。 |

| 不足 | |
|---|---|
| | • 因電解質的相互拮抗作用（鈉鉀、鈣鎂磷），因此其中一個攝取不足，血液中的濃度降低，另一個就會提高，造成人體電解質濃度不平衡。 |
| | • 鈉、鉀、鎂、鈣這四種與肌肉收縮有關的離子，在攝取不足的情況下會導致肌肉抽搐無力。 |
| | • 鎂、鈣、磷這三種與心肌收縮有關的離子攝取不足，會造成心律不整。 |
| | • 與心肌收縮有關的鉀離子攝取過低，將導致血壓降低。 |
| | • 與神經傳導有關的鈉、鉀、鈣、鎂這四種離子，在攝取不足時會造成神經系統障礙。 |

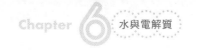

### 消化吸收與代謝

# 流汗、排尿都會流失電解質

　　食物進入人體後，會經由口腔、胃及小腸中的酵素逐一分解釋出其中的電解質，例如吃下一盤菠菜，經由酵素消化分解後，便釋出其中所含的鎂離子、鉀離子和鈉離子等電解質，並且主要由小腸壁上皮細胞吸收進入血液中，運送至所需之處，供體內運作利用。

　　這些電解質會透過血液或組織間液進出各組織細胞，在體內協助各種代謝活動的進行，例如主要透過鈉離子、鉀離子和氯離子以擴散或蛋白質幫浦運送進出細胞，調節體內合適的酸鹼環境，維持酵素活性，供各式化學反應的順利進行；也負責水分的調節，透過腎臟對鈉離子、鉀離子以及鎂離子不同程度的吸收，調控欲排除的尿量。另外，磷酸氫根離子則是能磷酸化酵素和大分子物質，將其標記有磷酸根，促使酵素反應和活化物質，維持多項代謝的進行；而鈣離子、鎂離子透過離子濃度差異進出神經和肌肉細胞，調節電性狀態，而協助神經傳導、維持肌肉正常收縮等。

　　最後過多、身體不用的這些電解質則能透過皮膚排汗或腎臟所形成的尿液排出體外，僅有鈣離子與鎂離子因相較其他電解質更不易被小腸吸收，才大部份隨糞便排出體外。人體平時運動量少僅排出少量電解質，但當劇烈運動大量流汗後，透過皮膚排出的電解質則會大幅度增加，此時就必須適量地再補充電解質。

### 攝取原則

# 孕婦增加鈣、鎂、磷，健全胎兒骨骼發育

　　人體內所需的電解質有些是由礦物質解離形成，如鈣、鈉、鉀、磷等，因此每日的攝取量與礦物質的需求量大致相同，成人每日建議攝取量分別為：鉀4700毫克、氯2300毫克、鈉1500毫克、鈣1000毫克、磷800毫克、鎂則是男性380毫克，女性320毫克。懷孕婦女可增加鈣至1100毫克、鎂350毫克、磷1100毫克的攝取量，以供胎兒骨骼發育所需。

# 電解質於人體內的流轉

例：攝入菠菜、牛奶

分解
釋出　　進入消化道

K⁺
鉀離子

Na⁺
鈉離子　Mg²⁺
鎂離子

Mg²⁺
鎂離子　Ca²
鈣離子

Cl⁻
氯離子

K⁺
鉀離子　Na⁺
鈉離子

經由血液和組織間液運送

| 作用位置 | 作用位置 | 作用位置 |
| --- | --- | --- |
| **腎臟** | **肌肉組織** | **各式細胞** |
| 透過腎臟對鈉離子、鉀離子和鎂離子不同程度的吸收，調控排除的尿量。 | 透過鈣離子和鎂離子於肌肉細胞內外的濃度差異，調節電性狀態，協助神經傳導，使肌肉正常收縮。 | 氯離子、鉀離子及鈉離子透過擴散或蛋白質幫浦進出細胞，調節細胞的滲透壓和合適化學反應的酸鹼環境。 |

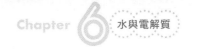

水

電解質

## 豐富的電解質源自不同的食物

　　人體內的電解質主要來自分解攝入的食物,而每樣食物中多半能分解釋出多種不同的電解質,例如食鹽中就含有鈉離子和鉀離子;菠菜中就含有鉀離子、鎂離子等;牛奶中不僅含有鈣離子,還包含有鉀離子、磷酸氫根離子等,因此平時只要均衡攝取多種食物,不只吃單一種類食物,也不過量攝取單一種食物,就能避免電解質缺乏、失衡等問題。

## 各種電解質的主要食物來源

| 電解質 | 每日建議攝取量(毫克) | 主要食物來源 | |
|---|---|---|---|
| 鈉離子 | 2300 | 食鹽<br>醃製食品<br>肉類 | 蛋類<br>牛奶 |
| 鉀離子 | 4700 | 蔬菜<br>水果 | 肉類<br>魚類 |
| 氯離子 | 2300 | 食鹽<br>醃製食品<br>肉類<br>蛋類 | 牛奶<br>橄欖<br>海菜 |
| 鈣離子 | 1500 | 牛奶與乳製品<br>帶骨小魚<br>蛋類 | 豆腐<br>綠葉蔬菜 |
| 鎂離子 | 男 380<br>女 320 | 紫菜<br>綠葉蔬菜<br>穀類 | 核果類<br>香蕉 |
| 磷酸氫根 | 800 | 乳製品<br>肉類<br>魚類 | 蛋類<br>豆類 |

## Chapter 7

# 保健食品中的
# 其他營養素

現代人由於生活忙碌導致飲食型態單調，無法獲得均衡的營養，加上市面上充斥著許多加工食品，營養素大量流失的情況下，即使吃了大量食物仍舊無法獲得足夠的營養素。這種情況下，保健食品就成了現代人獲得必須營養素或調節體內過多營養素的替代方案。消費者購買保健食品時應先洽詢專業人士，根據飲食情況評估所需的補充或調節的營養素。本章節針對十種常見的保健食品的來源、含有哪些營養成分、體內代謝的方式、對人體的影響、攝取方式以及食品中的含量分別作詳盡的介紹。

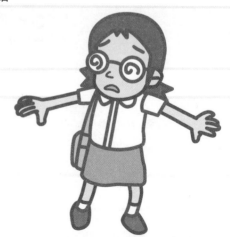

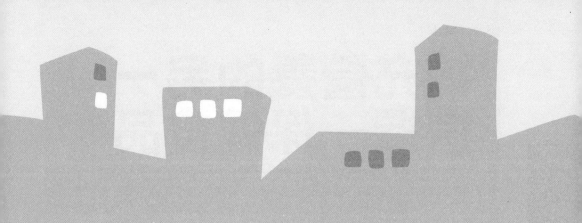

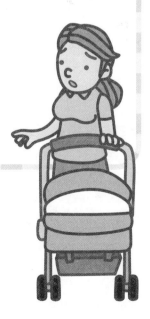

## 本篇教你

1. 為什麼需要保健食品。
2. 保健食品購買注意事項。
3. 十種保健食品的來源。
4. 十種保健食品的主要功能。

# 補充營養的另一選擇—保健食品

雖然人們可從食物中獲得身體所需的各種營養素，然而因為忙碌等原因易造成飲食習慣的偏差，加上經常性攝取經加工而流失營養的加工食品，導致身體無法取得均衡完整的營養。在無法改變生活形態與飲食習慣的情況下，凸顯各種機能的保健食品無疑成為現代人營養補充的另一選擇。

## ● 我們需要保健食品嗎？

人有維持生命、提升生活品質、延長壽命（抗老化）等需求，必須不斷從外界獲得營養。然而，一般人的飲食習慣經常無法獲得均衡的營養。就如在挑選食物時，營養均衡通常不是第一考量，而是以食物美味與否、價格合理以及是否方便取得來決定購買和攝取，因此各類美味方便的速食就成為忙碌的外食族首要的選擇。但這些食物通常含有高熱量、高脂肪且缺乏蔬菜，長期食用易導致肥胖、胃腸道不適。此外，市面上充斥著許多加工過後的食品，這些食品經過加工後，如多種維生素、礦物質等營養素會大量流失，即使吃了很多，也不一定能獲得足夠的營養素。由於工作和就學的關係，餐飲的選擇往往侷限在工作地點或學校附近所提供的食物，這些食物日復一日，並不會有太大的變化，而容易導致部分的營養素總是攝取不足，有些營養素又攝取過多的情形。在無法改變飲食習慣的情況下，欲追求營養均衡、避免缺乏，保健食品就成為現代人獲取營養的解決方法之一。

## ● 保健食品能做為營養補充的選擇

保健食品是指對維持身體健康有幫助的食品，包含具有生理調節機能的機能性食品以及營養補助食品。保健食品雖然會強調含有某些特殊營養成分，但不能宣稱有保健功效，多為營養補助性質，屬於一般食品。「健康食品」則是保健食品之一，提供特殊營養素或具有特定的保健功效，通常具有明確的某種機能性，但又非以治療、矯正人類疾病為目的，必須經過衛生署認證授與健康食品標章，才能稱為健康食品。

保健食品中，最大宗的即是營養補助食品，例如維生素、礦物質類的營養補充劑如維生素B群、鈣片等，或是蛋白質類的補充品如高蛋白粉等，可補足飲食中所欠缺的必需營養素。此外，也有些具有特定功效的機能性食品

例如具護眼功效的葉黃素、山桑子等,或是具有抗氧化功效的Q10、茄紅素等保健食品,能讓經常大量用眼的電腦族、食用高糖分高油脂的外食族,養護眼睛的健康、調節體內攝取過多的營養素。

民眾無論要購買保健食品或是健康食品,應先洽詢專業人士如醫師、營養師、藥師等,根據身體的需求以及日常的飲食習慣進行評估。若沒有經過審慎的評估,反而使該補充的營養素沒有補到,卻攝入體內已經過量的營養素,不只沒有達到保健的功用,還可能對身體造成傷害。此外,消費者若是想買具有特定保健功效的「健康食品」,要注意包裝上是否有標示衛生署頒予的健康食品許可證,許可證上有許可證字號,可上網至衛生署查詢其真偽。

## 保健食品為人體補充營養的選擇之一

### 現代人無法均衡飲食的原因

| 飲食習慣偏差 | 為求便利、快速,飲食偏向喜好高熱量、高脂肪含量的速食、固定吃幾種類別的食物等。 |
| --- | --- |
| 食物型態的改變 | 飲食多為加工食品。經過加工調理的食物,內含的營養大部分已流失或變質。 |

導致 ➡ 營養攝取不均衡

### 獲取營養的替代方案

**保健食品**
凡對維持身體健康有幫助的食品,但不得宣稱具保健功效。

**健康食品**
具有特定的保健功效,且定義嚴格,需經過衛生署認證才可宣稱為健康食品。

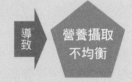
健康食品
衛署健食字第A000000號

**機能性食品**
具有明確調節生理機能功效。例如具有護眼功效的葉黃素、山桑子等保健食品。

**營養補助食品**
單純用於補充攝取不足的營養素。如一般的營養補給品維生素B群、綜合維他命、鈣片等。

## 抗老化、提升活力
# 輔酵素Q10

　　輔酵素又稱為輔酶，在體內只需少量就能「輔助酵素」完成體內多種代謝反應，在各種代謝運作不休的人體中，便具有多種輔酵素協助執行代謝的進行，輔酵素Q10（coenzyme Q10）即為其中之一。Q10是一種極易氧化、結構和功用類似脂溶性維生素的抗氧化劑，存在細胞中素有人體發電廠之稱的粒線體內參與能量（三磷酸腺苷酸ATP）的製造，由於人體運作需有源源不絕的能量支應，因而可見協助製造ATP的輔酵素Q10對於運轉生命、人體活力來源的重要性。此外，輔酵素Q10也能清除體內因氧化反應所產生的自由基，減少對粒線體的傷害，對抗細胞老化有顯著效益。

　　輔酵素Q10遍布於全身5000～7500萬個細胞內，在心臟、肺臟、肝臟、腎臟、脾臟、胰臟和腎上腺等重要器官存在量較多，特別是心臟，為維持持續不斷的跳動，更需要消耗大量的能量，對於參與能量製造的輔酵素Q10需求自然要更多。輔酵素Q10是人體可自行合成的內生性活性物質，能由體內其他化學元素（必需營養素）製造形成。人體內自行合成的輔酵素Q10含量在 20 歲時達到高峰，之後隨著年齡增加，尤其過了40歲以後，人體合成輔酵素Q10的能力會逐漸地降低，而影響人體製造能量的能力，導致身體新陳代謝速率減退、活動力減弱。若是經常處於激烈運動、生活過度操勞、生活呈現緊張、不良飲食習慣、老化、生活環境高污染以及疾病和精神上的壓力等，都會影響體內製造輔酵素Q10 的能力。當身體缺乏足夠的輔酵素Q10時，便易出現疲勞、免疫力下降、肌膚老化的症狀。

### ●輔酵素Q10的來源與攝取原則

　　為避免輔酵素Q10隨年齡逐漸減少，加上容易疲勞、想增強體力精力、希望維持皮膚彈性的人，在日常飲食應多方攝取含有必需營養素的食物，以提供足夠身體自行製造輔酵素Q10的原料。或是可從食物中直接攝取輔酵素Q10，其廣泛存在自然界中植物、動物體內，例如：動物內臟、沙丁魚、鮭魚、烏賊、青花魚及一般肉類，植物中如菠菜、花椰菜、花生、芝麻及堅果等。然而，輔酵素Q10在食物中的含量並不多，建議可適量地由市面上的輔酵素Q10保健食品來補充，基本上輔酵素Q10食用過量並不會有什麼副作用，與藥物也不會有交互作用，但仍需注意衛生署所規定的每日食用限量，

應在30毫克以內，以確保食用安全。市面上的輔酵素Q10保健食品多混合小麥胚芽油或菜籽油等，以協助人體更有效地吸收脂溶性的輔酵素Q10，由於混合的油脂僅含微量，並不會增加人體負擔。

此外，若為服用Statins類降血脂藥物（如：Atorvastatin、Lovastatin）的人，因此類藥物會抑制膽固醇合成，同時也會降低人體合成輔酵素Q10的含量，可適當補充輔酵素Q10。不過因輔酵素Q10具有抑制抗凝血劑的作用，對於正服用抗凝血劑藥物的病患則不宜食用。雖然目前仍未有明確的結論說明Q10對於孕婦或哺乳婦女的影響，但因Q10具有凝血作用，易影響心血管功能，衛生署仍建議不宜食用，因此販售業者應於此類保健食品的外包裝上須加註警語，以免誤食。

## 攝取檔案

| | |
|---|---|
| 天然食物來源 | 牛肉、豬肉、烏賊、沙丁魚、青花魚、鮭魚、鰹魚、花椰菜、菠菜、酵母、雞蛋、黃豆粉、花生、芝麻 |
| 市售保健食品型態 | 多以軟膠囊形式 |
| 攝取時機 | 屬於脂溶性營養素，適合於餐後食用，較易吸收 |
| 有效劑量 | ●衛生署建議每日食用限量30毫克<br>●市售保健食品：每顆含量30毫克 |
| 需求族群 | ●超過40歲成年人<br>●欲保養心血管的人<br>●服用Statins類降血脂藥物的人<br>●容易疲勞的族群<br>●愛漂亮的族群<br>●運動員 |

## Info 輔酵素Q10的發現與應用緣起

輔酵素Q10最初是在1957年，由美國威斯康辛大學的Frederick Crane博士從牛的心臟細胞粒線體中分離出，隨後英國的科學家也在牛的肝臟中發現，並將它命名為「biquinone」（泛苷）。輔酵素Q10除了能提升活力、強化心臟功能而做為藥用或健康食品外，也因發現輔酵素Q10可抑制自由基的產生，對抗肌膚老化，而被使用於化妝品中。目前台灣衛生署除了開放輔酵素Q10做為食品原料及食品外，也已開放使用於化妝品中。

## 維持腸道健康
# 乳酸菌

　　「乳酸菌」（lactic acid bacteria，簡寫LAB）是指含有大量乳酸、醋酸、蟻酸等可用來對抗沙門氏菌、大腸桿菌等有害菌的細菌總稱，這些細菌均屬於「益生菌（probiotics）」，能有利於腸道菌叢的品質並帶來正面影響，因此又稱為「原生保健性菌種」。

　　人類腸道內所分布的菌種至今尚無法完全被分離與鑑定，初步估計約有400～500種以上，其中九成的菌種以30～40種為主，分別是對腸道有幫助的益菌、對腸道好壞影響都有的伺機菌、對腸道有不良影響的壞菌。胎兒在出生前生活在無菌狀態，當通過母親的產道時才會經由母親的陰道得到第一種菌種。新生兒的腸道菌叢中益菌占90%，所以嬰兒糞便不會有惡臭味，之後伺機菌與壞菌會逐漸增加到與成人相同。成人的腸道中益菌占約20%，隨著年齡、生活習慣、飲食習慣、藥物等因素會破壞菌叢平衡，當60歲時，腸道益菌比例剩1%。益菌數量愈多愈能抑制壞菌的生長，也能抑制壞菌產生有害物質來破壞腸道環境，降低罹患大腸癌的風險。健康腸胃道還可讓膽固醇順勢由糞便排除，降低體內膽固醇含量，預防心血管疾病。反之腸道的益菌愈少就愈容易出現排便惡臭、便祕、腹瀉等腸道健康不佳的症狀。

### ●乳酸菌的來源與攝取原則

　　現代人由於不良飲食習慣（偏食、少吃青菜水果、吃太多肉食、暴飲暴食）、外在環境壓力（腸胃不適、消化不良）、服用藥物（長期服用抗生素）、不良生活習慣（抽菸、熬夜、便祕）等因素影響，都會降低腸道好菌的競爭力，一旦壞菌數量壓過好菌，惡劣的腸道環境會造成身體亮紅燈，因此養成補充乳酸菌或蔬菜水果（富含膳食纖維、寡糖）是維持腸道健康的不二法門。

　　雖然一般民眾可以透過自然發酵的牛乳或豆漿中取得少量的乳酸菌，但其中的乳酸菌數量和品質都不一，無法預期保健效果，大多仍以更為便利的市售乳酸飲料、優酪乳以及特別添加比菲德氏菌的奶粉製品，和已直接將乳酸菌製成錠狀或膠囊等保健食品做為補充乳酸菌的來源。即使乳酸菌分類眾多，但較適合人體補充的僅有ABC三益菌，也是市售的保健食品、優酪乳及乳酸飲料的營養標示中常出現的菌種名稱，分別

為嗜酸乳酸桿菌（Lactobacillus acidophilus），即俗稱的A菌；雙歧桿菌（Bifidobacterium sp.），即俗稱的B菌，又稱雙叉桿菌或比菲德氏菌；凱氏乳桿菌（Lactobacillus casei），即俗稱的C菌。此外，經由發酵後的乳品也更容易被人體吸收，因此在製造優酪乳時主要添加保加利亞乳桿菌（Lactobacillus bulgaricus）和嗜高溫鏈球菌（Streptococcus thermophilus）兩株菌，以增加優酪乳的營養價值與風味。

　　但市售的優酪乳中，多添加較高的糖分以增加口感，因此攝取時仍應避免過量，不可當成水飲用，以免糖分過高，造成肥胖，影響血糖等問題，食用乳酸菌保健食品也不可過量，因乳酸菌停留在腸道時間有限，建議長期持續補充為佳。

## 攝取檔案

| 市售保健食品型態 | ●食品類：優酪乳、優格、乳酸菌飲料、乾酪、比菲德氏菌配方奶粉<br>●保健食品類：膠囊、錠劑、粉末、液體 |
|---|---|
| 攝取時機 | 市售產品多有保護菌的措施如特殊包覆，像包覆成晶球，不易受消化液的破壞，飯前後皆可食用 |
| 有效劑量 | 補充的益生菌不易長時停留在腸道，建議持續補充為佳 |
| 需求族群 | ●新生兒<br>●老年人<br>●容易便祕、腹瀉的人<br>●服用抗生素、放射性治療的病患<br>●偏食、少吃蔬菜水果、愛吃肉的人 |

## Info 乳酸菌的發現與應用緣起

　　早在數百年前，科學家發現保加利亞有千分之四以上的當地人年齡高達百歲，原因即是常飲用含乳酸菌的發酵乳，而後俄國科學家Dr.Metchnikoff便首先提出乳酸菌的功效假說：認為發酵牛奶中的某些乳酸菌能對抗腸道中的有害細菌，進而能促進人類的健康，此論點一發表就得到1908年的諾貝爾獎，後人尊他為乳酸菌之父。這使得1991年科學家Huis in't Veld及Havenaar重新廣義地定義「益生菌」為：不管是單一或混合菌株，凡使用到人類或其他動物，可改善體內微生物相平衡並有利於宿主的活菌。

抗氧化NO.1
# 茄紅素

茄紅素（lycopene）又可稱為番茄紅素，屬於天然的色素、也是類胡蘿蔔素（carotenoid）的一種。類胡蘿蔔素是一群由黃色到橘橙色的脂溶性色素的總稱，目前已知的類胡蘿蔔素約 600 多種，並可分為兩大類，一為只含碳氫結構的類胡蘿蔔素，包括茄紅素、$\alpha$ 胡蘿蔔素、$\beta$ 胡蘿蔔素、$\gamma$ 胡蘿蔔素等；第二是多了氧分子結構的含氧類胡蘿蔔素，包括葉黃素、玉米黃素、蝦青素等。而茄紅素是其中抗氧化力最強的，其消除自由基的能力是 $\beta$ 胡蘿蔔素的2倍、維他命E的10倍。

然而人體無法自行製造茄紅素，必須藉由攝取蔬菜水果而從中獲取，茄紅素屬於不溶於水的脂溶性營養素，進入人體後經由小腸吸收經淋巴管進到血液裡和膽固醇結合後，最後停留在乳房、攝護腺、睪丸、肝臟等器官中，許多研究證實茄紅素有助於預防攝護腺肥大、關節炎等老化疾病，以及具有增強免疫力，預防攝護腺癌、乳癌、胃癌、直腸癌等功效，並減少紫外線和輻射的傷害，預防皮膚病變。

## ● 茄紅素的來源與攝取原則

茄紅素廣泛存在各式各樣色彩鮮艷的蔬菜水果中，特別以紅色或黃色的更為豐富，例如：番茄、木瓜、芭樂、西瓜、葡萄柚、紅辣椒等，其中就屬番茄所含有的茄紅素最高，而且果皮愈鮮紅其含量愈多，因此牛番茄含有的茄紅素量要比綠色和黃色番茄更多，若依照番茄各部位的茄紅素含量來比較，果皮的茄紅素含量又比果肉要來得豐富。

歐洲人常說：「番茄紅了，醫師的臉就綠了」，根據統計義大利人罹患攝護腺癌與和心血管疾病的機率遠低於其他國家，主要原因就是飲食中的義大利麵使用的醬料以番茄為主，經常食用番茄製作的料理也相對攝取了大量茄紅素。一般成年人建議每日可攝取25～30毫克的茄紅素。以新鮮番茄為基準，100公克的蕃茄大約含0.9～4.2毫克的茄紅素，未稀釋番茄原汁每100毫升含9.5毫克的茄紅素，市售的番茄醬每100毫升約含16毫克的茄紅素，義大利麵醬每100毫升約有22毫克的茄紅素，番茄糊最多，每100毫升約含30毫克的茄紅素，茄紅素補充過量雖不會產生副作用，像過量攝取紅蘿蔔一樣，皮膚外觀可能會呈現黃色或偏橘色的症狀，不過只要暫時少吃或不吃這些富

含茄紅素或胡蘿蔔素的蔬菜水果，偏黃、橘的膚色很快就會消失了。

此外，飲用市售番茄汁時應留意營養標示的鈉含量，建議以「一多二少」（茄紅素多、鈉含量和熱量少）當做選購番茄汁的健康指標。另外，因茄紅素是脂溶性營養素不溶於水，直接生吃時人體並不容易吸收，想從番茄獲取茄紅素的話最好煮熟再食用，透過烹煮來破壞細胞壁和組織，有助釋放更多的茄紅素，或是加入油脂烹調也能提高人體對茄紅素的吸收率，建議食譜可用番茄炒蛋、番茄蛋炒飯、番茄義大利麵等，更能增加茄紅素的吸收和攝取。但若想生吃番茄或是飲用現打番茄汁，建議飯後再食用的吸收率會較好，或是補充由蔬菜水果中萃取出茄紅素製成的保健食品。

根據研究顯示，經常抽菸與喝酒的人，體內消耗茄紅素的速度比沒有抽菸喝酒的人要快，此肇因於抽菸喝酒皆會造成體內自由基增加，而提升了罹患心血管疾病、癌症、老年人退化等疾病的機率，因此經常攝取含有高抗氧化能力的營養素如茄紅素更顯重要，以助於預防慢性疾病，保有年輕又健康的身體和外表。

## 攝取檔案

| 天然食物來源 | 番茄、木瓜、芭樂、西瓜、葡萄柚、紅辣椒 |
|---|---|
| 市售保健食品型態 | ● 食品：番茄汁、番茄醬、義大利麵醬、番茄糊<br>● 保健食品：多為膠囊或沖泡式飲品 |
| 攝取時機 | 保健食品建議飯後食用為佳 |
| 有效劑量 | 25～30毫克 |
| 需求族群 | ● 有抽菸、喝酒習慣的族群<br>● 中年男性族群<br>● 重視健康、欲預防癌症族群<br>● 銀髮族 |

## 消炎、健胃、預防老人痴呆
# 薑黃

薑黃（curcuma）又稱黃薑，是一種地下根莖類植物，學名為*Curcuma longa Linn*，俗稱鬱金（tumeric），為薑科植物的一種，薑黃可分為春薑黃（kyouou）、黃薑黃（ukon）、紫薑黃（gajutsu），最常使用也最常見的就是黃薑黃。但薑黃並不是一般人熟知於烹調時所用的薑絲或薑母，而是將薑黃乾燥後的根莖磨成暗黃色粉末，正是咖哩的金黃色澤的主要香料和染料來源之一，除了可食用外，在過去幾世紀以來更常被當做消炎藥、調味品、香料、防腐劑、著色劑等廣泛使用。

薑黃的使用歷史悠久，可從5000年前的印度阿育吠陀（Ayurveda）醫學開始回溯，因薑黃具有消炎效果而經常用來減輕關節疼痛或外敷傷口幫助復原。中醫藥典也記載薑黃可祛瘀活血、健胃利膽，外用具有治療膿腫創傷，以現代醫學角度分析，是因為薑黃與體內對抗發炎或抑制引起發炎所分泌的前列腺素有密切關係。

薑黃的主要有效成分為薑黃素（curcumin）、去甲氧基薑黃素（demethoxy curcumin）、去二甲氧基薑黃素（bidemethoxy curcumin）等三種成分，綜合稱為類薑黃素（curcuminoids），其中又以薑黃素的生理活性最強也具有特殊功效。1988年Huang及Conney等人首度發現薑黃素可以抑制動物皮膚癌細胞的發展，之後陸續有將近1000多篇的研究指出薑黃素對人體的保健功效，歐美近二十年來致力研究薑黃素，發現它是一種多酚類化合物，對於關節發炎或多種發炎、抗氧化（清除自由基）、預防癌症、降低血脂、預防心血管疾病、活化肝功能等作用都有顯著的功效。

### ● 薑黃的來源與攝取原則

人體不會自行合成薑黃素，必須從食物中攝取，含有薑黃素的食物包括有咖哩、芥末和九層塔等，其中以咖哩的含量最高，占比為60～70%。一般身體保養以每日100～200毫克即可，若想從飲食補充薑黃素來預防阿茲海默症或其他疾病，一週食用一次咖哩料理便具有預防的效果。目前亦有直接萃取薑黃素而製成的保健食品，相較於複合在天然食物中的薑黃素含量，讓補充除了更便利，亦更具效益了。

雖然薑黃的使用很廣泛，大量食用也不會有什麼副作用，但食用上仍有些禁忌，因薑黃有抑制血小板凝集功用，有服用抗凝血劑的患者要避免食用過量，此外，薑黃中的薑黃素會刺激膽囊與子宮收縮，因此膽結石患者與懷孕婦女務必要小心食用。

## 攝取檔案

| 食物來源 | 咖哩、芥末、九層塔、薑黃 |
|---|---|
| 市售保健食品型態 | 薑黃素萃取膠囊、薑黃粉末 |
| 攝取時機 | 隨餐或飯後食用 |
| 有效劑量 | 100～200毫克 |
| 需求族群 | ● 經常交際應酬族群<br>● 想改善食慾不佳、消化不良族群<br>● 想增強體力、提倡精神的族群<br>● 有胃潰瘍（幽門螺旋菌）的族群<br>● 重視保養的族群 |

## Info 薑黃的發現與應用緣起

近年來科學家發現印度的老年人罹患阿茲海默症（俗稱老年痴呆症）的比例遠低於其他國家，從中分析印度人的飲食習慣和生活習慣之後，發現與印度人喜愛食用咖哩有關，主因是咖哩所含的薑黃可以抑制一種會堆積在腦中的蛋白質毒蛋白（β類澱粉蛋白）沉澱在大腦神經中，阻礙神經訊息的傳遞，進而可預防阿茲海默症的發生。而在日本，因其上班族的交際應酬文化，常常會暴飲暴食和飲酒，日本人便常在應酬前後食用含有薑黃的食物如：咖哩、薑黃香料灑在燒烤肉品、薑黃醃漬品等來保養身體，減少胃腸不適與保養肝臟。

# 改善更年期症狀
# 大豆異黃酮

大豆異黃酮（soy isoflavones）是一種存在大豆中的天然賀爾蒙，植物性的雌激素，因此又稱為植物性動情激素，其占比是大豆的0.2%～0.4%，又以胚軸含量最高可到2.4%，每100公克的大豆約含有200～400毫克的大豆異黃酮。異黃酮與女性荷爾蒙的結構類似，可以被身體當做荷爾蒙利用，但只有1/100～1/1000的效力，廣泛存在各種植物中，如大豆、石榴、紅花苜蓿、花椰菜、亞麻仁籽、花生等，其中又以大豆的含量最豐富，是常見用以萃取異黃酮的來源。

大豆（soybean）又稱做黃豆，大豆中蘊含的營養相當豐富，除了質量兼優的蛋白質之外，還有不飽和脂肪酸（unsaturated fatty acid）、大豆卵磷脂（soy lecithin）、大豆異黃酮（soy isoflavones）、大豆皂苷（soy saponins）、維生素和鐵、鈣等營養素，其中大豆異黃酮更是眾多學者所推崇的植物化合物。其主要功能是與女性賀爾蒙類似，能同時具有女性荷爾蒙的「拮抗競爭作用」和微弱的「同功異質體」兩種效果，所謂拮抗競爭作用是指對於荷爾蒙分泌正常的健康年輕女性，因大豆異黃酮的結構與女性雌激素類似，在身體裡能和雌激素競爭受體的結合位置，造成雌激素的濃度降低而減少罹患乳癌、子宮頸癌的危險性。而具有的同功異質體特性能使逐漸邁向更年期的女性，因荷爾蒙分泌逐漸減少，透過補充大豆異黃酮供做為雌激素，雖然其生理活性低於女性雌激素，但仍能改善更年期症狀。

## ● 大豆異黃酮的來源與攝取原則

基於上述這些效果，補充大豆異黃酮的年齡愈年輕愈好，每天飲用1～2杯豆漿或多攝取豆腐、味增、豆製品是補充大豆異黃酮最好的方式。尤其近年來許多科學家發現，東方女性習慣喝豆漿勝過飲用牛奶和其他含有高鈣的奶製品，但是東方女性罹患骨質疏鬆的機率卻遠低於喜愛喝牛奶和高鈣奶製品的西方女性，因此專家們相信這與大豆蘊含的大豆異黃酮有關，更加顯現大豆異黃酮的生理效用。

目前市面上除了已有由大豆萃取製成的膠囊、粉末等大豆異黃酮補充品外，還出現有去除配醣基的大豆異黃酮。傳統萃取的大豆異黃酮其結構上含有「配醣基」，其吸收率較差僅有20%，需經由腸道的微生物利用後才具生

理活性也大幅提升吸收率至90%，因此經過醱酵的豆製品其大豆異黃酮的含量與吸收率會較高。建議一般成年人每天攝取量約40～50毫克，更年期女性可增加至70～80毫克，若有接受荷爾蒙治療，則補充40毫克就足夠。因大豆的普林含量並不高，有痛風或尿酸過高患者除非是急性發作期，否則並不需要刻意避免豆類與豆製品的食物。不論如何，多食用大豆或豆製品可以攝取到優質蛋白質和其他珍貴營養素，更能持續補充大豆異黃酮來達到保健的效果，少量而持之以恆的飲食習慣是最佳的養生之道。

## 攝取檔案

| | |
|---|---|
| 天然食物來源 | 大豆、石榴、紅花苜蓿、花椰菜、亞麻仁籽、花生 |
| 市售保健食品型態 | 大豆異黃酮萃取膠囊、大豆蛋白粉末 |
| 攝取時機 | 無特定限制 |
| 有效劑量 | 40～50毫克 |
| 需求族群 | ●重視保養的女性族群<br>●更年期婦女族群 |

## 大豆異黃酮含量參考表

| 食物（每100公克或每單位） | 含量（毫克） |
|---|---|
| 納豆 | 60 |
| 熟大豆 | 55 |
| 油豆腐 | 48 |
| 味噌 | 42 |
| 豆干 | 28 |
| 豆腐 | 25 |
| 豆漿（240c.c.） | 23 |
| 醬油 | 2 |

# 抗氧化、預防心血管疾病
# 原花青素

　　原花青素（OPCs）是法文oligomeres procyanodoliques的簡稱，英文為procyanidolic oligomers，亦可稱做 oligomeric procyanidins，是一種人體無法自行合成製造的天然抗氧化物質，廣泛存在於一些植物、蔬菜、水果的表皮、莖、葉、種子中，也是讓許多植物產生亮麗的色彩來源，例如：松樹皮、花生皮、藍莓、小紅莓、檸檬、橘子、綠茶、紅茶等，尤其在常聽聞的葡萄籽、葡萄皮中，含量甚為豐富。

　　一般人吃葡萄會將其果皮與種籽一併吐掉，殊不知丟棄了富含超強抗氧化劑的珍貴成分。葡萄籽（grape seed）中蘊含有一種原花青素低聚合物的天然抗氧化劑，也就是原花青素（OPCs），其為由flavan-3-ol分子所組成的化合物，也是多酚類或類黃酮類，在目前已知的抗氧化食品中是抗氧化能力最強的物質，大約是維生素C的20倍、維生素E的50倍。如此強效清除自由基的能力，使原花青素可以預防癌症與延緩老化，加上分子小可以通過血腦障壁繼而保護腦部不受氧化傷害，在血管中可維持血管彈性避免硬化、降低LDL（低密度膽固醇又稱壞膽固醇）囤積在血管壁上及減少血小板凝集，也具能保護皮膚不受紫外線傷害與維持肌膚彈性與張力以減少細紋和老化等功效。

　　許多人將葡萄籽和OPCs畫上等號，這是不正確的，因為葡萄籽中除了含有原花青素外，尚還有許多強力的抗氧化物質，如兒茶酸、咖啡酸、肉桂酸、延胡索酸、香草酸與表兒茶酸等各種天然有機酸，這些水溶性的抗氧化物質共同組成超強的抗氧化家族，能夠幫助原花青素的吸收，當攝取過量時還能由尿液排出體外不會成為人體的負擔，可知葡萄籽是原花青素最佳的攝取來源。

## ● 原花青素的來源與攝取原則

　　天然的食物中含有許多抗氧化物質，例如：維生素C、維生素E、β胡蘿蔔素及礦物質硒、類黃酮素、原花青素及蕃茄紅素等，其中以原花青素的強效抗氧化能力與被人體吸收後有85％的生物利用率最受眾人矚目，因人體無法自行合成製造原花青素，多多攝取蔬菜水果便成為得到原花青素的最佳管道，這也是衛生署提倡的天天五蔬果或健康579（建議成年男性每天須攝取9份蔬菜水果、成年女性7份、兒童5份）來幫助預防癌症與其他慢性疾病的原因之一，但由葡萄籽所萃取出的原花青素與其他抗氧化物質皆屬於水溶性物

質，極容易於烹調過程中流失或是經由尿液排出人體之外，因此有愈來愈多的人藉由補充含有原花青素萃取物的保健食品如原花青素萃取膠囊或粉末，來彌補飲食的不足。儘管目前尚未有文獻證明原花青素會跟藥物產生不良影響，但為安全起見，懷孕或哺乳期間的婦女仍須多加注意，並且應避免攝取過多的劑量。

## 攝取檔案

| 天然食物來源 | 廣泛存在於蔬菜、水果的表皮、莖、葉、種子中 |
|---|---|
| 市售保健食品型態 | 葡萄籽OPCs萃取膠囊或其沖泡式粉末 |
| 攝取時機 | 沒有特別限制 |
| 有效劑量 | ● 日常保養50毫克<br>● 治療作用150～600毫克 |
| 需求族群 | ● 欲延緩老化族群<br>● 重視養生，欲預防癌症族群<br>● 預防心血管疾病族群<br>● 欲增強免疫力族群<br>● 欲延緩肌膚老化族群<br>● 生活壓力大族群<br>● 罹患糖尿病欲預防眼部疾病族群 |

## Info 原花青素的發現與應用緣起

原花青素（OPCs）的發現是由1834年的法國探險家卡地亞飲用松樹皮和樹針製成的茶而治癒因缺乏維生素C而罹患的壞血病，之後1948年法國波爾多大學生物醫學院的Jack Masquelier從花生皮中萃取出原花青素而獲得專利。近年來專家學者也在飲食型態與疾病相關研究中發現，法國人喜愛飲用紅酒和嗜吃紅肉，可稱為是全世界飲用紅酒最多的國家，然而法國人發生心血管疾病的機率卻遠低於其他飲食型態相近的歐美國家，深入探討發現原因在於紅酒含有原花青素，因紅酒是由整顆紅葡萄釀造而成，其皮與籽富含的原花青素也一併釀入紅酒中。但紅酒除了含有原花青素的紅酒多酚，其酒精含量也不容小覷，因此飲酒還是要適量即可，以免傷害身體。

### 舒緩經前症候群、保養心血管
# 月見草油

　　月見草油（evening primrose oil，簡稱EPO）即是由月見草的種子所榨出來的油，其中含有70～90%人體所需的必需脂肪酸，最主要的有效成分為「γ次亞麻油酸」（gamma linolenic acid，簡稱GLA）約占脂肪酸比例10%，屬於Omega-6的多元不飽和脂肪酸。而常見的深海魚油所富含的EPA、DHA是屬於Omega-3的多元不飽和脂肪酸，與γ次亞麻油酸的功效非常相似。研究顯示，月見草油的γ次亞麻油酸可以舒緩經前症候群（PMS）、降低膽固醇、預防動脈硬化、減少血栓發生率、舒緩多重硬化症（multiple sclerosis）、減輕疼痛與發炎現象。

　　此外，月見草油中所含的γ-亞麻油酸尚能合成體內多種激素，尤其是前列腺素，前列腺素E1（PGE1）具有調節人體生理機能的重要功能，例如抑制發炎反應。但因人體無法直接合成γ次亞麻油酸，加上隨著年齡會降低合成γ次亞麻油酸的能力，也一併影響PGE1的製造，因此必要時，仍須額外由食物中補充。

### ● 月見草油的來源與攝取原則

　　月見草油中所含的γ次亞麻油酸是屬於人體不能自行合成，必須從食物中攝取的必需脂肪酸。但以現今營養過剩的飲食型態來說，大部分的人是不易缺乏必需脂肪酸的，只是在各種油脂攝取上失去了平衡，飲食西化的習慣造成現代人吃進過多的反式脂肪酸（人造奶油、高溫油炸食物、氫化油脂），才反而必須額外提升必需脂肪酸如富含Omega-3脂肪酸的魚油、亞麻仁籽油、富含Omega-6脂肪酸的月見草油等的需求量，來平衡體內的脂肪組成，也有助於生理機能運轉。

　　有鑑於消費者的保健意識提升，很容易在市面上購買月見草油成分的商品，常見的型態為軟膠囊或液體，因月見草油屬於脂溶性營養素，建議飯後食用有助於人體吸收。

## Info 月見草油減低發炎治療的副作用

　　前列腺素（prostagland）分有引起發炎反應及消炎兩種類型。常見的美國仙丹類固醇最常被使用於抗發炎和抗過敏，但是它會同時抑制發炎型的前列腺素和消炎型的前列腺素，長期服用後副作用多且不利健康。然而，月見草油會抑制發炎型的前列腺素，並增加消炎型的前列腺素，對於過敏發炎、濕疹、異位性皮膚炎、經前症候群等患者來說是一大福音。

## 攝取檔案

| | |
|---|---|
| 天然食物來源 | 母乳、月見草、黑醋栗及琉璃苣草 |
| 市售保健食品型態 | 月見草油軟膠囊 |
| 攝取時機 | 屬於脂溶性營養素，適合於餐後食用，較易吸收 |
| 有效劑量 | ● 日常保養：4顆膠囊（500毫克/顆）<br>● 舒緩經前症候群：月經前2週，早晚各4顆膠囊（500毫克/顆） |
| 需求族群 | ● 重視保養的女性族群<br>● 欲舒緩經前症後群族群<br>● 罹患濕疹、異位性皮膚炎族群<br>● 欲保養心血管族群<br>● 欲減輕關節炎或其他疼痛族群 |

## Info 月見草的發現與月見草油應用緣起

　　發現月見草的起源可追溯至數萬年前，當時在墨西哥和中美洲地區就已見到月見草足跡，再經過四次的冰河時期後逐漸遷往北美洲，在十八世紀時期，美洲與歐洲開始貿易之後，許多載運棉花開往英國的貨船常使用泥土壓在棉花上，因此月見草就飄洋過海散播到了歐洲，更早在數千年前，美洲的印地安人就常用這種只會在夜間開出美麗花朵的植物，來減輕皮膚的外傷疼痛與發炎。

# 關節保養
# 葡萄糖胺

　　葡萄糖胺（glucosamine）＝葡萄糖＋胺基酸，是形成軟骨細胞的重要營養素之一，可稱為人體天然潤滑劑也是關節保護劑，人體可以自行合成葡萄糖胺只是隨著年齡的增長，合成的速度趕不上分解的速度，於是體內及關節會缺乏葡萄糖胺，進而影響關節細胞的新陳代謝。

　　人體的架構是由206根骨頭與130個關節所組成，關節是用來連結和潤滑兩個（或以上）骨頭之間的重要環節，關節還包括許多組織：關節軟骨（cartilage）、滑液膜（synovium）、關節囊（capsule）、肌腱（tendon）、肌肉等，最常見的退化性關節炎又稱骨關節炎（osteoarthritis）是由於關節軟骨磨損的程度遠大於軟骨再生的速度，因此造成軟骨組織變薄、關節中的骨頭與骨頭緩衝地帶變狹窄，使得骨頭間相互磨擦擠壓，而引起疼痛、僵硬、行動不便、形成骨刺、關節變形，嚴重者甚至需要施行人工關節置換手術。根據統計，65歲以上的老人大約50%罹患關節炎，女性的發生率又高於男性，以往治療關節炎大多只以消炎藥或止痛藥來減輕病兆，直到近年關於葡萄糖胺的研究陸續發表，對於關節炎的預防保養和治療才燃起一線曙光。

　　從1999年Dr. McAlindon J.對於葡萄糖胺發表了正面的臨床報告後，2001年比利時的刺胳針（The Lancet）期刊也證實每日服用1500毫克的葡萄糖胺有助於緩解退化性關節炎症狀，以及2004年美國風濕學院（ACR）發表研究報告指出持續服用葡萄糖胺可以緩解退化性膝關節炎的疼痛症狀，並減少70%須施行人工關節置換術的患者。但是關於葡萄糖胺的療效仍舊爭議不斷，歐洲將之歸類為藥品級，美國、日本則列為食品級，2004年台灣衛生署也公告將葡萄糖胺類產品列為食品級，但不得宣稱療效。

## ● 葡萄糖胺的來源與攝取原則

　　一般要從食物中攝取葡萄糖胺並不容易，天然來源多以螃蟹、蝦子等蟹殼類為主，但直接食用不易消化的蟹殼其效果與吸收率並不高。因此最初是由歐洲的科學家從螃蟹、蝦類的甲殼中所萃取提煉而來，萃取提煉出的葡萄糖胺可分為三類：

（一）Glucosamine sulfate（硫酸鹽葡萄糖胺）：含有65%葡萄糖胺分子，吸收率與提供關節保護的效果較顯著，屬於藥品級，須醫師處方籤才能使用。需特別注意的是因硫酸鹽葡萄糖胺有鈉鹽或鉀鹽的形式，心血管疾

病患者（高血壓）若食用鈉鹽形式的葡萄糖胺則需注意血壓控制，而腎臟疾病患者食用鉀鹽形式的葡萄糖胺也需特別注意腎臟的問題。除此之外，因葡萄糖胺對於胎兒的影響尚不清楚，所以懷孕哺乳婦女也不建議食用。

(二) Glucosamine hydrochloride（鹽酸鹽葡萄糖胺）：含有75%葡萄糖胺分子，吸收率與提供關節保護的效果次之，屬於食品級，一般消費者可自行購買補充。

(三) Glucosamine（不含鹽類葡萄糖胺）：常見的有乙醯葡萄糖胺（N-acetyl-glucosamine），因其加工程序較少故最接近天然的訴求，但吸收率與提供關節保護的效果有限，也因為加工少所以保留較多黏多醣蛋白，反而對於腸道發炎性疾病具有保護及修護黏膜的作用，屬於食品級，一般消費者可自行購買補充。

不論如何，補充葡萄糖胺可促進體內製造更多的蛋白多醣及膠原蛋白，若再加上關節潤滑液的補充，更能提供體內修復受傷關節的軟骨組織所必須的材料，如此一來就能保護關節部位，減少因磨擦而造成的損傷。除此之外，可多吃含有可幫助軟骨修復的膠質食物，如：木耳、雞爪、動物蹄筋、貝類、小魚乾等。對於有長壽病之稱的退化性關節炎而言，預防是幾乎不可能，因此如何維護軟骨的健康與補充或提供修復軟骨所需資源是照顧退化性關節炎的最佳選擇。

## 攝取檔案

| | |
|---|---|
| 天然食物來源 | 螃蟹、蝦子等蟹殼類動物的外殼 |
| 市售保健食品型態 | ●含有葡萄糖胺成分的膠囊、錠劑、液體<br>●產品常添加軟骨素、膠原蛋白、MSM有機硫、薑黃等，以豐富營養，或促進吸收。 |
| 攝取時機 | 建議餐前15～30分鐘食用，較易吸收 |
| 有效劑量 | ●葡萄糖胺1500毫克/日<br>●軟骨素1200毫克/日 |
| 需求族群 | ●罹患骨關節炎的中老年人<br>●經常運動的族群<br>●體重超重的族群<br>●工作經常負重的族群<br>●35歲以上欲保養關節者 |

# 舒緩眼睛疲勞
# 葉黃素

　　葉黃素也屬自然界中600多種類胡蘿蔔素（carotenoids）中的一種（參見P270），人體無法自行製造，必須透過飲食攝取補充，攝入體內的葉黃素主要存在於腦部、眼睛、皮膚、心臟、胸部、子宮頸等，尤其對眼睛的健康格外重要，是良好的抗氧化劑，葉黃素會累積在眼球的視網膜及黃斑區與水晶體上，保護眼睛免於受自由基的傷害。

　　眼球的底部視網膜中央有一個感光細胞聚集的地方叫做黃斑部，專門負責提供視覺顏色和達成精細動作，例如：穿針引線、閱讀、寫字、辨識臉孔、開車等。若將視網膜比喻為印表機，則葉黃素就如同墨水匣，當墨水即將用罄，印表機就印不出清晰且亮麗的作品。除此之外，葉黃素還能吸收紫外線與可見光中的藍光（包括太陽光、日光燈、電腦螢幕、電視都會產生），雖然一般紫外線能被眼角膜或水晶體過濾掉，但藍光會穿透眼球直達視網膜和黃斑部，並產生大量自由基而引起白內障、黃斑部病變等傷害。因此如果缺乏葉黃素，便容易引起眼睛疲勞、白內障、散光、老花眼、老化性黃斑部病變，甚至有失明之虞。

## ● 葉黃素的來源與攝取原則

　　根據統計台灣的近視人口比率已經位居亞洲之冠並於全球排名第二位，堪稱是「近視王國」，許多專家紛紛投入研究葉黃素與近視的相關性。1994年美國哈佛大學研究發現每天攝取6毫克的葉黃素能夠降低57%老年性黃斑部病變的罹患率；而英國的曼徹斯特大學的臨床研究也指出，持續15週補充葉黃素可改善視網膜黃斑部的含量，並且修補已經損傷的視網膜組織，由此可見，補充葉黃素對於維護眼睛健康與預防眼睛相關退化疾病的重要性。雖然人體無法自行合成葉黃素，但平時則可多從天然食物中攝取葉黃素，如菠菜、芥蘭菜、甘藍、花椰菜、高麗菜等深綠色蔬菜，以及玉米、木瓜、紅心地瓜、胡蘿蔔、南瓜、柳橙、奇異果、葡萄等均約含有30～50%的葉黃素，並養成良好閱讀習慣，白天出門戴太陽眼鏡，減少長時間盯著電腦螢幕與電視，惟有這樣才能擁有健康的靈魂之窗。

　　眼球視網膜除了可累積葉黃素之外，還會累積另一個重要成分玉米黃素（zeaxanthin），這兩種營養素是性質相似的同質異構體（分子量相同但結

構有些不同），葉黃素在體內會經由代謝轉化成玉米黃素，不過玉米黃素則無法轉化成葉黃素，因此市面上的護眼保健食品多以葉黃素為主，玉米黃素只添加些微劑量。金盞花是目前發現含有葉黃素與玉米黃素含量最豐富的植物，因此市售的保健食品中，葉黃素來源大多是金盞花的萃取物（marigold extract）。由於視網膜的葉黃素含量會隨著年齡與經常曝露在藍光下而增加消耗量，建議長時間使用電腦、電視或經常待在太陽下的人應多注意葉黃素的攝取，但也注意台灣衛生署對葉黃素最高劑量的規範為每天30 毫克。而60歲以上的銀髮族較常引起老化性黃斑部病變和白內障，若想預防眼睛問題應及早補充富含葉黃素食物與其保健食品為佳。

## 攝取檔案

| | |
|---|---|
| 天然食物來源 | 菠菜、芥蘭菜、甘藍、花椰菜、高麗菜、玉米、木瓜、紅心地瓜、胡蘿蔔、南瓜、柳橙、奇異果、葡萄 |
| 市售保健食品型態 | ●含有葉黃素的膠囊、錠劑、液體<br>●產品常添加玉米黃素、山桑子、藍莓、枸杞、黑豆萃取等相關護眼營養素，更提升保健效用。 |
| 攝取時機 | 建議餐後食用，較易吸收 |
| 有效劑量 | ●日常保養：6毫克/日<br>●加強保養：30毫克/日 |
| 需求族群 | ●高度近視族群<br>●眼睛容易疲勞、流淚的人<br>●不愛吃蔬菜、水果的偏食兒童<br>●需經常使用電腦的族群<br>●喜愛觀賞電視與電動的族群<br>●糖尿病併發黃斑部病變族群<br>●罹患老化性黃斑病病變族群<br>●曾經接受近視雷射手術族群<br>●欲保養眼睛的族群 |

# 山桑子

　　山桑子（bilberry/ vacciniummyrtillus）又稱為歐洲藍莓、越橘、小藍莓，是外表呈現深藍紫色的果實，主要生長在洛基山和阿爾卑斯山高海拔地區的一種杜鵑花科多年生的灌木，原產於北歐、美國及加拿大等國家。成熟的山桑子果實富含各種生物類黃酮，以及15種以上具超強抗氧化力的花青素（OPCs）成分，能有效對抗眼睛中自由基的傷害，預防視力受損。而山桑子也對於保護眼睛微血管有顯著的效果。眼睛中的微血管是全身最細且密度較高，在提供眼睛養分和氧氣中扮演了重要角色，山桑子可改善眼睛微血管的血液循環並減少眼睛疲勞、酸澀、流淚、循環不佳引起的黑眼圈、視覺模糊等症狀。除此之外，山桑子還能加強夜間視覺能力，主要是促進視網膜上的視紫質（rhodopsin）活化再生成利用，改善夜間視覺靈敏度與夜盲症。視紫質可接收光線負責執行視覺反應，當經過光線照射後視紫質會分解為視黃醛（11-transretinal）和視蛋白（opsin），因此當視紫質不足時，會引起夜盲症和弱視等夜間視覺障礙。雖然維生素A也能改善夜盲症，但其提供視黃醛的原料是視覺作用機轉的中間物，一旦前端的視紫質不足時，光補充維生素A也無法改善夜盲症。由此可知，補充護眼的營養素不能只吃某一種，均衡的飲食才能廣泛且多元化的攝取各種營養，方能達到預防疾病的目的。

## ●山桑子的來源與攝取原則

　　山桑子多產於歐美國家，產量不多，進口量也不多，一般人很難有機會吃到新鮮的山桑子，因此可改直接補充山桑子保健食品，是更理想的攝取方式。而且山桑子比一般藍莓（藍莓漿果約30多種）含有更多的花青素，更適合應用於製造維護眼睛健康的保健食品，更具功效。

　　市面上的山桑子保健食品其品質差異頗大，主要是萃取的濃度與比例的不同，大致上可分為兩種：一種為標示濃縮比例5：1或4：1，意指4或5公斤的山桑子濃縮為1公斤的萃取物，但多未標示花青素的含量，因此這類保健食品多半屬於花青素含量低的產品；其二為標示花青素含量的百分比（％），以含25%花青素的山桑子萃取物而言，大約要用100公斤的山桑子濃縮成1公斤的萃取物才能具有25%的花青素含量，換言之，含25%的山桑子萃取物其花青素含量是濃度比例5：1山桑子萃取物的20倍之多。在有效劑量方

面，每天食用含25%的山桑子萃取物80～160毫克即可達到預防眼睛疾病的功用，因此選購時應正確挑選標示清楚的產品，以免保養眼睛不成卻傷了身體又傷荷包。

## 攝取檔案

| 天然食物來源 | 山桑子 |
|---|---|
| 市售保健食品型態 | ●含有山桑子萃取物的膠囊、錠劑<br>●產品常添加維生素A、葉黃素、玉米黃素、枸杞、黑豆萃取等，讓單一錠劑的營養更為豐富多元。 |
| 攝取時機 | 建議餐前食用，較易吸收 |
| 有效劑量 | ●一般保養：80毫克/日<br>●加強保養：160毫克/日 |
| 需求族群 | ●近視、遠視等族群<br>●學生、老師等需要長期閱讀族群<br>●需經常使用電腦的族群<br>●愛看電視的族群<br>●眼睛容易疲勞流淚族群<br>●眼睛退化的銀髮族<br>●不愛吃蔬菜、水果的偏食兒童 |

## Info 發現山桑子的功效

關於山桑子有助於眼睛健康起源於第二次世界大戰期間，英國皇家空軍飛行員的夜間轟炸飛行任務總是成效優異，並且總是能於夜戰中先發制人，經研究發現這些飛行員的飲食中常搭配大量的山桑子果醬，大大幫助了需要快速適應黑暗環境的飛行員，日本更將山桑子稱之為「瞳之果實」。

**李幸真**　中國醫藥大學營養系畢業，領有營養師執照，曾擔任媚登峰健康美容事業股份有限公司營養師，專長在食品營養、營養諮詢及健康減重，目前著重於癌症飲食研究，現任職於癌症飲食相關事業營養師。

**江淑靜**　台灣大學食品科技所畢業，高考合格營養師與食品技師，熟悉營養學與食品科學。曾任職於保健食品開發研究員，對食品與營養充滿熱誠並且希望能將所學傳遞給關心健康的人群。

**林依晴**　台灣大學農業化學系碩士，英國倫敦大學國王學院生活科學系博士，熟悉微生物學與生物化學，現任職於生物醫學相關領域，平日喜歡閱讀生命科技學術性文章。

**江省蓉**　英國里茲大學食品科學與營養碩士，任職檢驗公司時曾參與水產品消費國安全制度研究。關心食品安全衛生議題，現為醫院研究助理，喜愛英文並為兼職譯者。

**李銘杰**　台灣師範大學衛生教育系畢業，同時攻讀台灣大學職業醫學與工業衛生所博士班（副修生物技術學程）與政治大學法律科際整合所碩士班。現擔任台灣大學科學人文跨科際人才培育計畫環境科學特約編輯，另有合著《圖解生命科學》（易博士出版社）。

**吳昀瑾**　美和科技大學畢業，台灣營養學會、台灣腎臟醫學會、中華民國糖尿病衛教學會會員。從事臨床護理及衛教多年，並曾擔任洗腎室護理長一職。喜好衛教寫作，曾參與「足月孕育滿分寶寶」一書撰寫。現任急救兼任講師。

**周琦淳**　靜宜大學食品營養學畢業，營養師高考及格、台北市營養師公會會員，現服務於國際連鎖有機專賣店「無毒的家」。

**陳柏方**　台北醫學大學保健營養學系研究所畢業，具中華民國營養師證書及中華民國糖尿病衛教學會證書。現任職於醫療照護相關單位。

**李幸真**　Chapter4維生素

**江淑靜**　Chapter3三大營養素

**林依晴**　Chapter1營養的基本概念
- 食材搭配與調理的基本原則
- 營養與疾病的關係

Chapter5礦物質
- 認識礦物質
- 巨量礦物質：鈣～硫

Chapter6水與電解質

**江省蓉**　Chapter5礦物質
- 微量礦物質：鐵～錳

**李銘杰**　Chapter2營養生理

Chapter7保健食品中的其他營養素
- 補充營養的另一選擇—保健食品

**吳昀瑾**　Chapter1營養的基本概念
- 人體為何需要營養
- 認識各類食物及攝取量
- 均衡飲食的概念
- 熱量的基本概念

**周琦淳**　Chapter7保健食品中的其他營養素
- 輔酵素Q10～山桑子

**陳柏方**　Chapter1營養的基本概念
- 營養是什麼？

國家圖書館出版品預行編目資料

營養全書 / 李幸真, 江淑靜, 林依晴, 江省蓉, 李銘杰, 吳昀瑾, 周琦淳, 陳柏方, 易博士編輯部著. -- 修訂1版. -- 臺北市 : 易博士文化, 城邦文化事業股份有限公司出版 : 英屬蓋曼群島商家庭傳媒股份有限公司城邦分公司發行, 2021.11
  面；  公分
  ISBN 978-986-480-188-6(平裝)

1.營養 2.健康飲食

411.3                                                      110012061

Knowing more 34
# 營養全書

作　　　　　者／李幸真、江淑靜、林依晴、江省蓉、李銘杰、吳昀瑾、周琦淳、陳柏方、易博士編輯部
企 畫 提 案／蕭麗媛
企 畫 執 行／孫旻璇
企 畫 監 製／蕭麗媛

業 務 經 理／羅越華
編　　　　輯／孫旻璇、黃婉玉
總 編 輯／蕭麗媛
視 覺 總 監／陳栩椿
發 行 人／何飛鵬
出　　　　版／易博士文化
　　　　　　　城邦文化事業股份有限公司
　　　　　　　台北市中山區民生東路二段 141 號 8 樓
　　　　　　　電話：(02) 2500-7008　　傳真：(02) 2502-7676
　　　　　　　E-mail：ct_easybooks@hmg.com.tw
發　　　　行／英屬蓋曼群島商家庭傳媒股份有限公司城邦分公司
　　　　　　　台北市中山區民生東路二段 141 號 11 樓
　　　　　　　書虫客服務專線：(02) 2500-7718 、2500-7719
　　　　　　　服務時間：週一至週五上午 09:30-12:00；下午 13:30-17:00
　　　　　　　24 小時傳真服務：(02) 2500-1990 、2500-1991
　　　　　　　讀者服務信箱：service@readingclub.com.tw
　　　　　　　劃撥帳號：19863813
　　　　　　　戶名：書虫股份有限公司
香 港 發 行 所／香港發行所／城邦（香港）出版集團有限公司
　　　　　　　香港灣仔駱克道 193 號東超商業中心 1 樓
　　　　　　　電話：(852) 2508-6231 傳真：(852) 2578-9337
　　　　　　　E-mail：hkcite@biznetvigator.com
馬 新 發 行 所／馬新發行所／城邦（馬新）出版集團【Cite (M) Sdn. Bhd. (458372U)】
　　　　　　　11, Jalan 30D/146, Desa Tasik, Sungai Besi,
　　　　　　　57000 Kuala Lumpur, Malaysia
　　　　　　　電話：(603) 9056-3833 傳真：(603) 9056-2833
封 面 構 成／簡至成
美 術 編 輯／雞人工作室、簡至成
內 頁 插 畫／盧宏烈
製 版 印 刷／卡樂彩色製版印刷有限公司

■ 2012 年 06 月 26 日初版
■ 2021 年 11 月 18 日修訂 1 版
ISBN 978-986-480-188-6
定價 500 元　HK$167

城邦讀書花園
www.cite.com.tw